U0919889

饮食与健康

主　编　马爱国
副主编　张秀珍　梁　惠　胡迎芬
编　者　马爱国　张秀珍　梁　惠
　　　　胡迎芬　韩　磊　贺　娟
　　　　张　燕　孙永叶　韩秀霞

中国海洋大学出版社
·青岛·

图书在版编目(CIP)数据

饮食与健康 / 马爱国主编. —青岛：中国海洋大学出版社，2003.1(2010.2 重印)

ISBN 978-7-81067-452-2

Ⅰ. 饮… Ⅱ. 马… Ⅲ. ①食品营养—基本知识 ②饮食卫生—基本知识 Ⅳ. R15

中国版本图书馆 CIP 数据核字（2002）第 104967 号

出版发行 中国海洋大学出版社
社　　址 青岛市香港东路 23 号　　**邮政编码** 266071
网　　址 http://www.ouc-press.com
电子信箱 coupljz@126.com
订购电话 0532－82032573(传真)
责任编辑 李建筑　　**电　　话** 0532－85902505
印　　制 日照报业印刷有限公司
版　　次 2003 年 1 月第 1 版
印　　次 2010 年 2 月第 3 次印刷
成品尺寸 140 mm×203 mm
印　　张 10.5
字　　数 260 千字
定　　价 17.00 元

前　言

“民以食为天”，科学饮食才能有效地促进健康。本书从营养的一般基础知识出发，分饮食营养和饮食卫生两部分介绍了饮食与健康的知识和科学方法。科学的饮食能使人体获得充足全面的营养促进健康，而良好的饮食卫生能保证人体健康不受伤害。饮食营养主要介绍人体主要营养素的需要和功能，主要食物营养素的来源，饮食营养的基本原则，膳食指南和合理的营养补充。饮食卫生包括食品的污染和处理，食品的加工卫生，良好的饮食习惯和特殊的营养调理等。全书内容丰富，有较强的科学性和实用性，通俗易懂，可供非营养学专业研究生学习和教学参考，也可作为各专业学生的教学用书，并适合于广大群众自学参考。

参加编写本书的作者不仅具有丰富的教学、科研和实践经验，而且著书态度认真、严谨，在编写本书过程中都付出了辛勤的劳动，但由于编者各有专长，难免有所遗漏。诚恳欢迎读者对本书中存在的缺点或错误之处批评指正。

编　者

2002 年 12 月

目　　录

上　篇　饮食营养

下篇　饮食卫生

上篇　饮食营养

第一章　营养的基本知识

第一节　营养有关的一些基本概念

健康自古以来就是人类追求的美好目标。影响健康长寿的因素很多,除了遗传因素外,饮食营养无疑是最重要的条件,正是它提供了健康长寿的物质基础。随着人们生活水平的提高及一些与饮食营养有关的疾病现象的增多,人们对于“营养”越来越关注,而且,越来越多的人期望了解更多营养方面的知识,从营养科学的角度来调整日常饮食及特殊时期的营养护理,从而增进健康、预防疾病。传统的膳食习惯已经面临挑战,吃得科学合理,讲究营养平衡,已成为公众提高生活质量的重要话题。

营养是指人类不断从外界摄取食物,经体内消化、吸收、新陈代谢来满足自身生理需要,维持身体生长发育和各种生理功能的整个过程。营养应理解为滋养或被滋养的行为,其含义为谋求养身。对营养词义的解释还有以下几种:人体从外界摄取所需要的物质来维持其生长、发育等生命活动的作用;人体吸取养料以维持其生命过程等。营养不再仅仅是简单地摄入食物,达到“饱腹感”,更重要的是在日常生活中,合理搭配膳食,满足不同时期机体对各种营养素的需要,使身体各器官组织的机能达到最佳功能状态,保持生命活力,改善健康状况,延缓衰老进程。营养学就是以这种生物学过程及其有关因素和措施为研究对象的一个生物科学分支。它既从生物科学的角度研究人体对营养的需要,又有很强的社会实践性。

营养词义不是指物质，不是物质名词，也不是营养素的同义词。目前有不少人对营养词义理解不正确，用词不当，如营养足够、营养丰富、营养高等。我们应正确地称其为营养素足够、营养素丰富、营养价值高等。此外，还有一些人使用营养卫生词组，这也有误，因为营养不存在卫生问题。由于食品才有大量卫生问题，所以我们使用食品卫生词组才是正确的，不能张冠李戴。

食物中所含的营养素及其作用是营养学研究的基本内容。那么，何为营养素呢？人体为了维持正常生命活动和从事劳动，必须每日不断地摄取食物和水，食物和水中含有各种人体必需的有机物和无机物。这种对人体有益的有机物和无机物称为营养素。食物中所含营养素种类繁多，达数十种，按其化学性质可分为六大类：蛋白质、脂类、碳水化合物、矿物质、维生素和水。现在有人把碳水化合物中不被消化吸收的膳食纤维称为第七营养素。营养素对人体所产生的功能主要包括：

(1) 提供热能：碳水化合物、脂肪和蛋白质在体内氧化产生能量供维持生命和从事活动需要，这三类为产热营养素，又称为热源质。

(2) 构成身体组织：从化学结构来看，身体是由蛋白质、脂类、碳水化合物、矿物质、水和维生素组成。

(3) 调节生理活动：维生素、矿物质、蛋白质和水都具有各自不同的调节生理活动的作用。很多维生素是酶的辅基，矿物质是酶的激活剂，蛋白质是酶、激素等的组成成分。

人们一直有一种错误的观点认为吃山珍海味及名目繁多的“补品”对人体健康有益，并没有意识到合理营养的正确含义。合理营养是指全面而均衡的营养，主要表现为：

(1) 能量和各种营养素摄入满足要求。摄入过低会发生营养素缺乏病，摄入过量会出现营养过剩性疾病。

(2) 能量和各种营养素摄入量比例适宜，包括产热营养素比例、能量和某些维生素比例及必需氨基酸比例等。

(3) 食物在烹饪、加工和贮藏过程中营养素损失要少，要改进方法，讲究科学，提高食物中营养素保存率，提高食物营养价值。

(4) 膳食制度要合理：进餐时间、进餐数量要有规律，进餐环境要舒适。这样有利于提高食欲、增加吸收，从而提高人体健康水平。

(5) 食物对人体无害：摄入的食物中各种有害物质包括微生物、化学性物质和放射性物质不能超过国家允许限量标准。

总之，营养学所研究的内容不仅仅限于人们传统意识上的“多吃哪些食物有益健康”，“儿童补铁，老人补钙”等浅显的问题。它已经发展为一门综合性、交叉性的学科。营养学不仅受生物学、生物化学、生理学、病理生理学以及食物科学的发展所推动，它的边界也早已超出医学、人类学、心理学、社会学等范围。

第二节 营养学发展的简要历史

营养是一门很古老的科学。人类在漫长的生活实践中，对营养逐渐由感性经验到科学认识。我国在 3 000 多年前，从有文字记载的历史年代开始就有黄帝内经及各家医学著作对饮食的论述，如“五谷为养”、“五果为助”、“五畜为益”、“五菜为充”以及将食物分为“温、凉、寒、热”四性和“酸、辛、苦、咸、甘”五味等。据《周礼·天官》记载，我国早在公元前 5 世纪就有“食医、疾医、疡医、兽医”的设置和分工。其列首之食医就是精通食养与食疗的医官，“掌和五之六食、六饮、六膳、百羞、八珍之齐”，而列次的“掌养万民之疾病”的疾医也必须掌握饮食治病的知识，“以五味、五谷、五药养其病”。可见，古人何等重视饮食与人体的关系。在国外，公元前 400 年，Hippocrates 就有营养学说等。诸如此类，都说明营养学的知识积累是源远流长的。

现代营养学奠基于18世纪中叶，K. W. Scheels 与 J. Priestly 等对氮、氧与二氧化碳的发现，Romonosov 关于物质守恒定律的论述，Reaumur 关于消化是化学过程的论证等一系列启蒙性生物科学成就，开启了现代营养学时代。19世纪，Liebig 的碳、氢、氮定量法及由此建立的食物组成与物质代谢的概念，Voit 创立的氮平衡学说，Rubner 提出的热能代谢的体表面积法则、等热价法则和 Rubner 生热系数，Atwater 完成的大量人体消化吸收实验、所创制的弹式测热计和 Atwater 生热系数——师生三人以其辉煌的科学业绩成为现代营养学的主要奠基人。

此后，整个19世纪及20世纪初是发现和研究各种营养素的鼎盛时期。此间，经过大批营养科学家的努力，人们对于营养素的认识从最初的蛋白质、脂肪、糖三大营养素发展为二三十种营养素，营养代谢也分为基础代谢、劳动与生活负荷后所增加的代谢、食物的特殊动力作用等。科学家们还发现了维生素、微量元素的缺乏或过量与疾病的关系，如1931年发现人的斑釉牙与饮水中氟含量过多有关，1937年发现仔猪营养性软骨障碍与锰缺乏有关等。

第二次世界大战之后，分子生物学的空前发展为营养学向更微观的方向发展奠定了基础。营养科学进入了亚细胞、分子水平。

近年来，对营养素的研究又有许多新的进展，如膳食纤维的生理作用及其预防某些疾病的作用；叶酸，维生素 B_6，B_{12} 与出生缺陷及心血管疾病的关系的研究已经进入分子水平；维生素 C，E，β-胡萝卜素及微量元素硒等在体内的抗氧化作用及其机制也已经成为当今营养科学家研究的热点问题。更有意义的是，现代营养学已经涉及一些慢性病（癌症、心脑血管疾病、糖尿病等）的病因研究。越来越多的资料表明，营养与膳食因素是这些疾病的重要病因或预防和治疗这些疾病的重要手段，如：叶酸，维生素 B_6，B_{12} 与冠心病的关系；高盐可引起高血压；蔬菜、水果可预防多种癌症的发生等。另外一些研究表明，癌症、高血压、冠心病、糖尿病这些当今主要危害人类健康的疾病的发生、发展都与一些共同的膳食因素有关，尤其是目前日趋严重的膳食失衡导致的肥胖，则是大多数慢性病的共同危险因素。

营养素与遗传基因的相互作用是现代营养学又一研究热点，也是营养学涉足较浅但极具发展前景的领域。从理论上讲，每一种人类主要的慢性疾病都有其特异的易感基因，包括膳食因素在内的诸多环境因素则对特异性疾病基因的表达有重要作用。有研究表明，遗传基因不是一成不变的，随着生存环境、生活方式的改变，某些特定的基因会表达。已有资料表明，随着科学技术的发展、人类生活模式的改变，人类疾病谱也发生了很大的变化。由此可以看出饮食因素与疾病基因的表达关系密切。

总之，经过几千年历史的发展和演变，营养学从最初的简单、宏观、经验性阶段逐渐进入当今复杂、微观、理论性与实用性紧密结合的多学科综合的领域，其取得的成绩离不开历代营养学家的努力及相关学科的发展。当然，目前营养学仍存在很多未解决的问题，如蔬菜、水果对癌症的预防作用，还难以用所含的维生素和矿物质的生理作用来解释；有越来越多的动物实验结果和一些流行病学研究提出了食物中含有一些非营养素生物活性成分具有重要作用等。因此，营养学的继续发展，仍需要营养工作者不懈努力。

第三节 现今的营养问题

在世纪之交，世界卫生组织（WHO）向全世界提出“健康地平线，从理想到实践”的响亮口号。它的基本观点是卫生工作的中心必须由传统的以疾病为中心向以健康为中心转变，未来卫生工作的核心是维护和增进健康。目前，随着社会经济的发展、生产和生活节奏的加快，人们的工作和生活模式也发生了很大的改变。在全球范围内，心脑血管疾病、恶性肿瘤、糖尿病等非传染性慢性病对人类健康构成了极大的威胁。这些疾病在我国均排在死因谱上的前几位，而且占死亡原因的 2/3 到 3/4，且至今仍医无良方。20 世纪 80 年代，我国医学工作者曾对上述疾病等占据死因前八位的八种疾病作过调查，发现半数以上的人死于与不良生活方式有关的疾病。通常称为“富贵病”及某些与营养相关的疾病，如高血压、糖尿病、心脑血管疾病等，其发病与不合理的饮食结构及饮食习惯密切相关，这已经为实验研究、临床观察和流行病学调查所证实。饮食保健预防疾病具有特殊的重要性，具有用药物不能达到的效果。可见，饮食保健是疾病综合防治过程中的一个重要环节，与临床的医疗、护理和药物同等重要。

合理的营养可以增进健康，营养不合理则可导致疾病。由于我国地区间经济发展不平衡以及不科学的饮食习惯，由营养不合理引起的疾病存在双重性。一方面，在贫穷地区，由于食物的质量和数量不足导致营养缺乏病，如蛋白质－能量营养不良、维生素缺乏病、微量元素缺乏病等。虽然严重的营养缺乏病在我国已属罕见，但亚临床性缺乏仍不同程度地威胁人们的健康。目前，我国儿童、孕产妇、老年人缺铁性贫血以及缺钙等微量营养素缺乏性疾病仍比较普遍。另一方面，在一些经济发达地区存在由于营养过剩而引起的心脑血管疾病、癌症和糖尿病等非传染性慢性病，即所谓的“现代病”，也称为“富贵病”。这类疾病将是严重威胁我国人民健康的营养性疾患。因此，倡导合理营养对维护和增进人民健康至关重要。这是我国现阶段营养工作中面临着的双重挑战。

我国传统膳食结构以粮食为主，副食主要是新鲜的天然食品，不做精细加工，糖食用量较少，茶为大众化的饮料，烹调食品大多用素油。近 10 年来，随着经济的发展，国人的膳食结构也发生了明显变化，食用高糖、高脂的点心增多，吃“洋快餐”、喝含糖饮料已日趋普遍，尤其洋快餐在儿童和年轻人当中已经成为一种时尚消费。洋快餐被认为是“三高”食品，即高蛋白、高脂肪、高能量。营养学中有个专门术语“脂肪热比”，对于人体健康来说，脂肪热比过高或过低都不利于健康。据分析，洋快餐食品的热比指数远高于正常标准。例如，三明治热比为52%，奶油为90%，冰淇淋为52.9%，而正常标准为20%～30%。由于快餐食品营养严重失衡，因此，国际营养学界的有识之士称洋快餐为“垃圾食品”也不为过。此外，洋快餐食品都是用精制面粉和白糖做成，加工过程中丢失太多的维生素和矿物质，也缺乏膳食纤维，长期摄入该类食品易患结肠癌。

据世界卫生组织报道，生活方式疾病已成为威胁人类健康的头号杀手，食物营养过剩正在危害人类健康。目前，由于不合理的饮食习惯，肥胖症的发病率显著上升，尤其是儿童和青少年。有关调查表明，儿童肥胖症的发生可导致儿童性发育异常，儿童性早熟现象明显增加，男孩易出现精索静脉曲张、睾丸发育异常；女孩则表现为初潮提前，而女孩初潮越早，将来患乳腺癌的危险因素就越大。同时，儿童过度饱食，容易使大脑早衰。儿童经常过量摄食，血液长时间停留在胃肠道，使大脑长期处于缺血状态，能量供应不足，影响大脑的发育。另外，大量研究表明，超重会诱发高血压、心脏病、糖尿病和胆结石等症。据统计，发达国家每年死于此类疾病的人数为820万左右，而发展中国家每年约有1 170万人，占死亡总数的45%左右，且不断呈上升趋势。

近年来，人口老龄化的问题也越来越引起人们的普遍关注。老年人在人口构成中的比例迅速升高，预计在未来的几十年里，这个增长趋势仍将继续。目前，我国60岁以上的人口已达1.2亿，是世界上老年人口最多的国家，已步入了老年型社会。据预测，到2025年，我国60岁以上的老年人所占比例将接近人口总数的20%，老龄化的问题已经成为一个不容忽视的社会问题。其中，老年人的饮食保健、老年疾病的防治与康复等问题也成为社会公众及每个家庭关注的热点问题；而正确指导老年人合理饮食、提高老年人的膳食质量也是营养工作者义不容辞的责任。

总之,现今我国无论城市和农村都不同程度地存在各种营养问题,现有的营养学的进展和研究成果也亟须向广大人民群众普及,我国现阶段的营养工作仍然任重而道远。相信在政府的重视与大力支持下,经过营养工作者的努力及广大人民群众的积极参与,在一段时间内将会取得满意的成绩。营养研究也将成为21世纪科学研究的热点问题。

第二章 人体所需营养素的种类和功能

第一节 能 量

一、能量单位

能量是营养学的基础。人体的一切活动都与能量代谢分不开，如果体内能量代谢停止，生命也就停止。营养学上更习惯用千卡(kilocalorie，kcal)作为能量单位，这是指 1 升纯水从 15℃升到 16℃时所吸收的能量，或简化为升高 1℃所需要的能量。1948 年国际上确定 1 卡能量相当于 4.184 焦耳(Joule)，以焦或焦耳作为能量单位。1 焦耳即是 1 牛顿的力使 1 kg 的物体移动 1 m 所消耗的能量。营养学中由于数值大，故常以千焦(kJ)或兆焦(MJ)作为单位。焦耳与卡之间的换算关系如下：

1 cal＝4.184 J；

1 kcal＝ 4.184 kJ；

1 kJ＝ 0.239 kcal；

1 MJ＝ 239 kcal；

$1\ \text{MJ}=1\,000\ \text{kJ}=10^6\ \text{J}$

二、人体能量来源及转化

在生物学界，能量有 5 种常见的形式，即太阳能、化学能、机械能、热能与电能。在人体内以热能最常见。由于体内各种产能物质的氧化都伴随着热能的散发，故过去营养学中把能量称为热能或热量。按照能量守恒定律，能量既不能创造也不能消失，但可以从一种形式转变为另一种形式。植物吸收太阳能而合成碳水化合物（通过对 CO_2 及水的利用），而动物在食用植物时，实际上是从这些食物中间接地利用了这方面的太阳能，植物还可以合成脂类并利用氮来合成蛋白质，当然也是从太阳取得能源。

人类通过食用动物性或植物性食物中的碳水化合物、脂肪和蛋白质来获取能量，以维持体内各种生命活动和对外做功。食物中每克碳水化合物、脂肪和蛋白质在体外的测热器内充分氧化燃烧可分别产生能量 17.15，39.5 和 23.64 kJ；但食物在人体消化道内并不能完全消化吸收，习惯上按三者的消化率分别以 98%，95%和 92%来计算。碳水化合物和脂肪在体内除可以完全氧化成 H_2O 和 CO_2 外，其终产物及产生的能量与体外相同；蛋白质在体内不能完全氧化，其终产物除 H_2O 和 CO_2 外，还有尿素、尿酸、肌酐等含氮物质通过尿液排出体外，每克蛋白质在体内产生的这些含氮物质如在体外测热器中继续完全氧化，还可产生 5.44 kJ 的热量，故三种产能营养素的净能量系数分别为：

碳水化合物为 17.15 kJ×98%＝16.84 kJ/g

脂肪为 39.54 kJ×95%＝37.56 kJ/g

蛋白质为（23.6 kJ－5.44 kJ）×92%＝16.7 kJ/g

纯酒精的吸收快，一般的能量系数为 29.29 kJ/g，但酒精在体内氧化产生的能量只以热的形式出现，并向外界散发，不能用于机体做功，故又称为空热。

三、人体能量需要

人体能量需要与消耗是一致的，在理想的平衡状态下，个体的能量需要量等于其消耗量。成年人的能量主要用于维持基础代谢、体力活动和食物特殊动力作用三方面能量消耗的需要。对于孕妇应包括子宫、乳房、胎盘、胎儿的生长及体脂储备；乳母则需要合成乳汁；婴幼儿、儿童、青少年应包括生长发育的能量需要；创伤病人康复期间等也需要能量。

1. 基础代谢

基础代谢(Basal metabolism)是维持人体最基本生命活动所必需的能量消耗，即在清晨、空腹、静卧于舒适的环境下，无任何体力活动和紧张的思维活动，全身肌肉松弛，消化系统处于静止状态下，用于维持体温、心跳、呼吸、各器官组织和细胞基本功能等生命活动的能量消耗。基础代谢的水平用基础代谢率(Basal metabolic rate, BMR)来表示，指单位时间内人体基础代谢所消耗的能量。BMR 的表示单位为 $kJ/(m^2 \cdot h)$。

2. 体力活动的能量消耗

人每天的工作和生活中包含着种种的活动，其中也包括娱乐和体育活动。这些活动都需要肌肉的做功来完成。在人体的整个能量消耗中，肌肉活动或体力活动这一部分往往占较大的比例。

3. 食物的特殊动力作用

食物的特殊动力作用(specific dynamic action，SDA)又称为食物的热效应(thermic effect of food，TEF)。虽然产生能量的食物都为人体提供能量，但是摄入这些食物本身同时也出现能量消耗额外的增加，这种现象称为食物的特殊动力作用。有人把这种现象比喻为一个企业获得盈利后要纳相应的税一样。实验结果表明：摄食使基础代谢率升高，而且这种升高在摄食开始不久就出现，最高点在摄食后的 2 小时左右，并在 3～4 小时可恢复正常。同时，摄食不同的食物对能量的额外消耗也有所不同，若进食碳水化合物或脂肪，代谢率的升高分别是其本身能量的 6％和 4％，而蛋白质可达 30％。考虑到人们的膳食是由上述三种物质所组成的混合膳食，其平均值为基础代谢能的 10％。当然，随着食物构成的改变，代谢率可发生相应的改变。这一种额外增加的热量不能为机体用于机械或其他形式的代谢耗能，故可以说是一种消耗性的能（waste heat），只用于机体的产热与热的调节。例如，一个人 24 小时的基础代谢耗能为 6 276 kJ 时，则其摄入日常的混合食物所额外消耗的热为 627.6 kJ（以 10%计）。

4. 生长发育对能量的需求

处在生长发育过程中的儿童，其一天的能量消耗还应包括生长发育所需要的能量。新生儿按千克体重计算时，相对比成人多消耗 2～4 倍的能量；3～6 个月的婴儿，每天有 15%～23%所摄入的能量被机体作用于生长发育的需要而保留在体内，亦即为新组织的建立而储存下来，每增加 1 g 的体内新组织约需 20 kJ 的能量。在幼儿及儿童阶段，因为机体仍在发育过程中，也有类似情况。怀孕的妇女，由于子宫内胎儿的发育，孕妇间接地承担并提供其迅速发育所需要的能量，加上自身器官及生殖系统进一步需要特殊的能量，因此能量的需要是明显增加的。

5. 影响能量消耗的其他因素

除前述影响基础代谢的几种因素对机体能量消耗有影响外，对于机体的总能量消耗还有不容忽略的因素，主要为以下几个方面：① 情绪和精神状态。情绪和精神状态对能量的消耗有一定的影响，例如在应激和紧张的状况下，可引起对交感神经系统和肾上腺有不同程度的刺激作用并提高了代谢。成人在较高的应激状态下，BMR 可以提高 25%，婴儿的哭啼和挣扎甚至可提高 100%。精神紧张的工作，可使大脑的活动加剧，故 Benedict 测定进行复杂数学运算的人，能量代谢增加 3%～4%。当然，与体力劳动比较，脑力劳动的消耗仍然相对较少。② 环境的气象条件与机体的热调节。机体维持体温在 37℃，在正常的条件，仅有极小的变动，机体自身的调节可使其处于正常而不致影响基础代谢及能量的消耗。但在外界温度低的情况下，若人们有合适的居室和衣服等保护措施，机体的代谢过程与活动所产生的能量可以满足体温的维持。但在外界温度高的情况下，机体需要将多余的热扩散出去，其中约有80%的这类多余的热从体表面，即从皮肤扩散及从肺部呼出。皮肤是以热的辐射、传导，以及在汗的蒸发中散热。在寒冷的地方，人体需要增加2%～5%的额外能量以负担衣物所引起的负载，而衣物不足，负担表面上减轻，但实际由于身体受冷致寒战而增加热的需求。当机体发热时，体内的代谢过程加快，基础代谢升高，估计体温从37℃升高至39℃时，机体的基础代谢消耗增加28%，亦即一个中等体重的人一天约多消耗1 673.6 kJ的热量。

第二节　蛋白质

蛋白质是一切生命的物质基础，没有蛋白质就没有生命。

正常成人体内，约16%～19%是蛋白质。人体内的蛋白质始终处于不断分解又不断合成的动态平衡之中，借此可达到组织蛋白质不断更新和修复的目的。肠道和骨髓内的蛋白质更新速度较快。但总体来说，每天约有3%的人体蛋白质被更新。

一、蛋白质的功能

1. 人体组织的构成成分

人体的任何组织和器官，都以蛋白质作为其重要的组成成分，所以人体在生长过程中，就包含着蛋白质的不断增加。人体的组织中，如肌肉、心、肝、肾等器官含大量蛋白质；骨骼和牙齿中亦含有蛋白质，指(趾)甲中含有角蛋白；细胞中从细胞膜到细胞内的各种结构中均含有蛋白质。总而言之，蛋白质是人体不能缺少的构成成分。

2. 构成体内各种重要物质

许多具有重要生理作用的物质，缺少蛋白质就不存在。如有催化作用的酶，调节各种代谢过程的激素，输送各种小分子、离子、电子的运输蛋白，肌肉收缩的肌动蛋白，有防御功能的免疫球蛋白，构成机体支架的胶原蛋白等。

3. 供给能量

在一般情况下供给能量不是蛋白质的主要功能。但是在组织细胞不断更新过程中，蛋白质分解成氨基酸后，有一小部分不再利用而分解产热；也有一部分吸收的氨基酸，由于摄食过多或不符合机体蛋白合成的需要，则氧化产热。在特殊情况下，当糖和脂肪摄入不足时，蛋白质用于产生能量。

二、氨基酸和必需氨基酸

1. 氨基酸和肽

蛋白质分子是生物大分子，分子量从 5 000 到数百万，其基本结构单位是氨基酸。组成蛋白质的氨基酸共有 20 种，各氨基酸按一定的排列顺序由肽键(酰胺键)联结成长链。肽键是由一个氨基酸残基的 α-羧基和另一个氨基酸残基的 α-氨基组成，肽链的氨基端称为 N 端，羧基端称为 C 端。蛋白质分为一级结构、二级结构、三级结构、四级结构。一级结构是指肽链中氨基酸排列的顺序，二至四级结构表明主、侧链空间排列的关系。由于氨基酸种类、数量、排列次序和空间结构的千差万别，就构成了无数种功能各异的蛋白质。含 10 个以上氨基酸的肽称多肽，含 4～6 个氨基酸称寡肽，含 3 个或 2 个氨基酸分别称为 3 肽和 2 肽。

2. 必需氨基酸

在体内能参与蛋白质合成的 20 种氨基酸，都是人体所不可缺少的。其中异亮氨酸、亮氨酸、赖氨酸、蛋氨酸、苯丙氨酸、苏氨酸、色氨酸、缬氨酸 8 种氨基酸在体内不能自行合成，或合成速率不能满足机体需要，必须由食物供给。这些氨基酸称为必需氨基酸。而组氨酸是婴幼儿必需氨基酸，婴儿缺乏时可患湿疹。其余的丙氨酸、精氨酸、天冬氨酸、天冬酰胺、谷氨酸、谷氨酰胺、甘氨酸、脯氨酸、丝氨酸在体内能自行合成，称为非必需氨基酸。但是半胱氨酸和酪氨酸在体内能分别由蛋氨酸和苯丙氨酸合成，这两种氨基酸如果在膳食中含量丰富，则有节省蛋氨酸与苯丙氨酸两种必需氨基酸的作用，因此有时称为半必需氨基酸或称条件必需氨基酸。

3. 氨基酸模式和限制氨基酸

人体蛋白质与食物蛋白质在必需氨基酸的种类和含量上存在着差异，在营养学中用氨基酸模式来反映这种差异。所谓氨基酸模式，就是指某种蛋白质中各种必需氨基酸的构成比例。其计算方法是将该种蛋白质中色氨酸含量定为1，分别计算出其他必需氨基酸的相应比值，这一系列的比值就是该种蛋白质的氨基酸模式。

食物蛋白质氨基酸模式与人体蛋白质越接近，必需氨基酸被机体利用的程度就越高，食物蛋白质的营养价值也相对越高，如动物性蛋白质中蛋、奶、肉、鱼等以及大豆蛋白被称为优质蛋白质。其中鸡蛋蛋白质与人体蛋白质氨基酸模式最接近，在实验中常以它作为参考蛋白。反之，食物蛋白质中一种或几种必需氨基酸相对含量较低，导致其他必需氨基酸在体内不能被充分利用而浪费，造成其蛋白质营养价值降低，这些含量相对较低的必需氨基酸称限制氨基酸。其中含量最低的称第一限制氨基酸，余者依此类推。植物性蛋白往往相对缺少赖氨酸、蛋氨酸、苏氨酸和色氨酸，所以其营养价值相对较低。如大米和面粉蛋白质中赖氨酸含量最少，大豆蛋白中蛋氨酸最少。当几种食物混食时，由于必需氨基酸的种类和数量互相补充，而能更接近人体需要量的比值，使生物价值得到相应的提高，这种现象称为蛋白质的互补作用。如小麦、小米、牛肉、大豆各自单独食用时，其蛋白质生物价值分别为67，57，69，64；而混食的生物价值可高达89。中美洲和巴拿马营养研究所(INCAP)制成一种植物混合食物，称为“Incaparina”，其中含玉米粉29%，高粱粉29%，棉籽粉38%，啤酒酵母3%，碳酸钙1%及维生素A。这种混合食物是营养不良地区低蛋白膳食的良好补助食物，其蛋白质的生物价值仅略次于牛乳蛋白。

将限制氨基酸补充到相应的食物中，如用赖氨酸补充谷类蛋白，用蛋氨酸、赖氨酸和苏氨酸补充花生粉，同样可以起到互补作用。如在面粉中添加赖氨酸0.2%，面粉蛋白的生物价值可由47提高到71。学龄儿童食用这种赖氨酸强化食品一年后，身高、体重和抵抗力等均较对照组有显著提高。因为组成蛋白质的氨基酸必须同时存在才能合成，而且机体内氨基酸的储存量很少，因此膳食中不同蛋白质必须在同一餐摄入才能起到互补作用。如单独用一种必需氨基酸饲养大鼠，氨基酸的利用不佳，大鼠不能生长。

三、蛋白质的消化、吸收和代谢

1. 消化

食物蛋白在胃液消化酶的作用下初步水解，在小肠中完成整个消化吸收过程。胃蛋白酶原由胃底部和幽门部的主细胞分泌，在胃酸和已存在的胃蛋白酶作用下，释出一部分多肽，形成具有活性的胃蛋白酶。胃蛋白酶的作用较弱、专一性较差，除黏液蛋白外，只能促进各种水溶性蛋白质水解成为多肽，主要水解苯丙氨酸、酪氨酸和亮氨酸组成的肽键。胰液中有胰蛋白酶、糜蛋白酶、弹性蛋白酶等内肽酶和羧基肽酶A与B等外肽酶。胰酶催化蛋白质水解的作用和专一性都较强。做过胃切除术的人，食物蛋白未经胃蛋白酶的作用，其消化率并不受到严重的影响。初分泌的各种胰酶都是无活性酶原，排至十二指肠后才被激活发挥作用。胰蛋白酶原被小肠上皮细胞刷状缘表面的肠激酶激活，失N端六肽变成胰蛋白酶。胰蛋白酶再激活糜蛋白酶原、弹性蛋白酶原和羧基肽酶原，使变成相应的酶。胰蛋白酶原的分泌受肠内食物蛋白的影响，当胰蛋白酶与食物蛋白结合完毕后，多余的胰蛋白酶能抑制胰腺再分泌。

胰酶水解蛋白的产物，仅1/3为氨基酸，其余为寡肽（10个氨基酸以下的肽链)。肠液中肽酶极少,而在肠黏膜细胞的刷状缘和胞液中分别含有多种寡肽酶,能从肽链的 N 端逐步水解肽链,称之为氨基肽酶。刷状缘含有的酶能水解 2～6 个氨基酸组成的肽;肠液中的酶主要水解二肽、三肽。一般认为正常情况下,四肽以上的肽链遇到刷状缘,先水解为三肽或二肽,吸收入细胞后再进一步分解为氨基酸。

2. 吸收

氨基酸通过小肠黏膜细胞是由三种主动运输系统来进行的,它们分别转运中性、酸性和碱性氨基酸。具有相似结构的氨基酸在共同使用同一转运系统时,相互间具有竞争机制。这种竞争的结果,使含量高的氨基酸相应地被多吸收一些,从而保证了肠道能按食物中氨基酸的含量比例进行吸收。如果在膳食中过多地加入某一种氨基酸,由于这种竞争作用会造成同类型氨基酸吸收减少。如亮氨酸、异亮氨酸和缬氨酸有共同的转运系统,若过多地向食物中加入亮氨酸,异亮氨酸和缬氨酸吸收就会减少,从而造成食物蛋白质的营养价值的下降。在肠道被消化吸收的蛋白质,不仅来自于食物,也有肠道黏膜细胞的脱落和消化液分泌等,每天有 70 g 左右的蛋白质加入消化道,其中大部分被消化和重吸收。未被吸收的蛋白质由粪便排出体外。

3. 氨基酸代谢池

存在于人体各组织、器官和体液中的氨基酸统称为氨基酸池。氨基酸池中的游离氨基酸除来自于食物外,大部分来自于体内蛋白质的分解产物。这些氨基酸主要被用来重新合成人体蛋白质,以达到机体蛋白质的不断更新和修复。未被利用的氨基酸,则经代谢转变成尿素、氨、尿酸和肌酐等由尿排出体外。机体每天由于皮肤、毛发和黏膜的脱落,妇女月经期的失血等,以及肠道菌体死亡排出,损失 20 g 以上的蛋白质。这种氮排出是机体不可避免的氮消耗,称为必要的氮损失。按每千克体重计,成年男性每日必要的氮损失为 54 mg，成年女性为 55 mg。当膳食中的碳水化合物和脂肪不能满足机体热能需要时，或蛋白质摄入过多时，蛋白质才分别被用来作为能源或转化为碳水化合物和脂肪。因此，在正常情况下，理论上只要从膳食中获得相当于必要的氮损失的量，即可满足人体对蛋白质的需要。

4. 氮平衡

组织蛋白的分解代谢和合成代谢处于动态平衡，这种平衡可用氮平衡表示为 $B=I-(U+F+S)$。

氮平衡(B)是摄入氮量(I)和排出氮量[尿氮(U)、粪氮(F)、皮肤等氮损失(S)]的差数。成年人摄入和排出的氮量大致相等，B 等于或接近零(摄入氮的±5%以内)，称为零氮平衡；儿童生长发育、妇女怀孕、疾病恢复时，有一部分蛋白质在体内储留，B 为正数，称为正氮平衡，以满足机体对蛋白质额外的需要；衰老、短暂的饥饿或某些消耗性疾病，排出氮量大于摄入氮量，B 为负数，称为负氮平衡。处于这种状况下，一般应注意尽可能减轻或改变这种情况。

四、食物蛋白质营养学评价

评价食品蛋白质的营养价值，在食品品质的鉴定、新的食品资源的研究和开发、指导人群膳食等方面，都是十分必要的。各种食物，其蛋白质的含量、氨基酸模式等都不一样，人体对不同蛋白质的消化、吸收和利用程度也存在差异，所以营养学中主要从食物蛋白质的含量、被消化吸收的程度和被人体利用程度三方面全面地进行评价。

1. 蛋白质的含量

虽然蛋白质的含量不等于质量，但是没有一定数量，再好的蛋白质其营养价值也有限。所以蛋白质含量是食物蛋白质营养价值的基础。食物中蛋白质含量测定一般使用微量凯氏定氮法，测定食物中的氮含量，再乘以由氮换算成蛋白质的换算系数，就可得到食物蛋白质的含量。换算系数是根据氮占蛋白质的百分比而计算出来的。换算系数对同种食物来说，一般是不变的。一般来说，食物中含氮量占蛋白质的16%，其倒数即为6.25，由氮计算蛋白质的换算系数即为6.25。

2. 蛋白质消化率

蛋白质消化率，不仅反映了蛋白质在消化道内被分解的程度，同时还反映消化后的氨基酸和肽被吸收的程度。由于蛋白质在食物中存在形式、结构各不相同，食物中含有不利于蛋白质吸收的其他因素的影响等，不同的食物，或同一种食物的不同加工方式，其蛋白质的消化率都有差异。用一般烹调方法加工的食物蛋白的消化率为：奶类97%～98%，肉类92%～94%，蛋类98%，大米82%，马铃薯74%。植物性食物蛋白由于有纤维包围，比动物性食物蛋白的消化率要低，但纤维素经加工软化破坏或除去后，植物蛋白的消化率可以提高。如大豆蛋白消化率为60%，加工成豆腐后，可提高到90%。蛋白质消化率测定，无论以人或动物为实验对象，都必须检测实验期内摄入的食物氮、排出体外的粪氮和粪代谢氮，再用下列公式计算。

食物蛋白质真实消化率可用进食实验测得：

蛋白质真消化率(%)=[食物氮－(粪氮－粪代谢氮)]÷食物氮×100

粪氮不全是未消化的食物氮，其中有一部分来自脱落肠黏膜细胞、消化酶和肠道微生物，这部分氮称为粪代谢氮，可在受试者摄食无蛋白膳时，测得粪氮而知。成人24小时粪代谢氮约为0.9～1.2 g。如果粪代谢氮忽略不计，即为表观消化率：

表观消化率(%)=(食物氮－粪氮)÷食物氮×100

表观消化率比真实消化率低，对蛋白质营养价值的估计偏低，因此有较大的安全系数。此外，由于表观消化率的测定方法较为简便，故一般多采用。

3. 蛋白质利用率

衡量蛋白质利用率的指标有许多，各指标分别从不同角度反映蛋白质被利用的程度。下面介绍几种常用的指标。

(1) 生物价(BV)。蛋白质生物价是反映食物蛋白质消化吸收后，被机体利用程度的指标，生物价的值越高，表明其被机体利用程度越高，最大值为100。计算公式如下：

BV＝储留氮÷吸收氮×100

吸收氮＝食物氮－(粪氮－粪代谢氮)

储留氮＝吸收氮－(尿氮－尿内源氮)

尿氮和尿内源氮的检测原理和方法与粪氮、粪代谢氮一样。生物价对指导肝、肾病人的膳食很有意义。生物价高，表明食物蛋白质中氨基酸主要用来合成人体蛋白，极少有过多的氨基酸经肝、肾代谢而释放能量或由尿排出多余的氮，从而大大减少肝肾的负担，有利其恢复。

(2) 蛋白质净利用率(NPU)。蛋白质净利用率是反映食物中蛋白质被利用的程度。因为它把食物蛋白质的消化和利用两个方面都包括了，因此更为全面。蛋白质生物价值没有考虑在消化过程中未吸收而丢失的氮，所以 Miller 等建议将生物价值乘以消化率，称之为蛋白质净利用率：

NPU＝消化率×生物价＝储留氮÷食物氮×100

(3) 蛋白质功效比值(PER)。蛋白质功效比值是用处于生长阶段中的幼年动物(一般用刚断奶的雄性大白鼠)在实验期内，其体重增加和摄入蛋白质的量的比值来反映蛋白质的营养价值的指标。由于所测蛋白质主要被用来提供生长之需要，所以该指标被广泛用做婴幼儿食品中蛋白质的评价。实验时，饲料中被测蛋白质是唯一蛋白质来源，占饲料的10%，实验期为28天。

PER＝动物体重增加(g)÷摄入食物蛋白质(g)

同一种食物，在不同的实验条件下，所测得的功效比值往往有明显差异。为了使实验结果具有一致性和可比性，实验时，用标化酪蛋白为参考蛋白设对照组，无论酪蛋白组的功效比值为多少，均应换算为 2.5，然后按下式计算被测蛋白质的功效比值：

被测蛋白质功效比值＝实验组功效比值÷对照组功效比值×2.5

(4) 氨基酸评分(AAS)和经消化率修正的氨基酸评分(PDCAAS)。氨基酸评分也叫蛋白质化学评分，是目前被广泛采用的一种评价方法。该方法是用被测食物蛋白质的必需氨基酸评分模式和推荐的理想的模式或参考蛋白的模式进行比较，因此是反映蛋白质构成和利用率的关系。不同年龄的人群，其氨基酸评分模式不同，不同的食物其氨基酸评分模式也不同。氨基酸评分分值为食物蛋白质中的必需氨基酸和参考蛋白或理想模式中相应的必需氨基酸的比值。

氨基酸评分＝被测蛋白质每克氮(或蛋白质)中氨基酸量(mg)÷理想模式或参考蛋白质中每克氮(或蛋白质)中氨基酸量(mg)

确定某一食物蛋白质氨基酸评分分两步：第一步计算被测蛋白质每种必需氨基酸的评分值；第二步是在上述计算结果中，找出最低的必需氨基酸(第一限制氨基酸)评分值，即为该蛋白质的氨基酸评分。氨基酸评分的方法比较简单，缺点是没有考虑食物蛋白质的消化率。为此，最近美国 FDA 通过了一种新的方法——经消化率校正的氨基酸评分。这种方法可替代蛋白质功效比值 PER 对除了孕妇和 1 岁以下婴儿以外的所有人群的食物蛋白质进行评价。其计算公式为：

PDCAAS＝氨基酸评分×真消化率

五、蛋白质营养不良及表现

机体储存蛋白质的量很少，在营养充足时，也不过只有体蛋白总量的1%左右。这种蛋白质称为易动蛋白，主要储于肝脏、肠黏膜和胰腺，丢失后对器官功能没有改变。当膳食蛋白缺乏时，组织蛋白分解快、合成慢，导致如下一系列生化、病理改变和临床表现：肠黏膜和消化腺较早累及，临床表现为消化吸收不良、腹泻；肝脏不能维持正常结构与功能，出现脂肪浸润；血浆蛋白合成发生障碍；酶的活性降低，主要是黄嘌呤氧化酶和谷氨酸脱氢酶降低；由于肌肉蛋白合成不足而逐渐出现肌肉萎缩；因抗体合成减少，对传染病的抵抗力下降；由于肾上腺皮质功能减退，很难克服应激状态；胶原合成也会发生障碍，使伤口不易愈合；儿童时期可见骨骼生长缓慢、智力发育障碍。蛋白质长期摄入不足，可逐渐形成营养性水肿，严重时导致死亡。

长期蛋白质摄入不足，将影响机体组织蛋白质的合成。在儿童和青少年，表现为生长发育迟缓，身高、体重低于正常者，甚至影响智力的正常发育。成年人可出现疲倦、无力、体重降低、血浆白蛋白下降、肌肉萎缩、贫血，严重时可出现营养不良性水肿。另外，还能使伤口愈合缓慢、免疫功能低下。蛋白质严重缺乏，多见于发展中国家的儿童。蛋白质缺乏常与能量缺乏同时发生，称为蛋白质-能量营养不良(PEM)，是几组临床症状不同的综合征。严重的PEM，可导致儿童死亡。轻型、慢性的PEM常被忽略，但对儿童生长发育有明显影响。蛋白质，尤其是动物性蛋白质摄入过多，对人体同样有害。首先，过多的动物蛋白质的摄入，就必然摄入较多的动物脂肪和胆固醇。其次，蛋白质过多本身也会产生有害影响。正常情况下，人体不贮存蛋白质，所以必须将过多的蛋白质脱氨分解，氮则由尿排出体外。这一过程需要大量水分，从而加重了肾脏的负担，若肾功能本来不好，则危害就更大。过多的动物蛋白摄入，还造成含硫氨基酸摄入过多，可加速骨骼中钙质的丢失，易产生骨质疏松。

第三节　脂　类

脂类是人体需要的重要的营养素之一，它与蛋白质、碳水化合物一起构成产能的三大营养素，在供给人体能量方面起着重要的作用。

一、脂类的分类及结构

脂类(lipids)是一大类有机化合物，是脂肪(fats)和类脂(lipids)的总称。它们的共同特点是：溶于有机溶剂而不溶于水，又称粗脂肪或乙醚提取物，可溶解其他脂溶性物质如脂溶性维生素，在活细胞结构中有极重要的生理功能。脂肪是由一分子甘油和三分子脂肪酸组成的甘油三酯(triglycerides)；类脂包括磷脂(phospholipids)、糖脂(glycolipids)、固醇类(sterols)和脂蛋白(lipoprotein)等。类脂组成的元素除C，H，O以外有时还有N，S，P，如磷脂。食物中的脂类甘油三酯占95%，其他脂类占5%。正常人体按体重计算含脂类为14%～19%，胖人约为32%，过胖人可高达60%左右。体内贮存的脂类中，绝大部分是以甘油三酯的形式贮存于脂肪组织内。甘油三酯也称脂肪或中性脂肪。组成天然脂肪的脂肪酸种类很多，目前已知自然界存在的脂肪酸有40多种。通常4～12碳的脂肪酸都是饱和脂肪酸，碳链更长时可出现一个甚至多个双链成为不饱和脂肪酸。

含磷酸的脂类称磷脂，是指甘油三酯中一个或两个脂肪酸被含磷酸的其他基团所取代的一类脂类物质。其中最重要的磷脂是卵磷脂(lecithin)，由一个含磷酸胆碱基团取代甘油三酯中一个脂肪酸而构成的。故磷脂具有亲水性和亲油性的双重特性。

固醇类是一类含有同样多个环状结构的脂类化合物，因其环外基团不同而不同。胆固醇可与脂肪酸形成酯。人体内主要的固醇类化合物是胆固醇。

二、脂肪酸的分类、结构及理化特性

脂肪酸(fatty acids，FA)是构成甘油三酯的基本单位，其基本结构为 $CH_3[CH_2]_nCOOH$，式中 n 的数目大部分为 2～24 个，基本上都是偶数碳原子。脂肪酸的命名和表示方式可以简化为碳的数目与不饱和键的数目，例如硬脂酸为 18 个碳的饱和脂肪酸，其中没有不饱和键，故以 C18：0 表示，而亚油酸含有 18 个碳和两个不饱和键(二烯)，以 C18：2 表示，故硬脂酸的结构式为 $CH_3[CH_2]_{14}CH_2CH_2COOH$。脂肪酸，按其碳链长短可分为长链脂肪酸(14 碳以上)、中碳链脂肪酸(含 8～12 碳)和短链脂肪酸(含 2～6 碳)。人体血液和组织中的脂肪酸大多数是长链脂肪酸。按其饱和程度可分为饱和脂肪酸(saturated fatty acids，SFA)、碳链中只含一个不饱和双键的单不饱和脂肪酸(monounsaturated fatty acids，MUFA)、碳链中含两个或多个双键的多不饱和脂肪酸(polyunsat urated fatty acid，PUFA)；按其空间结构不同，可分为顺式脂肪酸(cis-fatty acid)和反式脂肪酸(trans-fatty acid)。顺式结构是指连接到双键两端碳原子上的两个氢原子都在链的同侧，而反式结构的两个氢原子则在链的不同侧。

脂肪酸的饱和程度，不仅影响它的物理性状，而且影响它的生理特性。食物中的脂肪酸以 18 碳为主。脂肪随其脂肪酸的饱和程度越高、碳链越长，其熔点也越高。动物脂肪主要由饱和脂肪酸组成，常温下呈固态，称为脂，例如猪油；植物脂肪中不饱和脂肪酸则较多，常温下呈液态，称为油，例如花生油、菜籽油等。棕榈油和可可籽油虽然含饱和脂肪酸较多，因碳链较短，其熔点则低于大多数的动物脂肪。脂肪酸的不饱和键能与氢结合变成饱和键，随着饱和程度的增加，油类可由液态变为固态，这一过程称为氢化(hydrogenation)。氢化可使大部分不饱和脂肪酸变成饱和脂肪酸，并呈顺式和反式二类。不饱和脂肪酸中不饱和键的位置，目前国际上习惯从甲基端的碳原子数起，这个碳称为 ω 碳(或 n 碳)。例如亚油酸的表示方式为 C18：2，n-6(或 C18：2，ω-6)；亚麻酸的表示方式为 C18：3，n-3(或 C18：3，ω-3)。各种脂肪酸的结构不同，功能也不一样，对它们的一些特殊功能的研究，也是营养学上的重要研究与开发的领域。目前认为，营养学上最具价值的脂肪酸有两类：①n-3(或 ω-3)系列不饱和脂肪酸，即从甲基端数，第一个不饱和键在第三和第四碳原子之间的各种不饱和脂肪酸。②n-6(或 ω-6)系列不饱和脂肪酸，即从甲基端数，第一个不饱和键在第六和第七碳原子之间的各种不饱和脂肪酸。其余类别的脂肪酸为 n-7(例如棕榈油酸)、n-9(例如油酸)系列脂肪酸，每一类都是由一系列脂肪酸组成。该系列的各种脂肪酸均能在生物体内从母体脂肪酸合成，例如花生四烯酸(C20：4，n-6)由 n-6 类母体亚油酸(C18：2，n-6)合成。然而生物体不能把某一类脂肪酸转变为另一类脂肪酸，也就是说，油酸类(n-9)的脂肪酸没有一个能够转变为亚油酸或 n-6 类任何一种脂肪酸。一般来说，人体细胞中不饱和脂肪酸的含量至少是饱和脂肪酸的 2 倍，但各种组织中二者的组成有很大差异，在一定程度上与膳食中脂肪的种类有关。

三、必需脂肪酸种类和功能

1. 脂肪酸种类

人体除了从食物得到脂肪酸以外，还能自身合成多种脂肪酸，包括饱和脂肪酸、单不饱和脂肪酸和多不饱和脂肪酸。但有些脂肪酸人体不能自身合成必须通过食物供给，这些脂肪酸称为必需脂肪酸(essential fatty acid，EFA)。目前认为，n-3(ω-3)系列中的 α-亚麻酸和 n-6(ω-6)系列中的亚油酸是人体必需的两种脂肪酸。

事实上，n-3 和 n-6 系列中许多脂肪酸如花生四烯酸、二十碳五烯酸、二十二碳六烯酸等都是人体不可缺少的脂肪酸，但人体可以利用亚油酸和 α-亚麻酸来合成这些脂肪酸。在合成数量不足时，必须由食物供给。

2. 必需脂肪酸的主要功能

（1）磷脂的重要组成成分。磷脂是细胞膜的主要结构成分，所以必需脂肪酸与细胞膜的结构和功能直接相关。必需脂肪酸缺乏可以导致线粒体肿胀、细胞膜结构和功能改变以及膜通透性和脆性增加。

（2）合成前列腺素的前体。前列腺素（prostaglandins）存在于许多器官中，有着多种多样的生理功能，如使血管扩张和收缩、神经刺激的传导、作用肾脏影响水的排泄，奶中的前列腺素可以防止婴儿消化道损伤等。

（3）与胆固醇代谢有关。体内大约 70％的胆固醇与脂肪酸酯化成酯。在低密度脂蛋白（LDL）和高密度脂蛋白（HDL）中，胆固醇与亚油酸形成亚油酸胆固醇酯，然后被转运和代谢。如 HDL 就可将胆固醇运往肝脏而被代谢分解。具有这种降血脂作用的还包括 n-3 和 n-6 系列的其他多不饱和脂肪酸如二十碳五烯酸和二十二碳六烯酸等。阿拉斯加（Alaska）人尽管膳食中富含高热能、高脂肪和高胆固醇，但心脏病患病率则很低，原因是他们摄入的那些来自海产品的食物富含这些多不饱和脂肪酸。

（4）与动物精子形成有关。膳食中如果长期缺乏必需脂肪酸，动物可出现不孕症，授乳过程也发生障碍。动物实验证明，必需脂肪酸缺乏则动物生长发育受阻。

（5）对 X 射线引起的皮肤损害有保护作用。

（6）体内由 α-亚麻酸衍生的二十二碳六烯酸是视网膜受体中最丰富的多不饱和脂肪酸，为维持视紫红质正常功能所必需，对增强视力有良好作用。

必需脂肪酸缺乏，可引起生长迟缓、生殖障碍、皮肤损伤（出现皮疹等）以及肾脏、肝脏、神经和视觉方面的多种疾病。而过多的多不饱和脂肪酸摄入，也可使体内有害的氧化物、过氧化物等增加，同样可对身体产生多种慢性危害。

四、脂类的功能

1. 甘油三酯的功能

甘油三酯也称脂肪或中性脂肪。人体内的甘油三酯主要分布于腹腔、皮下和肌肉纤维之间。这些脂肪主要有以下功能。

（1）体内的能量贮存形式。当人体摄入热能不能及时被利用或过多时，就被转变为脂肪而贮存起来，称为储存脂肪（stored fat），如皮下脂肪等。这类脂肪因受营养状况和机体活动的影响而增减，变动较大，故称为动脂（variable fat）。当机体需要时，脂肪细胞中的酯酶立即分解甘油三酯释放出甘油和脂肪酸进入血液循环，和食物中被吸收的脂肪一道，被分解释放出能量以满足机体的需要。人体在休息状态下，60％的能量来源于体内脂肪，而在运动或长时间饥饿时，体脂提供的能量更多。由于甘油三酯中碳、氢的含量大大高于蛋白质和碳水化合物，所以可提供的能量也相对较多。体内每克脂肪可产生能量为 37.6 kJ。

体内脂肪细胞的贮存和供应能量有两个特点：一是脂肪细胞可以不断地贮存脂肪，至今还未发现其吸收脂肪的上限，所以人体可因不断地摄入过多的能量而不断地积累脂肪，过多脂肪组织堆积在体内是形成肥胖症的基本条件。目前认为，在婴儿期体重过快的增加与后期肥胖症有一定的关系，因为脂肪组织的发育在第一阶段为细胞的增殖，而在第二阶段为脂肪细胞的肥大。脂肪细胞的总数目在达到成人的数目之前，如果比正常多，这些细胞又可以肥大，那就具备堆积脂肪的条件，因此，在婴幼儿营养上需要避免早期性的肥胖症。另一方面，机体不能利用脂肪酸分解的含2碳的化合物合成葡萄糖，所以脂肪不能给脑和神经细胞以及血细胞提供能量。人在饥饿时，就必须消耗肌肉组织的蛋白质和糖原来满足机体的能量需要。节食减肥的危害性之一也在于此。

(2) 维持体温正常。脂肪不仅可直接提供能量，皮下脂肪组织还可起到隔热保温的作用，使体温能达到正常和恒定。

(3) 保护作用。脂肪组织在体内对器官有支撑和衬垫作用，可保护内部器官免受外力伤害。

(4) 节约蛋白质作用。脂肪在体内代谢分解的产物，可以促进碳水化合物的能量代谢，使其更有效地释放能量。充足的脂肪还可以保护体内蛋白质(包括食物蛋白质)不被用来作为能源物质，而使其有效地发挥其他重要的生理功能。

(5) 机体重要的构成成分。脂肪提供脂肪酸作为合成其他脂质的原料。例如，细胞膜中含有大量脂类，特别是磷脂和胆固醇，是细胞维持正常的结构和功能所必不可少的重要成分。

(6) 特殊的作用。① 增加饱腹感：食物脂肪由胃进入十二指肠时，可刺激产生肠抑胃素(enterogestrone)，使肠蠕动受到抑制，造成食物由胃进入十二指肠的速度相对缓慢。食物中脂肪含量越多，胃排空的时间越长。② 改善食物的感官性状：脂肪作为食品烹调加工的重要原料，可以改善食物的色、香、味、形，达到美食和促进食欲的良好作用。③ 促进脂溶性维生素吸收：食物脂肪中同时含有各类脂溶性维生素，如鱼油及肝脏的油脂含丰富的维生素A,D；麦胚油富含维生素E；许多种子油富含维生素K等。脂肪不仅是这类脂溶性维生素重要的食物来源，同时可以促进这些维生素在肠道的吸收。

2. 磷脂的功能

磷脂不仅可以和脂肪酸一样提供热能，更重要的是所有生物膜的重要构成成分。生物膜按质量计，一般含蛋白质约20%、含磷脂为50%～70%、含胆固醇为20%～30%，糖脂和甘油三酯的含量甚低或无。由于功能不同，各种膜的脂类含量也有差别。磷脂中的不饱和脂肪酸有利于膜的流动性，饱和脂肪酸和胆固醇则有利于膜的坚韧性。由于磷脂具有极性和非极性双重特性，可以帮助脂类或脂溶性物质（如脂溶性维生素、激素等）顺利通过细胞膜，促进细胞内外的物质交流。此外，磷脂作为乳化剂，可以使体液中的脂肪悬浮在体液中，有利于其吸收、转运和代谢。

磷脂还是血浆脂蛋白的重要组成成分，具有稳定脂蛋白的作用。因此，组织中脂类如脂肪和胆固醇在血液中运输时，都需要有足够的磷脂才能顺利进行。在胆汁中，磷脂与胆盐、胆固醇一起形成胶粒，以利于胆固醇的溶解和排泄。

磷脂的缺乏会造成细胞膜结构受损，出现毛细血管的脆性增加和通透性增加，皮肤细胞对水的通透性增高会引起水代谢紊乱，产生皮疹等。

3. 固醇的功能

最重要的固醇是胆固醇（cholesterol），它是细胞膜和细胞器膜的重要结构成分，对维持生物膜的结构和功能有重要作用，人体内90%的胆固醇存在于细胞之中。胆固醇也是人体内许多重要的活性物质的合成材料，如胆汁酸、性激素（如睾酮、雌二醇）、肾上腺皮质激素（如皮质醇、醛固酮）和维生素D_3等。

胆固醇虽具有重要的生理功能，但因其广泛存在于动物性食品之中，人体自身也可以利用内源性胆固醇，故一般不存在胆固醇缺乏。相反，由于它与高脂血症、动脉粥样硬化、冠心病等相关，人们往往关注体内过多胆固醇的危害性。研究表明，人体内胆固醇水平的升高主要原因是内源性的，所以注意能量摄入的平衡比注意胆固醇摄入量更为重要。

五、脂类的消化、吸收及转运

1. 消化、吸收和转运

膳食脂肪的消化主要在小肠中进行。胃内虽含有少量的脂肪酶，但其酸性环境不利于脂肪的乳化，故脂肪在胃内几乎不能被消化。婴儿胃酸较少，且乳汁中脂肪呈乳化状态，在胃内有少部分可被消化。脂肪在小肠中由于肠的蠕动和胆盐微团的作用将脂肪乳化，胰腺和小肠内分泌的脂肪酶将甘油三酯中的脂肪酸水解成游离脂肪酸和甘油单酯（偶尔也有完全水解成为甘油和脂肪酸）。

脂肪水解后的小分子，如甘油、短链和中链脂肪酸，很容易被小肠细胞吸收直接从门静脉转运进入血流，并最终在肝脏被氧化。因此，中链甘油三酯对治疗脂肪吸收不良的病人是一种特殊营养物质。但中链甘油三酯在一些哺乳动物和人体中可引起酮血症，这是中链甘油三酯的一个值得注意的问题。甘油单酯和长链脂肪酸被吸收后，先在小肠黏膜细胞内重新合成甘油三酯，再与磷脂、胆固醇和特定蛋白质形成直径为 0.1～0.6 μm 的乳糜微粒（chylomicron，CM），由淋巴从胸导管进入血液循环。血中的乳糜微粒是一种颗粒最大、密度最低的脂蛋白，是食物脂肪的主要运输形式，随血流流遍全身，以满足机体对脂肪和能量的需要，最终被肝脏吸收。食物脂肪的吸收率一般在 80%以上，最高的如菜油可达 99%。

肝脏将来自食物的脂肪和内源性脂肪及蛋白质等合成极低密度脂蛋白（very-low-density lipoprotein，VLDL，即前 β-脂蛋白），并随血流供应机体对甘油三酯的需要，随着其中的甘油三酯的减少，同时又不断地集聚血中胆固醇，最终形成了甘油三酯少而胆固醇多的低密度脂蛋白（low-density lipoprotein，LDL）。血流中的 LDL 一方面满足机体对各种脂类的需要，一方面也可被细胞中的 LDL 受体结合进入细胞，借此可适当调节血中胆固醇的浓度。但 LDL 过多，就可引起动脉粥样硬化等疾病。体内还可合成一种高密度脂蛋白(high-density lipoprotein,HDL),其重要的功能就是将体内的胆固醇、磷脂运回肝脏进行代谢,起到有益的保护作用。HDL 的升高有防止动脉粥样硬化的作用。由于各种脂蛋白中所含蛋白质和脂类的组成和比例不同,所以它们的密度、颗粒大小、表面电荷和电泳特性各不相同;按电泳法将脂蛋白分为 α-脂蛋白、前 β-脂蛋白、β-脂蛋白和乳糜微粒四种;用超速离心法可将脂蛋白分为乳糜微粒,VLDL,LDL 和 HDL 四种。

磷脂的消化吸收和甘油三酯相似。除脂肪酸外,磷脂的消化产物大多数是水溶性的,在肠道内易于吸收。

食物中的游离胆固醇在小肠上皮细胞被吸收,所含胆固醇酯被胰液和肠液中的胆固醇酯酶水解成游离胆固醇后被小肠上皮细胞吸收。吸收后的胆固醇在肠黏膜细胞中再结合成胆固醇酯。低密度脂蛋白是胆固醇的主要携带者。胆固醇是胆汁酸的主要成分,胆汁酸在乳化脂肪后,一部分被小肠吸收,由血液到肝脏和胆囊,被重新利用;另一部分和食物中未被吸收的胆固醇一道,被膳食纤维(主要为可溶性纤维素)吸附由粪便排出体外。

2. 影响胆固醇吸收的因素

(1) 胆汁酸是促进胆固醇吸收的重要因素。胆汁酸缺乏时,胆固醇的吸收明显降低;食物中脂肪不足时,也会影响胆固醇的吸收。因为高脂肪膳食不仅具有促进胆汁分泌的作用,脂肪水解产物还有利于形成混合微胶粒,并能促进胆固醇在黏膜细胞中进一步参与形成乳糜微粒,转运入血,所以高脂肪膳食易导致血胆固醇升高。

(2) 胆固醇在肠道中的吸收率随食物胆固醇含量增加而下降。用同位素标记胆固醇进行实验,结果证明,膳食中胆固醇含量<450 mg 时,50%可被吸收,若每日进食 1 600 mg,仅有 32%被吸收。胆固醇的吸收虽有自限作用,但由于摄入量多,人体胆固醇吸收的绝对量还是增高了。不同动物对胆固醇的吸收率有所不

同，例如，家兔由于通常不进食胆固醇，对胆固醇的吸收率甚强，可很快升高血胆固醇，易导致动脉粥样硬化。

(3) 膳食中含饱和脂肪酸过高，可使血浆胆固醇升高。摄入较多不饱和脂肪酸，如亚油酸，血浆胆固醇即降低。这是由于不饱和脂肪酸能促进卵磷脂的合成和提高卵磷脂胆固醇脂肪酰转移酶(LCAT)活性，生成较多胆固醇酯，由高密度脂蛋白(HDL)转运至肝，再经肠道排出体外。

(4) 植物食物中的固醇(如谷固醇、豆固醇)等能阻碍胆固醇的正常吸收。这与植物固醇分子结构与胆固醇极为相似，竞争性抑制胆固醇酯的水解和再酯化有关。食物中不能被利用的多糖，如纤维素、果胶、琼脂等容易吸附胆汁酸盐妨碍微粒的形成，可降低胆固醇的吸收；肠道细菌能使胆固醇还原为不易吸收的粪固醇后由粪便排出。

(5) 年龄、性别。随着年龄的增长，血浆胆固醇有所增加。50岁以前，男女之间差别不太明显；60岁后，女性显著升高，超过男性，在65岁左右达到高峰，此与妇女绝经有关。血浆胆固醇的变化主要取决于低密度脂蛋白(LDL)，而脂蛋白代谢受性激素的影响。在男性和缺乏雌激素的女性中，给予雌激素则血中高密度脂蛋白和极低密度脂蛋白水平增高，而低密度脂蛋白浓度下降，女性绝经后雌性激素水平下降，致使血胆固醇升高。

六、评价人体脂类营养状况的方法

1. 膳食计算

蛋白质、脂肪供能比考虑每日摄入的脂肪量是否合理，胆固醇的摄入量则按每日摄入食物中的含量计算。

2. 指标测定

必需脂肪酸的营养鉴定水平通过测定血中二十碳三烯酸和花生四烯酸，以二者比值来判断必需脂肪酸是否缺乏。当C20∶3/

C20∶4 比值大于 0.4 时则认为必需脂肪酸缺乏。必需脂肪酸的测定方法采用气相色谱分析法或高效液相色谱法。血脂的测定是采用生物化学法和电泳法。判断标准：血清胆固醇总量（成人）为 2.9～6.0 mmol/L（100～230 mg/100 mL），血清甘油三酯 0.22～1.2 mmol/L（20～110 mg/100 mL），HDL-C 为 0.78～2.2 mmol/L（30～85 mg/100mL），LDL-C 为 1.56～5.72 mmol/L（60～220 mg/100 mL）。

第四节　碳水化合物

一、碳水化合物分类

碳水化合物也称糖类，是由碳、氢、氧三种元素组成的一类化合物。营养学一般将其分为单糖（monosaccharide）、双糖（disaccharide）、寡糖（oligoaccharide）和多糖（polysacharide）四类。

1. 单糖

单糖主要有葡萄糖（glucose）、果糖（frucose）和半乳糖（galactose）。

葡萄糖是构成食物中各种糖类的基本单位。有些糖类完全由葡萄糖构成，如淀粉；有些则是由葡萄糖和其他糖化合而成，如蔗糖。葡萄糖以单糖的形式存在于天然食品中是较少的。其在结构上分 D 型和 L 型，人体只能代谢 D 型。所以有人用 L 型葡萄糖做甜味剂而又不增加能量摄入。

果糖主要存在于水果和蜂蜜中。在胃肠道吸收后，在肝脏转化成葡萄糖被人体利用，也有一部分转变为糖原、乳酸和脂肪。

半乳糖是乳糖的重要组成成分，很少以单糖的形式存在于食品中。半乳糖在人体中也是先转变成葡萄糖后被利用。母乳中的半乳糖是在体内重新合成的而不是从食物中直接获得的。

以上单糖为己糖，还有少量戊糖如核糖、木糖、阿拉伯糖等。

天然水果、蔬菜中存在少量糖醇类物质，如山梨醇、甘露醇、麦芽醇等。其共同特点是在体内活化吸收慢，供能少，多用于食品工业。肌醇为环状结构，存在于谷胚中，可与磷酸结合成植酸，不利于营养素的吸收。

2. 双糖

常见的双糖有蔗糖、麦芽糖、乳糖等。

蔗糖由一分子葡萄糖和一分子果糖以 α-键连接而成。日常食用的白糖多是从甘蔗、甜菜中提取的蔗糖。

麦芽糖由两分子葡萄糖以 α-键连接而成。淀粉在酶的作用下，可降解生成大量麦芽糖。

乳糖由一分子葡萄糖和一分子半乳糖组成，主要存在于奶及奶制品中。乳糖约占鲜奶的 5%，占奶类提供总能量的 30%～50%。

海藻糖由两分子葡萄糖组成，多存在于真菌中，食用蘑菇中含量较多。

3. 寡糖

寡糖是由 3～10 个单糖组成的小分子多糖。它们都不能被人体消化酶分解而消化吸收，但在结肠中可被肠道细菌分解产气，造成胀气。摄入大量豆类所引起的腹部胀气主要是由于水苏四糖和蜜三糖。

蜜三糖（棉籽糖）由葡萄糖、果糖与半乳糖三种单糖构成，是一种丙糖，见于糖蜜。

水苏四糖是存在于豆类中的四糖。

4. 多糖

多糖是由 10 个以上单糖组成的大分子糖，营养学上比较重要的多糖为淀粉（starch）、糖原（glycogen）和膳食纤维（dietary fiber）。

淀粉是由多个葡萄糖组成的、能被人体消化吸收的植物多糖，主要存在于植物细胞中，尤其是根、茎和种子中。薯类、豆类和谷类含量丰富。根据其结构可分为直链淀粉(amylose)和支链淀粉(amylopectin)。前者易使食物老化，糊精是淀粉的次级水解产物。淀粉是人类碳水化合物的主要来源，也是最丰富、最廉价的能量营养素。

糖原也称动物淀粉，由肝脏和肌肉合成和贮存，肝糖原可维持正常血糖浓度，肌糖原提供肌肉运动所需能量。

纤维素是存在于植物体中不能被人体吸收的多糖，是多个葡萄糖以β-键连接而成的(见第五节)。

二、消化吸收

口腔：唾液淀粉酶可将小量淀粉分解为短链多糖和麦芽糖。胃：胃酸可使淀粉酶失活，但有一定降解淀粉作用。小肠：碳水化合物消化吸收的主要场所。胰淀粉酶将淀粉分解为双糖，麦芽糖酶、蔗糖酶、乳糖酶等将双糖分解为单糖后吸收入血。葡萄糖的吸收过程为主动吸收，果糖为被动吸收。世界各地都有一部分人有不同程度的乳糖不耐受性(lactose intolerance)，他们不能或少量分解吸收乳糖，因此大量的乳糖进入结肠，在肠道细菌的作用下产酸、产气，引起胃肠不适、胀气、痉挛和腹泻等临床症状。造成乳糖不耐受的原因有：① 先天性缺少或不能分泌乳糖酶；② 药物或感染使乳糖酶分解减少；③ 由于年龄的增加，乳糖酶水平不断降低。一般2岁以后到青年时期，乳糖酶水平可降低到出生时的5%～10%。为了克服这种乳糖不耐受，可选吃经发酵的乳制品或酸奶。

三、生理功能

体内碳水化合物以葡萄糖、糖原和含糖复合物为主要存在形式。

1. 贮存和提供能量

这是碳水化合物的主要功能。肝脏约贮存体内 1/3 糖原，可分解为葡萄糖进入血液满足机体、组织，尤其是脑、神经和红细胞对能量的需要。肌糖原只供给肌肉自身能量需要。碳水化合物也是机体的构成成分，多以寡糖复合物存在，如神经组织的糖脂、细胞膜表面的糖蛋白。核糖(戊糖)参与 DNA，RNA 的合成。

2. 节约蛋白质

足量的碳水化合物供给可抑制体内糖原异生，还可协同脂肪酸氧化分解，发挥抗生酮作用。食物中的碳水化合物来源广，使用最多，价格低，每克碳水化合物体内产热 16.74 kJ。

3. 改善食品的色、香、味等感官性状

第五节　膳食纤维

一、膳食纤维的认识和定义

根据新的定义，膳食纤维是一个营养学概念，而不再表示膳食中的特定成分。这些概念的更新对今后的碳水化合物研究、食物成分分析、食品标签标识有重要的理论指导意义。随着低聚糖、抗消化淀粉、果胶等单体成分研究的深入和生理学的发展，使人们对以往那些认为不能或难被肠道酶所作用的物质(低聚糖、膳食纤维、抗消化淀粉等)的生理意义有了一个新的认识，应该说这些新的发现是对传统食品科学提出了挑战，也为食品科学的蓬勃发展注入了新的生机。

二、膳食纤维的结构化学

膳食纤维的化学组成多数属于碳水化合物，过去曾认为是不能被利用的无营养价值的惰性物质。近 20 年的研究发现，工业化国家的城市人口中一些人由于膳食中纤维量过少而出现腹泻或便秘，其病因是结肠运动功能异常，添加食物纤维后症状可消失。膳食纤维主要包括除淀粉以外的多糖，如纤维素、β-葡聚糖、半纤维素、果胶、树胶，还有非多糖结构的木质素。纤维素是由许多葡萄糖以 β1→4 糖苷键呈线性聚合而成的。β-葡聚糖中的葡萄糖除 β1→4 糖苷键外，尚有 β1→3 糖苷键，所以它不呈线状，而是有分支的。燕麦和大麦中含 β-葡聚糖丰富。半纤维素与纤维素不同，是一类含多种戊糖和已糖聚合的多糖，如由木聚糖、半乳聚糖或甘露聚糖组成骨干，支链中含有阿拉伯糖和半乳糖。果胶和树胶的种类相当复杂，有些化学组成尚未搞清。木质素是含酚核结构的物质（如松柏醇）的高分子聚合物，不属于多糖类。虽然食物中的木质素含量很少，但是它对于细胞壁的消化度影响很大。还有人认为，植物来源的酚类化物可能与潜在的致癌或抗癌作用有关。

三、膳食纤维的分类

目前认为这些难以被小肠消化的单体成分有非淀粉多糖（它包括纤维素、半纤维素、果胶及亲水胶体物质，如树胶及海藻多糖等组分）、抗性淀粉、糖醇、低聚糖、木质素、氨基多糖（也称甲壳素）等。

1. 纤维素(Cellulose)

其化学结构与直链淀粉相似，但它是以 β1→4 糖苷键连接的无支链的葡萄糖多聚体，由约数千个葡萄糖所组成。人体内的淀粉酶只能水解 α1→4 糖苷键而不能水解 β1→4 糖苷键，因此纤维素不能被人体胃肠道的酶所消化。纤维素具有亲水性，在肠道内起吸收水分的作用。

2. 半纤维素(Hemicellulose)

半纤维素是由多种糖基组成的一类多糖，其主链上由木聚糖、半乳聚糖或甘露聚糖组成，在其支链上带有阿拉伯糖或半乳糖。

在人的大肠内半纤维素比纤维素易于被细菌分解。它有结合离子的作用。半纤维素中有些成分是可溶的，在谷类中可溶的半纤维素被称为戊聚糖，另外还有(1→3)和(1→4)β-D葡聚糖，它们可形成黏稠的水溶液并具有降低血清胆固醇的作用。半纤维素大部分为不可溶性，它也起到一定的生理作用。

3. 果胶(Pectin)

果胶主链上的糖基是半乳醛酸，其侧链上是半乳糖和阿拉伯糖。它是一种无定形的物质，存在于水果和蔬菜的软组织中，在热溶液中可被溶解，在酸性溶液中遇热形成胶态。果胶也具有与离子结合的能力。

4. 树胶(Gum)

它的化学结构因来源不同而有差别，主要组分是葡萄糖醛酸、半乳糖、阿拉伯糖及甘露糖所组成的多糖。它可分散于水中，具有黏稠性，可起增稠剂的作用。

5. 木质素(Lignin)

它不是多糖物质，而是苯基类丙烷的聚合物，具有复杂的三维结构。因为木质素存在于细胞壁中难以与纤维素分离，故在膳食纤维的组分中包括了木质素。人和动物均不能消化木质素。

6. 抗性淀粉(Resistant Starch，RS)

从生理上说，RS像膳食纤维(dietary fiber，DF)那样不被人体小肠酶所降解，能被大肠微生物利用，然而其性质上与DF不同，RS不像DF那样较易保持高水分，因而对于将RS添加生产低水分食品如饼干、甜饼是极为有利的，且加入的RS不会产生似砂砾的不适感，也不会影响食品的风味、品质与结构，特别引起食品研究者兴趣的是通过适当的加工技术(如烹调)就可显著增加食物中RS的含量。随着研究的深入，人们发现RS有与DF相似或更优越的生理功能，这些均是RS研究引起人们关注的重要原因。

抗性淀粉的分类基于小肠消化的多寡。那些被物理性包埋的淀粉（如淀粉粒存在于外被细胞壁的植物细胞中），在水溶液中不能充分膨润、分散，淀粉酶难以与之接触，不易被消化酶作用。这类称为RS_1。RS_2主要见于未加工的或未蒸煮的马铃薯、香蕉（特别是绿色时）和高直链淀粉，根据X-衍射图像解析的结晶构造可细分为A，B，C三类：A类中有麦、玉米等禾谷类淀粉，这类淀粉即便未经加热处理在体外也能完全消化，但在小肠内仍有一部分未被消化；B类是芋类、未成熟香蕉及直链淀粉，即便加热也难以消化，高直链淀粉需在154℃～171℃的高温下才能糊化完全；C类的结晶介于以上两者之间，豆类淀粉属于这一类。RS_3指那些经糊化后淀粉冷却回生后形成的老化淀粉，结晶属RS_2中B类，老化的直链淀粉极难被酶作用，而老化的支链淀粉抗消化性小，且通过加热能逆转。老化淀粉是膳食中RS的主要成分，由于是通过食品加工形成的，因而是最重要的一类。RS_4包括化学改性、商业用的变性淀粉。

四、膳食纤维的理化特性

1. 黏度

多数膳食纤维能形成黏性溶液。黏度大小与它们的结构有关，如分子量降低，果胶的甲基酯或β-葡聚糖的β1→3糖苷键减少，均会使黏度降低。膳食纤维增加食糜的黏度，使胃排空速度降低，使消化酶与食糜的接触减少，影响肠道内营养物的消化和吸收。有作者报道，黏性多糖使糖耐量试验的血糖曲线变得平坦。

2. 水结合力

纤维的水结合力与溶解度有关。不溶性的纤维素和木质素的水结合力也较低。此外，高结晶态的纤维素水的结合力也小。改变纤维素为羧甲基纤维素，其水的结合力增加10倍。相反，果胶、树胶、β-葡聚糖和一些半纤维素有高的水结合力。

3. 胆汁酸结合力

麦麸、树胶、聚甘露糖、壳多糖和木质素在体内和体外均有与胆汁酸结合的作用，促进胆汁酸从粪中的排泄。因此，有人提出膳食纤维有增加胆汁酸更新而降低血浆胆固醇水平的作用。

4. 颗粒大小

谷类的麸皮颗粒大小与磨研加工有关。有人报道，粗磨的麦麸比细磨的能增加粪便重量和减少结肠压力。因为细磨后细胞壁破碎，颗粒变细，表面积增加，消化酶易作用于营养物，也使微生物更易分解食物纤维。

5. 微生物降解和短链脂肪酸的生成

膳食纤维中的多糖对于正常存在于人类大肠中微生物菌群的生长是重要的。正常菌群占粪量的一定比例，它们分解进入大肠的食物残渣和肠分泌物。食混合膳食的健康成人，70%～80%的食物纤维在肠中被消化。但实践证明，纤维可增加大便体积，这并非由于纤维的直接作用，而是间接通过促进菌群生长，部分由于残渣的水结合力。水果、蔬菜和麦麸均有类似的作用。

多糖在大肠中的降解产物有二氧化碳、氢、甲烷和短链脂肪酸(short-chain fatty acids，SCFAs)(主要是醋酸、丙酸和丁酸)。据估计，每天结肠中产生的短链脂肪酸约为200～300 mmol，而餐后门静脉中它们的浓度约400 μmol/L。短链脂肪酸的代谢重要性是近代研究的热点。它们可能是大肠细胞的一种能源。有报告指出，丁酸对培养的大肠细胞可能有抗癌作用。丙酸被吸收进入肝脏，影响糖或脂代谢。有报告指出，标记醋酸合成胆固醇被抑制，但用丙酸培养的游离肝细胞以氚水掺入胆固醇的总合成无抑制现象。总之，它们是人体的部分能源，尤其醋酸很快被氧化为二氧化碳。膳食纤维这方面的生理重要性还研究不多。

五、膳食纤维的吸收、代谢和需要量

膳食纤维在肠腔中受到细菌产生的酶所酵解而先分解为单糖，然后又生成短链脂肪酸（主要是醋酸、丙酸和丁酸）以及 CO_2，H_2 和 CH_4 等气体，少部分膳食纤维在大肠中未被酵解而成为粪便的一部分。一些可溶的膳食纤维易被水解，然而有些可溶纤维，如藻酸盐或鹿角菜聚糖就难以被酵解，膳食纤维在人类大肠中酵解的比例如表 2-5-1 所示。

表 2-5-1　各种膳食纤维在人类肠中酵解比例

膳食纤维组分	酵解度（%）
纤维素	20～80
半纤维素	60～90
果胶	100
瓜尔胶	100
麦麸	50
抗性淀粉	100
菊粉、低聚糖	100（如果摄入不过量）

膳食纤维酵解产物一部分为细菌提供能量。碳是细菌生长所必需的元素，但主要的产物短链脂肪酸为大肠细胞作为能量而利用。短链脂肪酸被当做能量利用后在肠腔内产生 CO_2 并使酸度值增加。氢和 CH_4 部分由呼吸排出，而大部分被肠腔内的细菌所利用，剩余的气体由肛门排出。粪便量增加以及加速肠内容物在结肠内的转移而使粪便易于排出。以上作用产生了预防便秘的效果。

基于膳食纤维成分复杂，膳食纤维的适宜摄入量一直仅为推测。Cummings 等人证明，每天摄入非淀粉多糖不超过 32 g 时，其摄入量与粪便重量间呈剂量反应关系。每日粪便重量低于 150

g 时，伴有疾病的危险性增加。这也是用粪便重量作为预测适宜纤维摄入量的生理学指标。

英国国家顾问委员会建议增加膳食纤维的摄入量为 25～30 g/d，美国人平均摄入膳食纤维的量为 12 g/d(1986 年)。建议以富含膳食纤维的食物如水果、蔬菜、豆类以及全谷粒作为膳食纤维的来源而不希望用纯的纤维作为补充膳食纤维的来源。美国膳食纤维专家小组提出，美国健康成年人的膳食纤维推荐量为每人每天摄入膳食纤维以 20～35 g 为宜，或以每人每千焦耳(4 180 kJ)能量计为 10～13 g(相当于每日 20～35 g)。此推荐量的低限是可以保持纤维对肠功能起到作用的量，上限为不致因纤维的摄入过多而起有害作用的量。Williams 提出，美国儿童的膳食纤维摄入量为 2 岁以上按其年龄加 5 g/d 和年龄加 10 g/d，此数值是基于保持通便和有助于将来预防某些慢性病而提出的，即 5 g(2 岁儿童)，8 g(3 岁以上儿童)，25～35 g(20 岁以上成年人)。美国供给量专家委员会推荐的膳食纤维中以含有不可溶纤维应占 70%～75%、可溶纤维占 25%～30%为宜，并且同样认为应以天然食物提供膳食纤维而不是纯纤维素。澳大利亚人每日平均摄入膳食纤维 25 g，可明显地减少冠心病的发病率和死亡率。美国膳食纤维专家委员会提出的 20～35 g，10～13 g/4 180 kJ 接近。中国营养学会推荐膳食纤维摄入量为 30 g/d。

六、膳食纤维的生理功能

1. 膳食纤维对肠功能

膳食中的纤维影响大肠功能的作用包括缩短粪便通过肠道的时间、增加粪便量及排便次数、稀释大肠内容物以及为正常存在于大肠内的菌群提供可发酵的底物。在膳食中补充麦麸的实验表明，食物在大肠中存留的时间可以缩短，在膳食中增加水果和蔬菜也能达到此效果，而用果胶代替则未见此效果。

粪便重量与膳食纤维的来源有关，如膳食中非淀粉多糖和抗性淀粉是增加粪便重量的主要成分，麦麸中的不可溶纤维使粪便重量增加最多，水果和蔬菜以及树胶可使粪便量中度增加，而豆类和果胶只使粪便量有少量增加。膳食中纤维对粪便重量和通过大肠时间长短的影响，已被公认为是对大肠功能的重要作用。粪便排出量受膳食纤维酵解程度的影响较大，其可能的原因是膳食纤维的容水量，但也不尽然。高容水量的膳食纤维最易被酵解，在它们到达直肠时均已被分解，不可能增加粪便重量。然而麦麸最能增加粪便重量，但它的容水量比其他膳食纤维均小。增加粪便重量的最可能的因素是膳食纤维存留在粪便之中。另一重要因素是细菌量的增加以及细菌的含水量。膳食纤维不仅影响粪便的量，也能使粪便含水量增加而使粪便变得柔软及增加排便的频率。对结肠运动和转移时间的影响：由于膳食纤维有缓泻作用，起到了促进肠蠕动和减少了肠内容物通过肠道的时间，也就缩短排便间隔时间。

2. 对肠胃、结肠癌的影响

研究表明，RS 的摄入会增加粪便容量，对防止便秘、盲肠炎与肛门不适如痔疮有重要作用，通便可通过及时稀释潜在的致癌有毒物而抑制结肠癌等的发生。已知 DF 的许多生理功能是与其在大肠中被微生物发酵降解生成的短链脂肪酸相联系的，RS 在大肠内也能产生大量的 SCFAs，特别是丁酸含量明显高于其他种类。体外试验已表明，丁酸的产生与结肠癌的发生有着明显的负相关。流行病学研究表明，大量摄入 RS 会减少结肠癌的发病率，主要原因很可能是 RS 在大肠中产生大量丁酸之故。已证实丁酸在减少癌的发生过程中有重要作用：① 抑制体内肿瘤细胞系 G_1 阶段的生长与增殖；② 诱导肿瘤细胞分化产生与正常细胞相似的表型；③ 改变某些致癌基因或它们产物的表达。

3. 对脂质代谢的影响

高胆固醇是诱发各类心血管疾病的重要因素，DF 的降胆固醇作用已被人们证实，认为与 DF 阻碍消化道内脂肪微粒体的形成、胆固醇肠肝循环受阻以及大肠内产生的 SCFAs 相关，也与肝内胆固醇合成受阻有关。Byrnes 等人也证实，RS 有降胆固醇与甘油三酯的效果，含 RS 组粪便中胆汁酸量明显增加，因而他们认为 RS 的降胆固醇作用主要是因胆汁酸类化合物排泄亢进而造成生物合成基质供给速度不平衡所致。

4. 与血糖、胰岛素及肥胖的关系

RS 对降低血糖有明显效果，用含高直链淀粉的饲料饲养老鼠比用低直链淀粉组饲养的分泌胰岛素少，对糖尿病患者特别是非胰岛素依赖者，RS 最主要的作用是对饭后血糖的影响。Byrnes 等人的大量研究表明，摄入缓慢吸收的含淀粉食品会降低饭后血糖的升高和胰岛素的分泌，同时改善脂质构成。以此为材料所进行的长期研究结果也证明了这一点。

5. 对维生素和微量元素的影响

膳食纤维对微量元素的影响目前尚无定论，有报道称这种影响与摄入的植酸量和膳食纤维的种类有关，而 RS 的摄入会减少对脂肪的吸收，可以预期这对某些脂溶性维生素的吸收会有影响。

七、膳食纤维的来源及其应用

膳食纤维的主要来源包括谷类纤维、燕麦纤维、番茄纤维、苹果纤维、魔芋葡聚糖纤维、抗性淀粉等。主要作用为润肠通便、增加肠道有益菌群、降脂等方面。抗性淀粉的提出，让人们能以一种全新的目光重新认识淀粉类食品。日本依据 RS 每日摄入量 17～20 g，已开发出包括面包系列、面条系列、饼干系列等含 RS 食品。这些食品不仅具有 RS 的生理活性，而且对食品感官无不良影响，因而较易为消费者接受,具有广阔的市场前景。

第六节　钙

一、钙的分布

钙(calcium)是人体含量最多的一种无机元素。人出生时体内含钙总量约为 28 g,成年时达 850～1 200 g,相当于体重的 1.5%～2.0%,其中 99%集中在骨骼和牙齿中。主要以羟磷灰石结晶[$3Ca_3(PO_4)_2 \cdot (OH)_2$]形式存在;少量为无定形钙,此部分钙在婴儿期占较大比例,以后随年龄增长而逐渐减少。其余 1%,有一半与柠檬酸螯合或与蛋白质结合;另一半则以离子状态存在于软组织、细胞外液和血液中,是为混溶钙池(miscible calcium pool),这部分钙与骨骼钙维持着动态平衡,是维持体内细胞正常生理状态所必需。体内有相当强大的保留钙和维持细胞外液中钙浓度的机制,因为钙的生理学功能对生命非常重要,即使当膳食钙严重缺乏或机体发生钙异常丢失时,可通过相同机制使骨脱矿化以纠正甚至是轻微的低钙血症,而保持血钙的稳定。

二、生理功能

1. 构成骨骼和牙齿

骨骼和牙齿是人体中含钙最多的组织。骨骼中的钙,正常情况下在破骨细胞作用下不断被释放,进入混溶钙池。另一方面,混溶钙池中的钙不断沉积于成骨细胞中,从而使骨骼不断更新。幼儿骨骼约每 1～2 年更新一次,以后随着年龄增长,更新速度减缓;成年时每年更新 2%～4%,约 700 mg/d,10～12 年更新一次;40～50 岁以后,骨吸收大于生成,钙在骨中含量逐渐下降,每年约为 0.7%,且女性早于男性,妇女在停经后加速。

2. 维持神经与肌肉活动

包括神经肌肉的兴奋、神经冲动的传导、心脏的正常搏动。红细胞、心肌、肝与神经等细胞膜上，有钙的结合部位。当钙离子从这些部位释放时，细胞膜的结构与功能发生变化，如对钾、钠等离子的通透性改变。有人认为，某些高血压与钙不足有关。如已有研究证明，补钙可降低妊娠诱发的高血压发病率；膳食钙补充可使孕期高血压发生的危险性明显下降。

3. 促进体内某些酶的活性

钙对许多参与细胞代谢的大分子合成、转运的酶都有调节作用，如三磷酸腺苷酶、琥珀酸脱氢酶、脂肪酶以及一些蛋白质分解酶等。

4. 钙还参与血凝过程、激素分泌，维持体液酸碱平衡以及细胞质稳定性

三、钙的吸收

钙在小肠通过主动转运与被动（扩散）转运吸收。主动转运受膳食成分、体内钙和维生素 D 的营养状况和生理状况如生长、妊娠、哺乳与年龄、性别等诸因素的影响。被动转运则与肠腔中钙浓度有关。一般钙吸收率为 20％～60％不等。钙吸收受膳食中草酸盐与植酸盐的影响，它们可与钙结合成难以吸收的盐类。粮食中植酸较多，某些蔬菜（如蕹菜、菠菜、苋菜、竹笋等）含草酸较多，钙的吸收率较低。膳食纤维干扰钙的吸收。脂肪消化不良，可使未被吸收的脂肪酸与钙形成钙皂，而影响钙的吸收。磷酸盐对钙吸收的影响尚无一致意见，许多研究证明，大量磷酸盐对钙吸收并无影响。高磷膳食促进粪钙丢失，并降低尿钙排出，从而使钙保持平衡；降低钙磷比例有助于钙储留，对钙吸收并无影响。但是，长期摄入过多的磷可损害平衡机制，改变钙代谢，引起低钙血症的继发性甲状旁腺功能亢进。对钙吸收有利的因素，如维生素 D。乳糖可与钙螯合，形成低分子量可溶性络合物，当其被肠道菌分解发酵产酸时，使肠腔 pH 降低，均有利于钙吸收。膳食蛋白质充足，由于钙可与氨基酸结合成可溶性络合物，有利于钙吸收(见表 2-6-1)，但如摄入过多而超过需要，可使尿钙排出增多出现负钙平衡。流行病学调查显示，高蛋白质膳食对髋部骨折率和掌骨骨质疏松无不利影响。

表 2-6-1 膳食成分对钙吸收利用的影响

提高吸收利用	降低吸收利用	无作用
乳糖	植酸盐	磷
某些氨基酸	膳食纤维	维生素 C
维生素 D	草酸盐	柠檬酸
	脂肪(脂肪泻时)	果胶
	乙醇	

此外，钙的吸收还与机体状况有关，婴幼儿、孕妇、乳母由于需要增高，钙吸收率远大于成年男性。随年龄增长，钙吸收率也逐渐下降，60 岁以上男女性的钙吸收均明显降低。婴幼儿期钙吸收率常大于 50%，儿童期为 40%，成年人则降至 20%左右，老年人更低，仅为 15%左右。

四、钙排泄与储留

体内钙大部分通过肠黏膜上皮细胞的脱落、消化液的分泌排入肠道，其中有一部分被重吸收，其余随粪便排出。正常膳食时，钙从尿中排出量为摄入量的 20%左右。尿钙排出量与摄入钙量呈指数关系，与肠吸收的钙量呈正相关。钙也从汗中排出，如高温作业者每日从汗中丢失钙可高达 1 g 左右。乳母通过乳汁每日排出钙 150～300 mg。补液，酸中毒，高蛋白或高镁膳，甲状腺素、肾上腺皮质激素、甲状旁腺素或维生素 D 过多，以及卧床均可使钙排出增多。

钙在体内的储留受膳食供给水平影响，人体对钙的需要程度也有影响。磷摄入过多，对于钙储留的影响不大。但高钠摄入量可降低钙在骨骼中的储留，并降低骨密度。氟骨症、糖尿病均对钙代谢有不利影响。在正常情况下，体内钙维持平衡状态，甲状旁腺激素、降钙素和 1,25-$(OH)_2$-D_3 互相作用而调节着钙平衡关系，保持钙的内环境稳定。此外，钙调素(calmodulin)调节细胞内钙离子水平，维持各种需钙参与的反应。其他激素(如胰岛素、皮质醇、生长激素、甲状腺激素、肾上腺素、雌激素、睾丸酮)和几种生长因子(如胰岛素样生长因子 IGF_1 和 IGF_2)，还有一些未确定的化合物和某些物理现象，在改变和调节器官对甲状旁腺激素、降钙素和 1,25$(OH)_2$-D_3 的反应方面均有作用。

五、营养状况评价

1. 钙的生化指标不是反映机体营养状况的合适指标

血钙浓度因受严格调控而变化很小；尿钙则受诸多因素的影响，变异很大。现认为 24 小时尿羟脯氨酸/肌酐比值与膳食钙摄入量相关，可作为钙营养状况的评价指标之一。

2. 骨矿物质测量可直接反映钙的营养状况

骨矿物质含量(Bone mineral content，BMC)是钙储留有用指标，适用于生长发育期的儿童；对骨骼已稳定的成人，则 BMC 与骨密度(Bone mineral density，BMD)同样适用。骨密度测量技术包括层面 X 射线照相术的定量计算(QCT)、单光子(SPA)和双光子吸收(DPA)测量以及双能量 X 射线吸收(DEXA)测量。其中 DEXA 具有放射剂量低的优点，但 DPA 的应用比 DEXA 多。

3. 钙平衡测量是目前较实用的评价钙营养状况的方法

根据钙摄入量与排出量(粪钙＋尿钙＋汗液钙)的差值，计算正负平衡值。满足机体平衡的钙，在体内储留达到一定程度时，即不再增加。在实验曲线上呈现平台摄入(Plateaumtake),这便达到了最大钙储留(Maximal calcium retention)。

六、钙缺乏症

1. 佝偻病

(1) 病因、病理及发病机制。佝偻病最常见的发病原因是母乳不足或钙含量偏低、每天日照小于 2 小时及未及时添加维生素 D 和钙制剂,换言之,是由缺钙和缺维生素 D 的双重因素引起的。影响佝偻病发生的因素有:① 地区因素。北方日照少,患病率高;高原紫外线多,发病率低。② 年龄。年幼的儿童易患佝偻病,3~18 个月儿童患病率最高。③ 城乡因素。城市儿童由于户外活动少,易患佝偻病。④ 季节因素。冬春日照短,发病率增高。⑤ 居住因素。室外活动少者易患佝偻病。⑥ 喂养因素。婴儿喂养以母乳最佳,母乳中所含钙磷比例合适,易于吸收,其他代乳品喂养的儿童易患佝偻病。⑦ 生长因素。如营养条件过好,儿童体重超过正常水平,而此时钙的摄入相对不足,不能满足骨骼生长发育的需求,也可引起佝偻病。

(2) 诊断。应根据临床症状、体征、血生化及骨骼 X 射线检查,并结合年龄、季节、是否早产、户外活动情况、喂养史等进行考虑。典型病例可根据临床症状、体征作出诊断。对可疑病例应做血生化检查及 X 射线摄片来帮助诊断。目前认定血清中 25-OH-D_3 和 1,25-$(OH)_2$-D_3 的水平,对诊断早期活动型佝偻病更为敏感可靠。

(3) 预防、治疗。① 孕妇及乳母注意多食含维生素 D 及钙、磷丰富的饮食,多晒太阳。孕期 4~5 个月后有腰酸背痛、肌肉抽动者,每日应服维生素 D 400~800 IU。② 定期访视婴儿,重点是 18 个月以内的小儿,特别是早产儿、人工喂养儿、生长过快和冬季出生的小儿。多户外活动,提倡母乳喂养,及时添加各种辅食。③ 药物预防。从出生 1 个月开始(早产儿、人工喂养儿和冬季出生的小儿可从出生后半个月开始）添加维生素 D_3，婴幼儿每日需要维生素 D_3 400～800 IU，早产儿开始可加倍（800 IU/d）。一般服至2岁以后不再用维生素 D_3 预防。④ 一般治疗。增加户外活动，注意饮食及护理，不宜久坐、久站、久走和将胸部束缚太紧，以防发生畸形。⑤ 维生素D疗法。普通疗法：活动早期，维生素D 5 000～10 000 IU/d，口服，1个月后改为预防剂量（400 IU/d）。极期：单纯维生素D制剂10 000～20 000 IU/d，口服，1个月后改为预防剂量；恢复期：一般用预防剂量维持。凡用量较大者，宜用纯维生素制剂，不用鱼肝油，以免发生维生素A中毒。突击疗法：用于重症、有并发症或者不能口服者。治疗同时或提前3天给钙剂。活动早期：维生素 D_3 30万～40万 IU，肌肉注射，一般注射1次即可；极期：维生素 D_3 30万～40万 IU，肌肉注射，视病情每周1～2次，连用2～3次，总量不超过120万～180万 IU。突击疗法2～3个月后用预防剂量口服维持。大剂量或多次连续使用维生素D时，应注意观察，以防中毒。钙剂：使用维生素D治疗同时口服葡萄糖酸钙1～3 g/d，或服活性钙。矫型疗法：严重骨骼畸形者，需待4岁后佝偻病已痊愈时进行手术矫正。较轻的畸形往往能自行矫正。

2. 骨质疏松症

（1）病因、病理及发病机制。当破骨细胞作用时，钙和磷从骨质中释放出来，称为骨的吸收；另一方面，钙和磷沉着于类骨组织中形成新骨。旧骨的吸收和新骨的形成构成骨重建。在正常情况下骨重建的两个过程是平衡的，如果旧骨的吸收快于新骨的形成，即发生骨质减少，出现临床体征，临床称为骨质疏松。

（2）诊断。骨质疏松症根据临床表现一般不难诊断，必要时可采取X射线检查和实验室辅助检查。

（3）预防、治疗。① 预防：中老年人、运动员、孕妇及乳母注意多食含维生素D及钙、磷丰富的饮食，如牛奶、小鱼虾类、藻类、骨汤类、蘑菇类、蛋类，以及补充钙制剂。适当增加户外活动。②

治疗:治疗骨质疏松症最好的办法是服用大量的钙剂(1 500 mg/d)加适量维生素D(200 IU/d)。对于继发性骨质疏松症的治疗原则,首先是治疗原发病症,然后再对骨质疏松症进行治疗。

第七节 铁

铁是人体必需微量元素中含量最多的一种,总量为4～5 g,主要存在于血红蛋白中,占60％～75％,3％在肌红蛋白,1％为含铁酶类(细胞色素、细胞色素氧化酶、过氧化物酶与过氧化氢酶等)。以上铁存在形式又称为功能性铁。其余为贮存铁,以铁蛋白(ferritin)和含铁血黄素(hemosiderin)形式存在于肝、脾与骨髓中,约占体内总铁的25％。铁在体内含量随年龄、性别、营养状况和健康状况而有很大的个体差异。

一、生理功能

铁为血红蛋白与肌红蛋白、细胞色素A以及某些呼吸酶的成分,参与体内氧与二氧化碳的转运、交换和组织呼吸过程。铁与红细胞形成和成熟有关,铁在骨髓造血组织中,进入幼红细胞内,与卟啉结合形成正铁血红素,后者再与珠蛋白合成血红蛋白。

铁还有许多重要功能,如催化促进β-胡萝卜素转化为维生素A、嘌呤与胶原的合成、抗体的产生、脂类从血液中转运以及药物在肝脏的解毒等。

至于铁在体内对感染的关系尚有争论,但当感染时,过量铁往往促进细菌的生长,对抵御感染不利。

二、吸收与代谢

铁在食物中主要以三价铁形式存在,少数食物中为还原铁(亚铁或二价铁)形式。肉类等食物中的铁一半左右是血红素铁,而其他为非血红素铁。前者在体内吸收时，不受膳食中植酸、磷酸的影响，后者常受膳食因素的影响。

非血红素铁在吸收前，必须与结合的有机物分离，如蛋白质、氨基酸和有机酸等；也必须在转化为亚铁后方可被吸收。因而，影响非血红素铁吸收的因素很多。

粮谷和蔬菜中的植酸盐、草酸盐以及存在于茶叶及咖啡中的多酚类物质均可影响铁的吸收。胃中胃酸缺乏或过多服用抗酸药物，不利于铁离子的释出，也阻碍铁吸收。但维生素C、某些单糖、有机酸以及动物肉类有促进非血红色素铁吸收的作用。试验结果表明，当铁与维生素C重量比为1∶5或1∶10时，可使铁吸收率提高达3～6倍。动物肉类、肝脏可促进铁吸收，原因未明，故暂称为肉因子（meat factor）或肉鱼禽因子（MFP factor）。近年的研究发现，核黄素对铁的吸收、转运与储存均有良好影响。

此外，缺锌时，可使锌与铁的吸收增加（动物实验结果）。人体试验证实，无机锌与无机铁之间有较强的竞争作用，互有干扰吸收作用。

三、铁缺乏及缺铁性贫血

膳食中可利用铁长期不足，常可导致缺铁性贫血，特别是婴幼儿、孕妇及乳母更易发生。当体内缺铁时，铁损耗可分三个阶段：第一阶段为铁减少期（ID），此时储存铁耗竭，血清铁蛋白浓度下降。第二阶段为红细胞生成缺铁期（IDE），此时除血清铁蛋白下降外，血清铁也下降，同时铁结合力上升（转铁蛋白饱和度下降），游离原卟啉浓度（FEP）上升。第三阶段为缺铁性贫血期（IDA），血红蛋白和红细胞比积（hematocrite）下降。缺铁性贫血在婴幼儿及孕妇中应特别予以注意。铁缺乏尚增加铅的吸收，国外调查发现，铁缺乏的幼儿铅中毒的发生率比无铁缺乏的儿童高3～4倍，这是由于缺铁导致对二价金属吸收率增高所致。

铁缺乏时对人体的影响:工作效率降低、学习能力下降,冷漠呆板;缺铁儿童易烦躁,抗感染抵抗力下降。此外,常有自述心慌、气短、头晕、眼花、精力不集中。

第八节 碘

人体内含碘 20~50 mg,相当于 0.5 mg/kg 体重。甲状腺组织内含碘量最多,占体内总碘量 20%左右(约 8 mg)。其中,甲状腺素(T_4)占 16.2%,三碘甲状腺原氨酸(T_3)占 7.6%,一碘酪氨酸(MIT)占 32.7%,二碘酪氨酸(DIT)占 33.4%,其他碘化物为 16.1%。血液中碘主要为蛋白结合碘(PBI),为 30~60 μg/L。

一、生理功能

碘在体内主要参与甲状腺素合成,故其生理作用也通过甲状腺素的作用表现出来。甲状腺素在体内主要为促进和调节代谢及生长发育。①促进生物氧化,协调氧化磷酸化过程,调节能量转化;②促进蛋白质合成,调节蛋白质合成与分解;③促进糖和脂肪代谢;④调节组织中水盐代谢;⑤促进维生素的吸收和利用;⑥活化酶包括细胞色素酶系、琥珀酸氧化酶系 100 多种,对生物氧化和代谢都有促进作用;⑦促进神经系统发育、组织的发育和分化以及蛋白质的合成。

二、吸收与代谢

食物中碘离子极易被吸收,进入胃肠道后 1 小时内大部被吸收,3 小时完全吸收。有机碘在肠道内降解释放为碘化物被吸收,而某些有机碘则可能被完整的吸收。约有 80%的碘未经变化即可吸收。吸收的碘,迅速转运至血浆,并遍布各组织中。仅在甲状腺中的部分被合成为甲状腺素，并被贮存于体内唯一贮存碘的甲状腺内。

在代谢过程中，甲状腺素分解脱下的碘，部分被重新利用，部分通过肾脏排出体外，部分在肝内合成甲状腺素葡萄糖酸酯或硫酸酯，随胆汁泌入小肠，从粪便排出体外。

体内碘由尿排出约占 90％，近 10％由粪便排出，其他途径如随汗液或通过呼吸排出的较少。哺乳妇女可从乳汁中排出一定量碘。

三、碘缺乏与碘过量

碘缺乏造成甲状腺素合成分泌不足，引起垂体促甲状腺激素代偿性合成分泌增多，刺激甲状腺增生、肥大。由于环境、食物缺碘造成，常为地区性，是为地方性甲状腺肿。孕妇严重缺碘，可殃及胎儿发育，使新生儿生长损伤，尤其是神经、肌肉，认知能力低下，以及胚胎期和围产期死亡率上升。其发病情况各地不同，与碘缺乏程度和时间长短有关。其中呆小病为最严重，有精神病学损伤为特征的神经型与表现为甲状腺功能低下和甲状腺中等程度肿大为主的黏液水肿型。后者可见四肢短小、颈短、骨骼异常等。

碘缺乏可因环境与食物缺碘，但并非引起甲状腺肿的唯一原因。有些食物含有抗甲状腺素物质，如十字花科植物（白菜、萝卜等）含有 β-硫代葡萄糖苷等可影响碘的利用。此外，蛋白质不足，钙、锰、氟过高或钴、钼不足对甲状腺素合成也有一定影响。

碘缺乏地区采用含碘食盐方法，即在食盐中加入碘化物或碘酸盐予以预防。加入量可控制在 1∶20 000 至 1∶50 000 之间。也有采用碘化油，即将含碘 30％～35％的碘化油用食用油稀释至 6 万～30 万倍食用。碘过量通常发生于摄入含碘量高的饮食物，以及在治疗甲状腺等疾病中使用过量的碘剂等情况。

第九节　锌

人体含锌 2～2.5 g，主要存在于肌肉、骨骼、皮肤。按单位重量含锌量计算，以视网膜、脉络膜、前列腺为最高，其次为骨骼、肌肉、皮肤、肝、肾、心、胰、脑和肾上腺等。血液中锌含量为：红细胞占 75%～88%，血浆占 12%～22%，白细胞占 3%。红细胞膜上锌浓度较高，锌主要以金属酶和碳酸酐酶、碱性磷酸酶的组分存在；血浆中锌主要与蛋白质相结合，其中与白蛋白结合为 60%，与 α_2-巨球蛋白结合为 30%，而 7%左右与氨基酸（组氨酸、半胱氨酸）结合。此外，有一小部分与转铁蛋白、金属硫因（metallothioneine）及核蛋白结合，游离锌含量很低。

一、生理功能

酶的组成成分或酶的激活剂。锌是人体许多重要酶的组成成分，已知含锌的酶不下 80 种。除上述外，乳酸脱氢酶、羧肽酶、胸腺嘧啶苷激酶等也是。而 RNA 聚合酶、DNA 聚合酶呈现活性也需锌的参与。

促进生长发育与组织再生。锌为调节 DNA 复制、转译和转录的 DNA 聚合酶活性所必需，与蛋白质和核酸的合成，细胞生长、分裂和分化等过程都有关。锌对胎儿的生长发育也非常重要。锌对于促进性器官和性功能的正常发育是必需的。

促进食欲。锌可能通过参加构成一种含锌蛋白即唾液蛋白而对味觉与食欲发生作用。

促进维生素 A 代谢和生理作用。锌在体内促进视黄醛的合成和构型转化；参与肝中维生素 A 动员，维持血浆维生素 A 浓度的恒定，对于维持正常暗适应能力有重要作用。锌对于维持皮肤健康也是必需的。

参与免疫功能。锌能直接影响胸腺细胞的增殖，使胸腺素分泌正常，以维持细胞免疫的完整。

二、吸收与代谢

锌主要在小肠内被吸收，然后和血浆中白蛋白或转铁蛋白结合，随血液流入门脉循环，分布于各器官、组织。锌吸收常受膳食中含磷化合物如植酸的影响，而降低其吸收率。过量纤维素及某些微量元素也影响吸收。锌与铁比值过小，即铁过多可抑制锌吸收。此外，体内锌营养状况也影响锌的吸收。锌的吸收率一般为20％～30％。锌在体内代谢后，主要通过胰腺分泌排出，仅小部分从尿中排出，汗液中也含锌。

三、缺乏与过量

生长期儿童锌缺乏最为影响的是生长迟缓、垂体调节功能障碍、食欲不振、味觉迟钝甚至丧失、皮肤创伤不易愈合、易感染等，以及性成熟延迟、第二性征发育障碍、性功能减退（hypogonadism）、精子产生过少等。此外，肠源性肢端皮炎是一种家族遗传病，经锌治疗可以得到迅速恢复，可能与锌有关。

锌过量常可引起铜的继发性缺乏，损害免疫器官和免疫功能，影响中性粒细胞及巨噬细胞活力，抑制趋化性和吞噬作用及细胞的杀伤能力。

第十节　硒

硒在人体内总量为14～20 mg，广泛分布于所有组织和器官中，浓度高者有肝、胰、肾、心、脾、牙釉质及指甲，而脂肪组织最低。

一、生理功能

硒是谷胱甘肽过氧化物酶(GSH-P_x)的重要组成成分(每摩尔GSH-P_x 含有 4 g 硒元素),在体内特异地催化还原型谷胱甘肽,与过氧化物发生氧化还原反应,如过氧化氢、超氧阴离子、羟游离基、脂酰游离基,从而保护生物膜免受损害,维持细胞正常功能。

硒与金属有很强亲和力,在体内与汞、甲基汞、镉及铅等金属结合形成金属硒蛋白复合物而解毒,并使金属排出体外。动物试验还发现,硒有降低黄曲霉毒素 B_1 的急性损伤、减轻肝中心小叶坏死的程度与死亡率。

保护心血管,维护心肌的健康。许多调查发现,血硒高的地区人群心血管病发病率低;动物实验证实,硒对心肌纤维、小动脉及微血管的结构及功能有重要作用。在我国以心肌损害为特征的克山病研究中,发现缺硒是一个重要因素。

此外,硒还有促进生长、保护视觉器官以及抗肿瘤的作用。

二、吸收与代谢

硒在小肠吸收,无机硒与有机硒都易于被吸收,其吸收率大都在 50%以上。硒的吸收率高低,与硒的化学结构、溶解度有关。如蛋氨酸硒的吸收率大于无机形式的硒,溶解度大者其吸收率也高。

硒被吸收后,通过与血浆蛋白的结合,转运至各器官与组织中。代谢后大部分硒经尿排出,粪中的硒绝大多数为未被吸收的食物硒,有少量随胆汁、胰液、肠液一起分泌到肠腔内。此外,硒也可随汗排出;当硒摄入量较高时,还可从肺部排出具挥发性的二甲基硒化合物。

三、缺乏与过量

硒缺乏已被证实是发生克山病的重要原因。克山病在我国最初发现于黑龙江省克山地区，其易感人群为2～6岁的儿童和育龄妇女，临床上可见其主要症状为心脏扩大、心功能失代偿、心力衰竭或心源性休克、心律失常、心动过速或过缓，心电图检查可见ST-T波改变，严重时可发生房室传导阻滞、期前收缩等。生化检查可见血浆硒浓度下降、红细胞谷胱甘肽过氧化物酶活力下降。

此外，缺硒与大骨节病也有关，用亚硒酸钠与维生素E治疗儿童早期大骨节病有显著疗效。

硒摄入过多可致中毒。我国湖北恩施县的地方性硒中毒，与当地水土中硒含量过高，致粮食、蔬菜、水果中含高硒有关。主要表现为头发变干、变脆、易断裂及脱落。其他部位如眉毛、胡须及腋毛也有上述现象。还可造成肢端麻木、抽搐，甚至偏瘫。严重时可致死亡。

第十一节　维生素A

维生素A类是指含有β-白芷酮环的多烯基结构，并具有视黄醇(retinol)生物活性的一大类物质。狭义的维生素A指视黄醇，广义而言应包括已经形成的维生素A和维生素A原。

类维生素A(retinoids)是指维生素A及其合成类似物或代谢产物。动物体内具有视黄醇生物活性功能的维生素A称为已形成的维生素A(preformed vitamin A)，包括视黄醇(retinol)、视黄醛(retinal)、视黄酸(retinoic acid)等物质。4-氧视黄酸、4-羟视黄酸等是不具有视黄醇生物活性功能的类维生素A。在植物中不含已形成的维生素A，在黄、绿、红色植物中含有类胡萝卜素(carotenoids)，其中一部分可在体内转变成维生素A的类胡萝卜素称为维生素A原(provitamins A)，如α-胡萝卜素、β-胡萝卜素、γ-胡萝卜素等。

维生素A(视黄醇)有维生素A_1(视黄醇)和维生素A_2(3-脱氢视黄醇)之分。维生素A_1主要存在于海产鱼中，而维生素A_2

主要存在于淡水鱼中。维生素 A_2 的生物活性为维生素 A_1 的 40%，其促进大鼠生长的功能比维生素 A_1 小，但二者的生理功能相似。与视觉有关的维生素 A 活性形式 11-顺式视黄醛，与细胞分化有关的 9-顺式视黄酸属于已形成的维生素 A。

目前已经发现的类胡萝卜素约 600 种，仅有约 1/10 是维生素 A 原，其中最重要的为 β-胡萝卜素，它常与叶绿素并存。除 β-胡萝卜素外，还有 α-胡萝卜素、γ-胡萝卜素和隐黄素（又名 3-羟基-β-胡萝卜素，$C_{40}H_{56}O$，cryptoxanthin），也属于维生素 A 原；还有一些类胡萝卜素，例如玉米黄质（3，3-二羟基-β-胡萝卜素，$C_{40}H_{56}O_2$，zeaxanthin）、辣椒红素（capsanthin）、叶黄素（xanthophyll）和番茄红素（lycopene），它们不能分解形成维生素 A。

维生素 A 和胡萝卜素都对酸、碱和热稳定，一般烹调和罐头加工不会破坏，但易被氧化和受紫外线破坏。当食物中含有磷脂、维生素 E、维生素 C 和其他抗氧化剂时，视黄醇和胡萝卜素较为稳定，脂肪酸败可引起其严重破坏。

一、生理功能

1. 维持正常视觉

维生素 A 能促进视觉细胞内感光物质的合成与再生，以维持正常视觉。人视网膜的杆状细胞内含有感光物质视紫红质（Rhodopsin），它是 11-顺式视黄醛的醛基和视蛋白内赖氨酸的 ε-氨基通过形成 schiff 碱键缩合而成的。视紫红质对光敏感，当其被光照射时可引起一系列变化，经过各种中间构型，最后由 11-顺式视黄醛转变为全反式视黄醛，同时释放视蛋白，引发神经冲动，此时即能看见物体，这一过程称为光适应。人若进入暗处，因视紫红质消失，故不能见物，只有当足够的视紫红质再生后才能在一定照度下见物，这一过程称为暗适应（dark adaptation）。暗适应的快慢决定于照射光的波长、强度和照射时间，同时也决定于体内维生素 A 的营养状况。

2. 维持上皮的正常生长与分化

维生素 A 在维持上皮的正常生长与分化中起着十分重要的作用,其中 9-顺式视黄酸和全反式视黄酸在细胞分化中的作用尤为重要。

3. 促进生长发育

视黄醇和视黄酸对于胚胎发育也是必需的,视黄酸可维持动物正常生长和健康,但对生殖及视觉功能无作用。缺乏维生素 A 的儿童生长停滞、发育迟缓、骨骼发育不良,缺乏维生素 A 的孕妇所生的新生儿体重较轻。

4. 抑癌作用

维生素 A 或其衍生物(如 5,6-环氧视黄酸,13-顺式视黄酸)有抑癌防癌的作用,可能因为它们能促进上皮细胞的正常分化,具有阻止肿瘤形成的抗启动基因的活性。

5. 维持机体正常免疫功能

一些研究结果表明,维生素 A 缺乏可影响抗体的生成从而使机体抵抗力下降。

二、缺乏与过量

1. 缺乏

婴幼儿和儿童维生素 A 缺乏的发生率远高于成人,这是因为孕妇血中的维生素 A 不易通过胎盘屏障进入胎儿,故初生儿体内维生素 A 储存量低,一些疾病容易引起体内维生素 A 缺乏,如麻疹、肺结核、肺炎、猩红热等消耗性疾病。由于高热,肝中维生素 A 分解加快而食欲不振,使维生素 A 摄入减少、肠道吸收降低。胆囊炎、胰腺炎、肝硬化、胆管阻塞、慢性腹泻、血吸虫病等疾病和饮酒,可影响维生素 A 的吸收和代谢,这些情况也容易伴发维生素 A 缺乏。

维生素 A 缺乏的早期症状是暗适应能力下降,即在黑夜或暗光下看不清物体,在弱光下视力减退,暗适应时间延长,严重者可致夜盲症(night blindness)。维生素A缺乏最明显的一个结果是干眼病，患者眼结膜和角膜上皮组织变性，泪腺分泌减少，可发生结膜皱纹、失去正常光泽、混浊、变厚、变硬，角膜基质水肿、表面粗糙混浊、软化、溃疡、糜烂、穿孔；患者常感眼睛干燥、怕光、流泪、发炎、疼痛，发展下去可致失明。儿童维生素A缺乏最重要的临床诊断体征是毕脱氏斑(bitot spots)，常出现于结膜颞侧的1/4处，那是脱落细胞的白色泡沫状聚积物，为正常结膜上皮细胞和杯状细胞被角化细胞取代的结果。

维生素A缺乏除了引起眼部症状外，还会引起机体不同组织上皮干燥、增生及角化，以至于出现各种症状。比如，皮脂腺及汗腺角化，出现皮肤干燥，在毛囊周围角化过度，发生毛囊丘疹与毛发脱落，多见于上、下肢的伸侧面，以后向臂部、腹部、背部、颈部蔓延；呼吸、消化、泌尿、生殖上皮细胞角化变性，破坏其完整性，容易遭受细菌侵入，引起感染。特别是儿童、老人容易引起呼吸道炎症，严重时可导致死亡。另外，维生素A缺乏时，血红蛋白合成代谢障碍，免疫功能低下，儿童生长发育迟缓。

2. 毒性

摄入大剂量维生素A可引起急性、慢性及致畸毒性。急性毒性产生于一次或多次连续摄入成人膳食参考摄入量(RNI)的100倍，或儿童大于其RNI的20倍，其早期症状为恶心、呕吐、头痛、眩晕、视觉模糊、肌肉失调、婴儿囟门突起。当剂量极大时，可造成嗜眠、厌食、少动、反复呕吐。慢性中毒比急性中毒常见，维生素A使用剂量为其RNI的10倍以上时可发生，常见症状是头痛、脱发、肝大、长骨末端外周部分疼痛、肌肉僵硬、皮肤瘙痒等。动物试验证明，维生素A摄入过量，可导致胚胎吸收、流产、出生缺陷。孕妇在妊娠早期每天大剂量摄入，娩出畸形儿相对危险度为25.6。摄入普通食物一般不会引起维生素A过多，绝大多数系过多摄入维生素A浓缩制剂引起，也有食用狗肝、熊肝或鲨鱼肝引起中毒的报道。

大量摄入类胡萝卜素可出现高胡萝卜素血症(hypercarotenemia)，易出现类似黄疸的皮肤，但停止使用类胡萝卜素，症状会慢慢消失，未发现其他毒性。

三、营养状况鉴定

维生素 A 营养状况应根据生化指标、临床表现，结合生理情况、膳食摄入情况综合予以判定。常用的检查方法有：

血清维生素 A 水平，成人血清维生素 A 的正常含量范围为 1.05～3.15 μmol/L(30～90 μg/dL)。改进的相对剂量反应试验(modified relative dose response test，MRDR)是诊断维生素 A 边缘状态(marginal vitamin A status)和缺乏的新方法，现在使用越来越多。

视觉暗适应功能测定：可用暗适应计测定，适用于现场调查。维生素 A 缺乏者，暗适应时间延长。

血浆视黄醇结合蛋白：近年来认为血浆中视黄醇结合蛋白含量与血浆中视黄醇水平呈良好的相关关系，可较好地反映人体的维生素 A 营养水平。

眼结膜印迹细胞学法(conjunctival impression cytology CIC)：在维生素 A 缺乏期间，眼结膜杯状细胞(goblet cell)消失、上皮细胞变大且角化。用醋酸纤维薄膜贴于受检者的球结膜上取样，然后染色、镜检。

眼部症状检查：WHO 将维生素 A 缺乏的眼部症状予以分类，其中角膜干燥、溃疡、角化定为诊断维生素 A 缺乏有用的体征，毕脱氏斑用于少儿。

第十二节　维生素 D

维生素 D 类是指含环戊氢烯菲环结构，并具有钙化醇生物活性的一大类物质，以维生素D_2（麦角钙化醇 ergocalciferol）及维生素D_3（胆钙化醇，cholecalciferol）最为常见。前者是由酵母菌或麦角中的麦角固醇（ergosterol）经紫外光照射后的产物，后者是人体从食物摄入或在体内合成胆固醇经转变为7-脱氢胆固醇储存于皮下在紫外光照射后产生的。

维生素D_3是白色晶体，溶于脂肪和脂溶剂，其化学性质比较稳定，在中性和碱性溶液中耐热，不易被氧化，但在酸性溶液中则逐渐分解，故通常的烹调加工不会引起维生素D的损失。但脂肪酸败可引起维生素D的破坏；过量辐射线照射，可形成具有毒性的化合物。

一、生理功能

在包括人体在内的脊椎动物中维生素D的基本生理功能是维持细胞内、外钙浓度，调节钙磷代谢，这主要是通过1,25-$(OH)_2$-D_3在小肠、肾、骨等靶器官实现的生理功能。作用机制是促进小肠钙吸收，促进肾小管对钙、磷的重吸收。1,25-$(OH)_2$-D_3对肾脏也有直接作用，能促进肾小管对钙、磷的重吸收，减少丢失。对骨细胞呈现多种作用。在血钙降低时，它将储存在骨组织中的钙和磷动员出来进入血液。调节基因转录作用。

国外有报道，临床上已采用1,25-$(OH)_2$-D_3及其相关类似物治疗肾性骨质营养不良、骨质疏松、牛皮癣及甲状旁腺功能低下。通过维生素D内分泌系统调节血钙平衡，当血钙降低时，甲状旁腺激素升高，1,25-$(OH)_2$-D_3增多，通过其对小肠、肾、骨等靶器官的作用以增高血钙水平；当血钙过高时，甲状旁腺激素下降，降钙素产生增加，尿中钙、磷的排出量增加。

二、吸收与代谢

在皮肤中，7-脱氢胆固醇经光照转变成维生素D_3，膳食中的维生素D_3在胆汁的作用下，在小肠乳化形成胶团被吸收入血。从膳食和皮肤两条途径获得的维生素D_3与血浆α-球蛋白结合并被转运至肝脏，在肝内经维生素D_3-25-羟化酶催化生成25-OH-D_3；然后再被转运至肾脏，在25-OH-D_3-1-羟化酶和25-OH-D_3-24-羟化酶催化下，进一步被氧化成1,25-$(OH)_2$-D_3和24R,25-$(OH)_2$-D_3；血液中维生素D结合蛋白（vitamin-D-binding protein，DBP）可携带这两种二羟基代谢物及其所有代谢产物，特别是1,25-$(OH)_2$-D_3，达到小肠、骨、肾等靶器官中，与靶器官的核受体和（或）膜受体结合，发生相应的生物学效应，呈现各种生理作用。

维生素D主要储存于脂肪组织中，其次为肝脏，大脑、肺、骨和皮肤也有少量存在。维生素D分解代谢主要在肝脏，主要排泄途径是胆汁，它是在转化为极性较强的代谢产物并结合成葡萄糖苷酸后随同胆汁被排入肠中，在尿中仅排出2%～4%。

三、缺乏症与过多症

1. 缺乏症

维生素D缺乏导致肠道吸收钙和磷减少，肾小管对钙和磷的重吸收减少，影响骨钙化，造成骨骼和牙齿的矿化异常。缺乏维生素D_3对婴儿将引起佝偻病（rickets）；对成人，尤其是孕妇、乳母和老人，可使已成熟的骨骼脱钙而发生骨质软化症（osteomalacia）和骨质疏松症（osteoporosis）。

佝偻病：维生素D缺乏时，由于骨骼不能正常钙化，易引起骨骼变软和弯曲变形，如幼儿刚学会走路时，身体重量使下肢骨弯曲，形成“X”或“O”形腿；胸骨外凸（“鸡胸”）；肋骨与肋软骨连接处形成“肋骨串珠”；囟门闭合延迟、骨盆变窄和脊柱弯曲。由于腹部肌肉发育不好，易使腹部膨出。出牙推迟，恒牙稀疏、凹陷，容易发生龋齿。骨质软化症：成人，尤其是孕妇、乳母和老人在缺乏维生素D和钙、磷时容易发生骨质软化症。骨质疏松症：老年人由于肝肾功能降低、胃肠吸收欠佳、户外活动减少,故体内维生素 D 水平常常低于年轻人。手足痉挛症:缺乏维生素 D、钙吸收不足、甲状旁腺功能失调或其他原因造成血清钙水平降低时可引起,表现为肌肉痉挛,小腿抽筋、惊厥等。

2. 过多症

过量摄入维生素 D 可引起维生素 D 过多症,表现为食欲不振、体重减轻、恶心、呕吐、腹泻、头痛、多尿、烦渴、发热、血清钙磷增高,以至发展成动脉、心肌、肺、肾、气管等软组织转移性钙化和肾结石。发现维生素 D 中毒后,首先应停服维生素 D,限制钙摄入,重症者可静脉注射 EDTA,促使钙排出。

四、营养水平鉴定

25-OH-D_3 是维生素 D_3 在血液中的主要存在形式,其正常值为 20～150 nmol/L(8～60 ng/mL),若<20 nmol/L,则为明显的维生素 D 缺乏。血清钙磷乘积、血清碱性磷酸酶活性也被用于判定佝偻病。由于其结果受众多因素影响,并不被看做是判定维生素 D 营养状况的良好指标。

第十三节　维生素 E

维生素 E 类是指含苯并二氢吡喃结构,具有 α-生育酚和生物活性的一类物质。目前已知有四种生育酚(tocopherols,即 α-T,β-T,γ-T,δ-T)和四种生育三烯酚(tocotrienols,即 α-TT,β-TT,γ-TT,δ-TT),其中 α-生育酚的生物活性最高,故通常以 α-生育酚作为维生素 E 的代表进行研究。

α-生育酚是黄色油状液体,溶于酒精、脂肪和脂溶剂,对热及酸稳定,对碱不稳定,对氧十分敏感,油脂酸败加速维生素 E 的破坏。食物中维生素 E 在一般烹调时损失不大,但油炸时维生素 E

活性明显降低。

一、生理功能

1. 抗氧化作用

维生素E是高效抗氧化剂，在体内保护细胞免受自由基损害。维生素E与超氧化物歧化酶(superoxide dismutase，SOD)、谷胱甘肽过氧化物酶(glutathione peroxidase，GSH-Px)一起构成体内抗氧化系统，保护生物膜(包括细胞膜、细胞器膜)上多烯脂肪酸、细胞骨架及其他蛋白质的巯基免受自由基攻击。维生素E缺乏可使细胞抗氧化功能发生障碍，引起细胞损伤。这一功能与其抗动脉硬化、抗癌、改善免疫功能及延缓衰老等过程有关。在非酶抗氧化系统中维生素E是重要的抗氧化剂，其他还有类胡萝卜素、维生素C、硒和谷胱甘肽等。生育酚分子与自由基起反应后，可生成生育酚羟自由基(tocopheroxyl redical)，此化合物又可被维生素C、谷胱甘肽以及辅酶Q重新还原成生育酚。

促进蛋白质更新合成。维生素E可促进核RNA更新蛋白质合成，促进某些酶蛋白的合成，降低分解代谢酶(如DNA酶、RNA酶、肌酸激酶等)等的活性。

2. 预防衰老

随着年龄增长，体内脂褐质(lipofuscin)不断增加。脂褐质俗称老年斑，是细胞内某些成分被氧化分解后的沉积物。补充维生素E可减少脂褐质形成；改善皮肤弹性，使性腺萎缩减轻，提高免疫能力。

3. 与动物的生殖功能和精子生成有关

维生素E缺乏时可出现睾丸萎缩及其上皮变性，孕育异常。

调节血小板的黏附力和聚集作用。维生素E缺乏时血小板聚集和凝血作用增强，增加心肌梗塞及中风的危险性。

二、吸收与代谢

由于生育酚溶解于脂质且由脂蛋白转运，所以血浆生育酚浓度与血浆总脂浓度之间有很强的相关性，但与血浆总胆固醇的相关性较差。因此有人提出在评价维生素 E 营养状况时(尤其是高脂血症病人)，应结合血浆总脂水平来考虑。由于肝脏有迅速更新维生素 E 储存的功能，故维生素 E 在肝脏储存不多，主要储存在脂肪组织。

三、缺乏症与过多症

长期缺乏者血浆中维生素 E 浓度可降低，红细胞膜受损，红细胞寿命缩短，出现溶血性贫血，给予维生素 E 治疗可望好转。动物实验表明，缺乏维生素 E 时，出现氧化磷酸化障碍，耗氧量增加，氧利用效率降低。肌肉中乳酸脱氢酶(LDH)、谷草转氨酶(GOT)、磷酸化酶激酶(PK)活性降低，而血浆中却有增加。这时可出现肌肉营养障碍，组织发生退行性病变、心血管系统损害、中枢神经系统变性。

在脂溶性维生素中，维生素 E 的毒性相对较小。在动物实验中，大剂量维生素 E 可抑制生长，干扰甲状腺功能及血液凝固，使肝中脂类增加。有证据表明，长期每天摄入 600 mg 以上的维生素 E 有可能出现中毒症状，如视觉模糊、头痛和极度疲乏等。目前不少人自行补充维生素 E，但每天摄入量以不超过 400 mg 为宜。

四、营养水平鉴定

血清维生素 E 水平：用血清(浆)α-生育酚浓度可直接反映人体维生素 E 的储存情况。健康成人若其血脂值正常，则血浆 α-生育酚的范围为 12～46 μmol/L(5～20 μg/L)。细胞溶血试验：红细胞与 2%～2.4%H_2O_2 溶液保温后出现溶血，测得的血红蛋白量(H_1)占红细胞与蒸馏水保温后测得的血红蛋白量(H_2)的百分比可反映维生素E的营养状况。维生素E水平偏低者比值为10%～20%,缺乏者大于20%。

第十四节 维生素C

维生素C又名抗坏血酸(ascorbic acid),为一种含6碳的α-酮基内酯的弱酸,带有明显的酸味。纯净的维生素C为白色结晶,分子量为179.1,熔点为190℃～192℃,极易溶于水,微溶于乙醇,不溶于非极性有机溶剂。维生素C的水溶液不稳定,在有氧存在或碱性环境中极易氧化,还原型抗坏血酸被氧化成脱氢型抗坏血酸。若进一步氧化或水解,其环状结构断裂为二酮古洛糖酸(diketogulonic acid)时便丧失抗坏血酸活性。铜、铁等金属离子可促进上述的反应过程。因此,Cu^{2+},Fe^{3+}的存在会加速维生素C的破坏。

一、生理功能

抗坏血酸在体内能进行可逆氧化,形成L-抗坏血酸阴离子、半脱氢抗坏血酸或抗坏血酸自由基以及脱氢抗坏血酸。抗坏血酸的氧化还原特性决定了它是一种电子供体。维生素C的所有生理功能几乎都与它的这一特性相关。

首先是做酶的辅因子或辅底物参与多种重要的生物合成过程,包括胶原蛋白、肉碱、某些神经介质和肽激素的合成以及酪氨酸代谢等,从而发挥重要的生理功能。目前已知至少有8种酶保持高度活性需要抗坏血酸,见表2-14-1。

前4种酶含有铁的活性位点,后4种含有铜的活性位点,抗坏血酸对它们保持还原状态是必需的。

表 2-14-1　抗坏血酸与酶功能

酶名称	功能
脯氨酸羟化酶	胶原合成
原胶原-脯氨酸 2-氧代戊二酸-3-二氧酶	胶原合成
赖氨酸羟化酶	胶原合成
4-羟基丙酮酸二氧酶	酪氨酸代谢
γ-三甲胺丁内酯 2-氧代戊二酸 4-二氧酶	肉碱合成
三甲基赖氨酸 2-氧代戊二酸二氧酶	肉碱合成
多巴胺 β-单氧酶	儿茶酚胺合成
肽酰甘氨酸 α-酰氨化单氧酶	肽激素酰胺化

摘自《现代营养学》(第七版)第 143 页

其次,抗坏血酸作为抗氧化剂可清除 $O_2^{\cdot}$,$OCl_3^{\cdot}$,$OH^{\cdot}$,$NO^{\cdot}$,$NO_2^{\cdot}$ 等自由基,在保护 DNA、蛋白质和膜结构免遭损伤方面起着重要的作用。

此外,在铁的吸收、转运和贮备、叶酸转变为四氢叶酸,以及胆固醇转变为胆酸从而降低血胆固醇含量等方面发挥重要作用。

二、吸收、转运和代谢

维生素 C 在小肠被吸收。绝大多数在小肠远端由钠依赖主动转运系统吸收,而被动简单扩散吸收数量较少。当摄入量不足 100 mg 时,吸收率为 80%～90%,吸收率随摄入量的增加而降低。

血液中抗坏血酸水平受肾清除率的限制。肾小管对维生素 C 的最大排出能力(maximal tubular excretory capacity,Tm)即肾阈值(renal threshold)为 85 μmol/L。因此,血浆中维生素 C 的最高浓度不会超过这个值。抗坏血酸可以逆浓度梯度转运至许多组织细胞中,并在其中形成高浓度积累。不同的组织积累浓度差异甚大，以垂体、肾上腺等组织和血液中的白细胞和血小板抗坏血酸浓度（均以 mmol/L 计）最高，为血浆抗坏血酸的 80 倍以上。肝、肾、心肌、胰等组织含量也相当高。

抗坏血酸在组织细胞中的积累至少有两种截然不同的机制，即还原型抗坏血酸和脱氢型抗坏血酸转运。前者依赖于浓度、钠离子和能量，并呈现可饱和的动力学作用，是抗坏血酸主要转运形式，其转运速率至少比脱氢型抗坏血酸高 10 倍。后者则通过一个或几个葡萄糖转运蛋白来实现，并在细胞内立即还原为抗坏血酸。还原反应过程需要谷氧还蛋白（glutaredoxin）介导。

抗坏血酸从尿中排出除了还原型之外还有多种代谢产物，包括二酮古洛糖酸、抗坏血酸-2 硫酸酯、草酸盐及 2-O-甲基-抗坏血酸等。

三、缺乏与过量

与多数哺乳动物不同的是人类和灵长类动物，由于缺乏古洛糖酸内酯氧化酶不能合成抗坏血酸。因此，人体所需抗坏血酸必须从食物中摄取。

维生素 C 严重摄入不足可患坏血病（scurvy）。临床症状的早期表现有疲劳、倦怠、皮肤出现淤点或淤斑、毛囊过度角化，其中毛囊周围轮状出血（perifollicuar hemorrhage）具有特异性，常出现在臀部和下肢，继而出现牙龈肿胀出血、球结膜出血、机体抵抗力下降、伤口愈合迟缓、关节疼痛及关节腔积液，同时也可伴有 Sjogren 干燥综合征、轻度贫血以及多疑、抑郁等神经症状。

维生素 C 毒性很低。但是一次口服数克时可能会出现腹泻、腹胀；患有草酸结石的病人，摄入量≥500 mg/d 时可能增加尿中草酸盐的排泄，增加尿路结石的危险；患有葡萄糖-6-磷酸脱氢酶缺乏的病人接受大量维生素 C 静脉注射后或一次口服≥6 g 时可能发生溶血。

四、机体营养状态评价

负荷试验:一般采用的方法为让受试者口服维生素 C500 mg,收集 4 小时尿测定抗坏血酸的排出总量。若>10 mg 为正常,<3 mg为缺乏。血浆维生素 C 含量:吸收后的抗坏血酸与体池迅速达到平衡,所以测定血浆或血清维生素 C 含量是评价机体营养状况的常用方法。白细胞中抗坏血酸浓度,可以反映机体贮存水平。

第十五节　硫胺素

硫胺素(thiamin)又称维生素 B_1,是人类发现最早的维生素之一。硫胺素分子是由 1 个嘧啶环和 1 个噻唑环,通过亚甲基桥连接而成的。硫胺素略带酵母气味,易溶于水,微溶于乙醇。它的盐酸盐和硝酸盐形式在干燥和酸性溶液中均稳定,在碱性环境,特别在加热时加速分解破坏。硫胺素对亚硫酸盐极为敏感,在有亚硫酸盐存在时迅速分解成嘧啶和噻唑,并丧失其活性。

某些食物成分中含有抗硫胺素因子,如鱼类肠道及蕨类植物中的硫胺素酶可通过氨基或巯基化合物与亚甲基发生置换反应而使硫胺素分子断裂。另外,一些蔬菜、水果如红色甘蓝、菊苣、黑加仑等,以及茶和咖啡中含有多羟基酚类物质,它们可通过氧化还原反应过程使硫胺素失活。长期大量食用此类食物可能会出现硫胺素缺乏。

一、生理功能

TPP 是硫胺素主要的辅酶形式,在体内参与两个重要的反应,即 α-酮酸的氧化脱羧反应和磷酸戊糖途径的转酮醇酶反应。前者是发生在线粒体中的生物氧化过程的关键环节,从葡萄糖、脂肪酸、支链氨基酸衍生来的丙酮酸和 α-酮戊二酸经氧化脱羧产生乙酰 CoA 和琥珀酰 CoA（succing CoA），才能进入柠檬酸循环（citricacid cycle）彻底氧化。后者主要在细胞浆中通过转酮醇酶（transketolase）进行，可把来自 5-磷酸木酮糖的 α 酮基转移给 5-磷酸核糖，形成 7-磷酸景天庚酮糖和 3-磷酸甘油醛。此反应是可逆的。它虽然不是葡萄糖氧化供能的重要途径，但却是核酸合成所需的戊糖，以及脂肪和类固醇合成所需 NADPH 的重要来源。由于乙酰 CoA 和琥珀酰 CoA 是三大营养素分解代谢的关键环节，同时又是它们合成代谢的联结点。因此，不难理解硫胺素严重缺乏可对机体造成的广泛损伤。

此外，硫胺素在维持神经、肌肉特别是心肌的正常功能以及在维持正常食欲、胃肠蠕动和消化液分泌方面起着重要的作用。近年来已经证实，硫胺素的此种功能属于非辅酶功能，可能与 TPP 直接激活神经细胞的氯通道、控制神经传导的启动有关。

二、吸收、转运和代谢

硫胺素吸收主要在空肠，在低浓度（2 μmol/L）时主要靠由载体介导的主动转运系统，吸收过程需有 Na^+ 存在，并消耗 ATP。在高浓度时可由被动扩散吸收，但效率很低，一次口服 2.5～5.0 mg 时大部分不能被吸收。吸收后的硫胺素在空肠黏膜细胞内经磷酸化作用转变成焦磷酸酯，在血液中主要以焦磷酸酯的形式由红细胞完成体内转运。硫胺素以不同的形式存在于各种组织细胞内，以脑组织为例，硫胺素焦磷酸酯（TPP）为 79％，硫胺素单磷酸酯（TMP）为 11％，硫胺素三磷酸酯（TTP）、游离硫胺素约各占 5％。在其他组织中的分布情况与脑组织相似。

成人体内硫胺素总量约为 30 mg。各组织、器官中含量水平不同，以肝、肾、心脏为最高，约比脑中浓度高 2～3 倍。硫胺素在体内生物半衰期为 9.5～18.5 天，它的代谢产物为嘧啶和噻唑及其衍生物。用^{14}C标记的硫胺素进行代谢实验研究发现，在尿中的分解产物有22种来自嘧啶，29种来自噻唑。

三、硫胺素缺乏

硫胺素缺乏症，又称脚气病（beriberi），主要损害神经血管系统。硫胺素摄入不足和酒精中毒是其主要病因。发病早期可有疲倦、烦躁、头痛、食欲不振、便秘和工作能力下降等。根据典型症状，临床上分为三型。① 湿型脚气病，主要表现为心界扩大（主要是右心室肥大）、心动过速、呼吸窘迫和下肢水肿。② 干型脚气病，表现为腱反射异常、上行性多发性神经炎、肌肉乏力和疼痛、腓肠肌压痛等。③ 混合型脚气病，严重缺乏者可同时出现神经和心血管系统症状。此外，少数患者可出现 Wernicke-Korsakoff 综合征，其表现可有精神错乱、共济失调、眼肌麻痹、假记忆和逆行性健忘甚至昏迷。有人称之为脑型脚气病。

婴儿脚气病多发生于2～5月龄，由缺乏硫胺素母乳喂养的婴儿，主要表现为紫绀、失声症、水肿、心界扩大和心动过速。婴儿脚气病病情凶险而且病程进展迅速，常于症状出现后1～2天内突然死于心力衰竭。

四、人体营养状况评价

尿中硫胺素排出量。可以反映近期膳食硫胺素摄入水平，常用的方法有两种：① 负荷试验。成人一次口服5 mg硫胺素后，收集测定4小时尿中硫胺素排出总量，判断标准以＜100 μg为缺乏，100～200 μg为不足，＞200 μg为正常。② 任意一次尿硫胺素与肌酐排出量的比值。由于尿肌酐具有排出速率恒定，且不受尿量多少的影响。因此可以用相当于含1 g肌酐的尿中硫胺素排出量的多少反映机体的营养状况。此法由于尿样采集方便而广泛应用于营养调查工作。以维生素B_1/肌酐（μg/g）比值表示。成人的判断标准以<27 为缺乏，27～65 为不足，≥66 为正常。儿童、青少年的判定标准随年龄而有所不同，应予以注意。

红细胞转酮醇酶活力系数（erythrocyte transketolaseaction coefficient，ETK-AC）或 TPP 效应。血液中硫胺素绝大多数以 TPP 形式存在于红细胞中，并作为转酮醇酶辅酶而发挥作用。该酶活力的大小与血液中硫胺素的浓度密切相关，故可通过体外试验测定加 TPP 与不加 TPP 时红细胞中转酮醇酶活力的变化反映营养状态。通常用两者活力之差占基础活性的百分率即 ETK-AC 或称 TPP 效应表示，ETK-AC 愈高，则说明硫胺素缺乏愈严重。一般认为 TPP>16％为不足，>25％为缺乏。由于在硫胺素缺乏的早期转酮醇酶活性就已下降，所以测定 ETK-AC 或 TPP 效应是目前评价硫胺素营养状况广泛应用的可靠方法。

第十六节　核黄素

核黄素（riboflavin）又称维生素 B_2，是由核糖与异咯嗪组成的呈平面结构物质。精纯的核黄素为橙黄色针状结晶，带有微苦味。虽然属于水溶性，但在水中溶解度很低，在 27.5℃时，每 100 mL 仅能溶解 12 mg。在酸性溶液中对热稳定，在碱性环境中易于分解破坏。游离型核黄素对紫外光高度敏感，在酸性条件下可光解为光黄素（lumiflavin），在碱性条件下光解为光色素（lumichrome）而丧失生物活性。

一、生理功能

核黄素以 FMN 和 FAD 的形式作为多种黄素酶类的辅酶，在体内催化广泛的氧化-还原反应。除在呼吸链能量产生中发挥极其重要的作用外，还在氨基酸和脂肪氧化、嘌呤碱转化成尿酸、芳香族化合的羟化、蛋白质与某些激素的合成以及体内铁的转运过程中发挥重要作用。所有这些功能都与核黄素分子中异咯嗪上1,5位N存在的活泼共轭双键有关,它既可以作为氢的受体,又可以作为氢的递体。

近年来发现核黄素抗氧化活性。缺乏时常伴有脂质过氧化作用增强,而补充核黄素能抑制这个过程。普遍认为这一现象与黄素酶-谷胱甘肽还原酶的活性有关。

二、吸收与转运

食物中核黄素绝大多数以辅酶FMN,FAD形式存在,仅有少量以游离的核黄素和黄素酰肽类(flavinyl peplides)形式存在。只有肠道经非特异酶水解过程从复合物中释放出来才能被吸收。核黄素的吸收靠主动转运过程,需要 Na^{+} 和ATP酶参与。胃酸和胆盐有助于其释放,故是有利于吸收的因素。而抗酸制剂和乙醇妨碍食物中核黄素的释放。某些金属离子如 Zn^{2+},Cu^{2+},Fe^{2+} 等以及咖啡因、茶碱和抗坏血酸等能与核黄素或FMN形成络合物影响其生物利用率。

核黄素在血液中主要靠与白蛋白的松散结合及与免疫球蛋白IgG,IgM和IgA的紧密结合完成其体内转运。近年来,在多种动物包括牛、鼠、猴和人妊娠期间的血清中发现一种特殊的核黄素结合蛋白,即由雌激素诱导的卵白蛋白。该种载体蛋白可能有利于将核黄素转运给胎儿,对胎儿的正常发育起重要作用。

三、缺乏与过量

摄入不足和酗酒是核黄素缺乏最常见的原因。某些药物如治疗精神病的普吗嗪、丙咪嗪、抗癌药阿霉素、抗疟药阿的平等可抑制核黄素转化为活性辅酶形式,长期服用时也会造成缺乏症。

核黄素缺乏症的病变主要表现在唇、舌、口腔黏膜和会阴皮肤处，故有“口腔生殖综合征”(orogenital syndrome)之称。口部症状：口角裂纹、口腔黏膜溃疡及地图舌等。皮肤症状：丘疹或湿疹性阴囊炎(女性阴唇炎)，鼻唇沟、眉间、眼睑和耳后脂溢性皮炎。眼部症状：睑缘炎、角膜毛细血管增生和羞明等。长期缺乏还可导致儿童生长迟缓、轻中度缺铁性贫血。

由于核黄素辅酶参与叶酸、吡哆醛、尼克酸的代谢，因此在严重缺乏时常常混杂有其他B族维生素缺乏的某些表现。

一般来说，由于核黄素溶解度极低，肠道吸收有限，因而无过量或中毒的担忧。动物实验表明，大鼠经口给予核黄素 10 g/(kg·bw)，未见任何毒作用。

四、机体营养状况评价

尿排出量。① 负荷试验：原理和方法与硫胺素相同。口服 5 mg 核黄素，测定服后 4 小时尿中排出量，以≤400 μg 为缺乏，400～799 μg 为不足，800～1 300 μg 为正常。② 任意一次尿核黄素/肌酐(μg/g)比值测定：以＜27 为缺乏，27～79 为不足，80～269 为正常。

全血谷胱甘肽还原酶活力系数。红细胞谷胱甘肽还原酶(glulathione reduclase，GR)属于典型的黄素酶，其活力的大小可以准确地反映组织核黄素的状态。我国学者用微量末梢血替代红细胞，使测试方法大为简化，并且取得了良好效果。实际工作中，在 CoA Ⅱ 饱和的溶血试样中，加入一定量的底物谷胱甘肽(GSSG)，测定加与不加 FAD 时还原型谷胱甘肽(GSH)的生成量，以二者的比值即谷胱甘肽还原酶活力系数(GR-AC)进行评价。当 GR-AC ＜1.2 时判定为充裕，1.2～1.5 为正常，1.51～1.80为不足，＞1.8 为缺乏。

第十七节 烟 酸

烟酸又名尼克酸(niacin,nicotinic acid)是吡啶 3-羧酸及其衍生物的总称,包括烟酸和烟酰胺。二者皆溶于水和乙醇,烟酰胺的溶解性明显好于烟酸,1 g 可溶于 1 mL 水或 1.5 mL 乙醇中,但它们都不溶于乙醚。烟酸对酸、碱、光、热稳定,一般烹调损失极小。

一、吸收与代谢

烟酸和烟酰胺可在胃肠道被迅速吸收,并在肠黏膜细胞内转化成辅酶形式 NAD 和 NADP。在低浓度时靠有 Na^+ 存在的主动扩散,而高浓度时则靠被动扩散。在血液中的主要转运形式为烟酰胺,它们来自于肠和肝中 NAD 的酶水解。有报道提出,肝中的 NADP 系由色氨酸合成而非来自食物烟酸。烟酸在肝内甲基化形成 N^1-甲基尼克酰胺(N^1-MN),并与 N^1-甲基-2 吡啶酮-5-甲酰胺(简称 2 吡啶酮,2-pyridone)等代谢产物一起从尿中排出。

烟酸是一系列以 NAD(辅酶Ⅰ)和 NADP(辅酶Ⅱ)为辅基的脱氢酶类绝对必要的成分。作为氢的受体或供体,与其他酶一起几乎参与细胞内生物氧化还原的全过程。而 NADP 在维生素 B_6、泛酸和生物素存在下参与脂肪、类固醇等生物合成。

烟酸辅因子 NAD 作为聚-ADP-核糖聚合酶的底物,为核蛋白合成提供 ADP-核糖。这种核蛋白的聚核糖基化作用可能有助于基因组的稳定。此外,尼克酸还是葡萄糖耐量因子(glucose tolerance factor,GTF)的重要成分,具有增强胰岛素效能的作用。

二、缺乏与过量

烟酸缺乏症又称癞皮病(pellagra),主要损害皮肤、口、舌、胃肠道黏膜以及神经系统。其典型病例可有皮炎(dermatitis)、腹泻

(diarrhea)和痴呆(depression)等,即三"D"症状。其中皮肤症状最具特征性,主要表现为裸露皮肤及易摩擦部位出现对称性晒斑样损伤,慢性病例皮炎处皮肤变厚、脱屑、色泽逐渐转为暗红色或棕色,也可因感染而糜烂;口、舌部症状表现为杨梅舌及口腔黏膜溃疡,常伴有疼痛和烧灼感;胃肠道症状可有食欲不振、恶心、呕吐、腹痛、腹泻或腹泻与便秘交替出现。神经症状可表现为失眠、衰弱、乏力、抑郁、淡漠、记忆力丧失,甚至发展成木僵或痴呆症。

过量摄入的副作用有皮肤发红、眼部感觉异常、高尿酸血症,偶见高血糖等。

三、机体营养状况评价

在正常情况下,成人尿中烟酸的代谢产物 N^1-MN 占 20%~30%,2-吡啶酮占 40%~60%。当烟酸摄入不足时,2-吡啶酮在缺乏症出现之前便消失,故 2-吡啶酮/ N^1-MN 比值可反映机体的营养状况。一般认为比值在 1.3~4.0 之间为正常,<1.3 表明有潜在性缺乏。该指标受蛋白质摄入水平的影响较大,故用此指标评价机体营养状况时应慎重。

我国多用尿负荷试验或任意一次尿 N^1-MN/肌酐(mg/g)比值作为评价指标。前者以口服 50 mg 烟酸 4 小时尿 N^1-MN 排出量<2.5 mg 为不足;后者以比值<0.5 为缺乏,0.5~1.59 为不足,1.6~4.2 为正常。

第十八节　维生素 B_6

维生素 B_6 包括吡哆醇(pyridoxine,PN)、吡哆醛(pyridoxal,PL)和吡哆胺(pyridoxamine,PM),其基本化学结构为 2-甲基-3-羟基-5 甲基吡啶。它们易溶于水及酒精,对热的稳定性与介质的 pH 有关,在酸性溶液中稳定,而在碱性中容易分解破坏。三种形

式维生素 B_6 对光均较敏感，尤其在碱性环境中。

一、生理功能

维生素 B_6 主要以磷酸吡哆醛（PLP）的形式参与近百种酶反应，多数与氨基酸代谢有关，包括转氨基、脱羧、侧链裂解、脱水及转硫化作用。这些生物化学功能，不仅在蛋白质合成与分解代谢上，而且还在糖原异生，不饱和脂肪酸代谢，某些神经介质如 5-羟色胺、牛磺酸、多巴胺、去甲基肾上腺素和 γ-氨基丁酸的合成方面发挥重要作用。此外，在色氨酸转化为烟酸的过程中需要以 PLP 为活性中心的犬尿氨酸酶。缺乏时该转化过程受阻，并可导致黄尿酸排出量增加。维生素 B_6 是参与一碳代谢的丝氨酸转羟甲基酶的辅酶，因而影响核酸和 DNA 的合成，亦可影响同型半胱氨酸转化为蛋氨酸。

二、吸收与转运

维生素 B_6 主要在空肠吸收。食物中维生素 B_6 多以 5'-磷酸盐的形式存在，必须经非特异性磷酸酶水解后才能被吸收。体内转运主要靠与血浆白蛋白结合。人体的总体池约为 1 000 μmol，在肝脏和肌肉中含量较高，肌肉中的维生素 B_6 占体池总量的 80%～90%，血液中仅约 1 μmol。

在肝脏，三种非磷酸化形式是通过吡哆醇激酶转化为各自的磷酸化形式并参与多种酶的反应，PL 在一种由 FAD 参与的氧化反应中不可逆地转化为 4-吡哆酸（4-PA），最后以 4-PA 的形式由尿排出。

三、缺乏与过多

单纯的维生素 B_6 缺乏症较罕见，一般伴有多种 B 族维生素摄入不足的表现。临床可见有口炎、口唇干裂、舌炎、易激惹、抑郁以及人格改变等;体液和细胞介导的免疫功能受损,迟发过敏反应减弱;可发现高同型半胱氨酸血症和黄尿酸尿症,偶见小细胞贫血。儿童维生素 B_6 缺乏可有烦躁、肌肉抽搐,严重者出现惊厥,常有脑电图异常。

除了膳食摄入不足外,某些药物如异烟肼、环丝氨酸和青霉胺等均能与 PLP 或 PL 形成复合物而诱发维生素 B_6 缺乏症。

长期大量摄入(500 mg/d)时可见神经毒性和光敏感性反应。

四、机体营养状况评价

1. 色氨酸负荷试验

按 0.1 g/kg 体重口服色氨酸,测定 24 小时尿中黄尿酸排出量,计算黄尿酸指数(xantharenic acid index,XI),即

$$XI=\frac{24\text{小时尿中黄尿酸排出量(mg)}}{\text{色氨酸给予量(mg)}}$$

维生素 B_6 营养正常者 XI 为 0～1.5,不足者可大于 12。

2. 血浆 PLP 含量

正常情况下,血浆含量为 14.6～72.9 nmol/L(3.6～18 ng/mL),若低于下限可考虑有不足的可能。由于蛋白质摄入增加,碱性磷酸酶升高,吸烟以及年龄的增长都可导致该指标降低,所以在解释测定结果时应考虑这些因素的影响。

其他指标还有红细胞转氨酶指数,如谷草酰乙酸转氨酶指数(GOTI)或谷丙酸转氨酶指数(GPTI)以及血浆高同型半胱氨酸含量等。

第十九节　维生素 B_{12}

维生素 B_{12} 的化学名称为钴胺素(cobalamin),是不含氰基的

维生素 B_{12} 分子，而一般维生素 B_{12} 的药用形式为氰钴胺（cyanocobalamin），因此氰钴胺成为维生素 B_{12} 的通俗名称。维生素 B_{12} 是一种预防和治疗由于内因子缺乏活性以致吸收障碍而引起的致死性贫血，即恶性贫血的维生素。

一、化学结构与性质

维生素 B_{12} 是一组含钴的类咕啉化合物，其结构式系由 4 个还原性吡咯环相连接成一个大环，中心为一个钴，这个大环称为咕啉（corrin），是维生素 B_{12} 结构的核心。维生素 B_{12} 的化学全名为 α-5,6 二甲基苯并咪唑-氰钴酰胺，氰钴胺为其简称。其分子式中的氰基（CN）可由其他基团代替，成为不同类型的钴胺素。

维生素 B_{12} 为红色结晶，可溶于水，在 pH4.5～5.0 的弱酸条件下最稳定，在强酸（$pH<2$）或碱性溶液中则分解。遇热可有一定程度的破坏，但快速高温消毒损失较少。遇强光或紫外线易被破坏。

二、生理功能

维生素 B_{12} 在体内以两种辅酶形式存在，即甲基 B_{12}（甲基钴胺素）和辅酶 B_{12}（5-脱氧腺苷钴胺素）参与生化反应。

1. 参与同型半胱氨酸甲基化转变为蛋氨酸

甲基 B_{12} 作为蛋氨酸合成酶的辅助因子，从 5-甲基四氢叶酸获得甲基后转而供给同型半胱氨酸，并在蛋氨酸合成酶的作用下合成蛋氨酸。

2. 参与甲基丙二酸-琥珀酸异构化过程

体内代谢过程中，由甲基丙二酰辅酶 A 转变成琥珀酰辅酶 A 的反应需要辅酶 B_{12} 参与。当维生素 B_{12} 缺乏时，此反应不能进行，可导致血清中甲基丙二酸堆集，尿中甲基丙二酸排出量增多。

三、代谢

食物中的维生素 B_{12} 与蛋白质相结合，进入人体消化道后在胃酸、胃蛋白酶及胰蛋白酶的作用下，维生素 B_{12} 被释放，并与胃黏膜细胞分泌的内因子(IF)结合。维生素 B_{12}-IF 复合物对胃蛋白酶较稳定，进入肠道后由于回肠具有维生素 B_{12}-IF 受体而在回肠部被吸收。游离钙及碳酸氢盐的存在有利于维生素 B_{12} 的吸收。维生素 B_{12} 进入血液循环后，与血浆蛋白结合成为维生素 B_{12} 运输蛋白，包括运载钴胺素Ⅰ，Ⅱ，Ⅲ（TcⅠ，TcⅡ，TcⅢ）。TcⅡ与维生素 B_{12} 结合后主要运输至细胞表面具有 TcⅡ-维生素 B_{12} 特异受体的组织，如肝、肾、骨髓、红细胞、胎盘等。血清中除含有维生素 B_{12} 外，还含有类咕啉及钴胺酰胺等维生素 B_{12} 类似物，可与 TcⅠ及 TcⅢ结合，运送至肝脏经分解后从胆汁排出。因此，当各种因素引起胃酸过少、胰蛋白酶分泌不足、回肠疾病及 TcⅡ运输蛋白合成减少等，均可影响维生素 B_{12} 的吸收和运输。体内维生素 B_{12} 的储存量很少，仅为 2～3 mg，主要储存于肝脏。每日丢失量大约为储存量的 0.1%，不同作者报道的平均丢失量为 1.2～2.55 μg，主要从尿排出，部分从胆汁排出。维生素 B_{12} 的肝肠循环对其重复利用和体内稳定十分重要，由肝脏通过胆汁排入小肠的 B_{12} 正常情况下有一半可被重吸收，每日 0.6～6 μg。因此，即使膳食不含维生素 B_{12}，体内的储存亦可满足大约 6 年的需要而不会发生维生素 B_{12} 缺乏症状。有吸收障碍者维生素 B_{12} 缺乏症可在 2～3 年内发生。

四、维生素 B_{12} 缺乏的主要表现

1. 巨幼红细胞贫血

维生素 B_{12} 参与细胞的核酸代谢，为造血过程所必需。当缺乏时，含维生素 B_{12} 的酶使 5-甲基四氢叶酸脱甲基转变成四氢叶酸的反应不能进行，进而引起合成胸腺嘧啶所需的 5，10-亚甲基四

氢叶酸形成不足，以致红细胞中 DNA 合成障碍，诱发巨幼红细胞贫血。

2. 神经系统损害

维生素 B_{12} 可引起斑状、弥漫性的神经脱髓鞘，此种进行性的神经病变起始于末梢神经，逐渐向中心发展累及脊髓和大脑，形成亚急性复合变性，出现精神抑郁、记忆力下降、四肢震颤等神经症状。有研究认为，维生素 B_{12} 引起的神经系统损害是由于甲基维生素 B_{12} 不足导致蛋氨酸和 S-腺苷蛋氨酸合成障碍所致，因为甲基的传递活性被认为是神经系统发挥正常功能的基础。

3. 引起高同型半胱氨酸血症

维生素 B_{12} 缺乏与叶酸缺乏一样可引起高同型半胱氨酸血症，原因是维生素 B_{12} 缺乏使同型半胱氨酸不能转变为蛋氨酸而在血中堆积。高同型半胱氨酸血症不仅是心血管疾病的危险因素，并可对脑细胞产生毒性作用而造成神经系统损害。

五、毒性

据报道，每日口服高达 100 μg 维生素 B_{12} 未见明显毒性反应。

六、营养状况评价

1. 血清全转钴胺素Ⅱ（holotrans cobalamin Ⅱ，holo TcⅡ）

holo TcⅡ是反映维生素 B_{12} 负平衡的早期指标。holo TcⅡ是一种把维生素 B_{12} 释放到所有 DNA 合成细胞的循环蛋白质，约占血清维生素 B_{12} 的 20%，在血清中半衰期仅 6 分钟，因而在维生素 B_{12} 的肠道吸收停止后一周内即可降到正常水平以下。一般将 29.6 pmol/L(40 pg/mL)定为维生素 B_{12} 负平衡。

2. 血清全结合咕啉（B_{12} 结合咕啉）

结合咕啉是循环中维生素 B_{12} 的储存蛋白质，约占血清维生素 B_{12} 的 80%。血清全结合咕啉与肝脏维生素 B_{12} 的储存相平衡，110

pmol/L(150 pg/mL)表示肝脏维生素 B_{12} 储存缺乏,进入维生素 B_{12} 缺乏的第二期。

3. 脱氧尿嘧啶抑制试验

用于维生素 B_{12} 缺乏的第三期即生化改变的评价。当骨髓细胞或淋巴细胞的 DNA 合成降低时,该试验出现异常。

4. 血清维生素 B_{12} 浓度<1.1 pmol/L 表明维生素 B_{12} 缺乏

5. 血清同型半胱氨酸及甲基丙二酸在维生素 B_{12} 缺乏时含量增高

第二十节 叶　酸

叶酸(folic acid)是含有蝶酰谷氨酸(pteroylglutamic, PteGlu)结构的一类化合物的通称,因最初从菠菜叶中分离出来而得名。叶酸为鲜黄色粉末状结晶,微溶于热水,不溶于乙醇、乙醚及其他有机溶剂;叶酸的钠盐易溶于水,但在水溶液中容易被光解破坏,产生蝶啶和氨基苯甲酰谷氨酸盐。在酸性溶液中对热不稳定,而在中性和碱性环境中却十分稳定,即使 100℃加热 1 小时也不破坏。

一、生理功能

(1) 叶酸作为体内生化反应中一碳单位转移酶系的辅酶,起着一碳单位传递体的作用。一碳单位是指体内代谢过程中某些化合物分解代谢生成的含一个碳原子的基团,如甲基($—CH_3$)、亚甲基($—CH_2$)、次甲基(—CH—)、甲酰基(—CHO)、亚胺甲基(—CH—NH)等。四氢叶酸分子式中第 5,10 两个氮原子即为一碳单位的传递体,携带这些一碳基团,形成 10-甲酰基四氢叶酸、5,10-次甲基四氢叶酸、5,10-亚甲基四氢叶酸、5-甲基四氢叶酸及 5-亚胺甲基四氢叶酸等。

(2) 参与嘌呤和胸腺嘧啶的合成,进一步合成 DNA,RNA。

(3) 参与氨基酸代谢,在甘氨酸与丝氨酸、组氨酸与谷氨酸、同型半胱氨酸与蛋氨酸之间的相互转化过程中充当一碳单位的载体。

(4) 参与血红蛋白及甲基化合物如肾上腺素、胆碱、肌酸等的合成。

二、代谢

膳食中的叶酸需经小肠黏膜刷状缘上的蝶酰多谷氨酸水解酶(pteroylpolyglutamate hydrolase,PPH)作用,以单谷氨酸盐的形式在小肠吸收。肠道转运是一个载体介导的主动过程,并对 pH 要求严格,最适 pH 为 5.0～6.0。以单谷氨酸盐形式大量摄入时则以简单扩散为主。叶酸的生物利用率在不同食物中相差甚远,例如莴苣仅为 25%,而豆类高达 96%。一般在 40%～60%之间。这种差距可能与食物中叶酸存在的形式和 PPH 抑制因子存在与否有关。一般来说,还原型叶酸吸收率高,谷氨酸配基越多吸收率越低。酒精、抗癫痫药物可抑制 PPH 而影响叶酸的吸收。人体内叶酸总量为 5～11 mg,约一半贮存于肝脏,且 80%以 5-甲基四氢叶酸形式存在。成人叶酸丢失量平均为 60 μg/d,主要通过胆汁和尿排出体外。叶酸在体内的活性形式为四氢叶酸(H_4PteGlu),在体内许多重要的生物合成中作为一碳单位的载体发挥重要功能。5-甲基四氢叶酸是体内叶酸的主要形式,大部分被转运至肝脏,在肝脏中通过合成酶作用重新转变成多谷氨酸衍生物后储存。血液及组织液中的叶酸主要是 5-甲基四氢叶酸。每日 60 μg 叶酸即可满足代谢对叶酸的需要。

维生素 C 和葡萄糖可促进叶酸吸收。锌作为叶酸结合酶的辅助因子,对叶酸的吸收亦起重要作用。

不利于叶酸吸收的因素包括经常饮酒及服用某些药物,例如抗惊厥药可抑制叶酸吸收，口服避孕药可降低结合酶的活性而妨碍叶酸吸收，阿司匹林可降低叶酸与血浆蛋白的结合能力，从而使储存型叶酸减少而增加叶酸的排出量，某些抗叶酸药可抑制还原酶的活性，使二氢叶酸不能转变为四氢叶酸等。

三、叶酸缺乏的表现

(1) 巨幼红细胞贫血。叶酸缺乏时首先影响细胞增殖速度较快的组织。红细胞为体内更新速度较快的细胞，平均寿命为 120 天。叶酸缺乏时，骨髓中幼红细胞分裂增殖速度减慢停留在巨幼红细胞阶段而成熟受阻，细胞体积增大，不成熟的红细胞增多，同时引起血红蛋白的合成减少，表现为巨幼红细胞贫血。

(2) 孕妇缺乏叶酸可使先兆子痫、胎盘早剥的发生率增高，患有巨幼红细胞贫血的孕妇易出现胎儿宫内发育迟缓、早产及新生儿低出生体重。

(3) 怀孕早期缺乏叶酸是引起胎儿神经管畸形的主要原因。神经管闭合是在胚胎发育的 3～4 周，叶酸缺乏可引起神经管未能闭合而导致以脊柱裂和无脑畸形为主的神经管畸形。

(4) 叶酸缺乏可引起同高型半胱氨酸血症。叶酸代谢过程中，形成 5-甲基四氢叶酸提供甲基参与同型半胱氨酸甲基化后向蛋氨酸的转换，叶酸缺乏时，5-甲基四氢叶酸形成不足，同型半胱氨酸转换为蛋氨酸发生障碍，导致同型半胱氨酸在血中堆积，形成高同型半胱氨酸血症。高浓度同型半胱氨酸对血管内皮细胞产生损害，并可激活血小板的黏附和聚集，因而被认为可能是心血管疾病的危险因素。

四、毒性

叶酸虽为水溶性 B 族维生素，但大剂量服用亦可能产生毒副作用，主要包括：① 干扰抗惊厥药物的作用诱发病人惊厥发作。

叶酸和抗惊厥药在肠细胞表面，也可能在大脑细胞表面相互拮抗，大剂量叶酸可促使已用抗惊厥药持续控制了癫痫症状的病人发生惊厥。② 可能影响锌的吸收而导致锌缺乏，使胎儿发育迟缓，低出生体重儿增加。③ 掩盖维生素 B_{12} 缺乏的早期表现而导致神经系统受损害。由于巨幼红细胞贫血患者大多数患者合并维生素 B_{12} 缺乏，过量叶酸的摄入干扰维生素 B_{12} 缺乏的诊断，有可能导致严重的不可逆转的神经损害。鉴于上述原因，美国 FDA 规定每日叶酸摄入量安全上限值为 1 mg。

五、营养状况评价

(1) 血清叶酸含量，反映近期膳食叶酸摄入情况。血清叶酸＜6.8 nmol/L(3 ng/mL)表明缺乏。正常值为 11.3～36.3 nmol/L (5～16 ng/mL)。

(2) 红细胞叶酸含量，反映体内组织叶酸的储存状况。红细胞叶酸＜318 nmol/L(140 ng/mL)表明缺乏。

(3) 血浆同型半胱氨酸含量。当受试者维生素 B_6 及维生素 B_{12} 营养状况适宜时，血浆同型半胱氨酸可作为反映叶酸状况的敏感和特异指标。叶酸缺乏者血中叶酸水平降低，而血浆同型半胱氨酸含量增高，一般以同型半胱氨酸含量＞16 μmol/L 表明高于正常。

(4) 组氨酸负荷试验。口服组氨酸负荷剂量 18 小时或 24 小时尿中亚胺甲基谷氨酸排出量增加。亚胺甲基谷氨酸(formiminoglutamic acid，FIGLU)是组氨酸转化为谷氨酸代谢过程中的中间产物。当叶酸缺乏时，亚氨甲基谷氨酸由于缺乏一碳单位的传递而不能转化为谷氨酸，致使尿中排出量增加。

第三章 各类食品的营养价值

第一节 谷类食品的营养价值

谷类食品主要包括小麦、大米、玉米、小米、高粱、薯类等杂粮，其中以大米和小麦为主。在我国人民膳食中，50%～70%的热能、55%的蛋白质、一些无机盐及B族维生素来源于谷类食品。谷类食品在我国膳食构成比为49.7%，占有重要地位。

一、谷类的结构和营养素分布

各种谷类种子除形态、大小不一外，其结构基本相似，都是由谷皮、胚乳、胚芽三个主要部分组成，分别占谷粒重量的13%～15%，83%～87%，2%～3%。

谷皮(bran)为谷粒的外壳，主要由纤维素、半纤维素等组成，含较高灰分和脂肪。糊粉层(aelurone layer)介于谷皮与胚乳之间，含有较多的磷和丰富的B族维生素及无机盐，有重要营养意义，但在碾磨加工时，易与谷皮同时脱落，而混入糠麸中。

胚乳(endosperm)是谷类的主要部分，含大量淀粉和一定量的蛋白质。蛋白质靠近胚乳周围部分较高，越靠近胚乳中心，含量越低。

胚芽(embryo)位于谷类的一端，富含脂肪、蛋白质、无机盐、B族维生素和维生素E。胚芽质地比较软而有韧性，不易粉碎，但在加工时因易与胚乳分离而损失掉。

二、谷类的营养成分

1. 蛋白质

谷类蛋白质的含量,因品种、气候、地区及加工方法的不同而异,蛋白质含量一般变动在 7.5%～15%之间。主要由谷蛋白(glutelin)、白蛋白(albumin)、醇溶蛋白(prolamin)、球蛋白(globulin)组成。

不同谷类各种蛋白质所占的比例不同,见表 3-1-1。谷类蛋白质中主要是醇溶蛋白和谷蛋白。

表 3-1-1　几种谷类蛋白质组成(%)

谷物	白蛋白	球蛋白	醇溶蛋白	谷蛋白
大米	5	10	5	80
小麦	3～5	6～10	40～50	30～40
玉米	4	12	50～40	30～40
高粱	1～8	1～8	50～60	32

一般谷类蛋白质因必需氨基酸组成不平衡,赖氨酸含量少,苏氨酸、色氨酸、苯丙氨酸、蛋氨酸偏低,因此谷类蛋白质营养价值低于动物性食物,如谷类蛋白质的生物价为:大米 77,小麦 67,大麦 64,高粱 56,小米 57,玉米 60。由于谷类食物在膳食中占比例较大,也是膳食蛋白质的重要来源,为提高谷类蛋白质的营养价值,常采用氨基酸强化和蛋白质互补的方法。如大米中用 0.2%～0.3%赖氨酸强化后,其蛋白质生物价值可明显提高。此外,可用基因调控的科技手段改良品种,改善谷蛋白质的氨基酸组成,提高其营养价值。如高赖氨酸玉米(Opaque-2 和 Floury-2)品种的醇溶蛋白含量降低,其他蛋白增加,改善了玉米蛋白质的氨基酸构成,使玉米蛋白质的质量有了明显提高。

2. 碳水化合物

谷类碳水化合物主要为淀粉(starch),集中在胚乳的淀粉细胞内,含量在 70%以上,此外为糊精、戊聚糖、葡萄糖和果糖等。淀粉是人类最理想、最经济的能量来源,在我国人民膳食中 50%~70%能量来自谷类碳水化合物。

谷类中的淀粉因结构上与葡萄糖分子的聚合方式不同,可分为直链和支链淀粉,其含量因品种而异,可直接影响食用风味。

直链淀粉(straight-chain starch)易溶于水,较黏稠,易消化,支链淀粉(branched starch)则相反。与支链淀粉比较,直链淀粉使血糖升高的幅度较小,因此专家们研究如何增加食物中直链淀粉与支链淀粉比值,目前已培育出直链淀粉含量高达 70%的玉米品种。

3. 脂肪

谷类脂肪含量低,大米、小麦为 1%~2%,玉米和小米可达 4%。主要集中在糊粉层和胚芽,在谷类加工时,易转入副产品中。

从米糠中可提取与机体健康有密切关系的米糠油、谷维素和谷固醇。从玉米和小麦胚芽中提取的胚芽油,80%为不饱和脂肪酸,其中亚油酸占 60%,具有降低血清胆固醇、防止动脉粥样硬化的作用。

4. 矿物质

谷类含矿物质为 1.5%~3%,主要在谷皮和糊粉层中。其中主要是磷、钙,由于多以植酸盐形式存在,消化吸收较差。谷类食物含铁少,为 1.5~3 mg/100 g。

5. 维生素

谷类是膳食 B 族维生素的重要来源。如硫胺素、核黄素、尼克酸、泛酸和吡哆醇,主要分布在糊粉层和胚部。谷类加工的精度越高,保留的胚芽和糊粉层越少,维生素损失就越多。玉米和小米含有少量的胡萝卜素。玉米的尼克酸为结合型,不易被人体利用,须经过适当加工，使之变成游离型尼克酸才能被吸收利用。

第二节　豆类及其制品的营养价值

一、豆类营养价值

豆类分大豆类(黄豆、黑豆和青豆)和其他豆类(包括豌豆、蚕豆、绿豆、小豆、芸豆等)，是我国人民膳食中优质蛋白质的重要来源。

1. 大豆的营养价值

(1) 大豆的营养成分。大豆含有 35%～40%的蛋白质，是植物性食品中含蛋白质最多的食品。大豆蛋白质的氨基酸组成接近人体需要(见表 3-2-1)，具有较高的营养价值，而且富含谷类蛋白较为缺乏的赖氨酸，是谷类蛋白质互补的天然理想食品，故大豆蛋白为优质蛋白。

表 3-2-1　鸡蛋、大豆、绿豆的氨基酸组成(g/100 g 蛋白质)

必需氨基酸	WHO 建议氨基酸构成比	鸡蛋	大豆	绿豆
异亮氨酸	4.0	4.8	5.2	4.5
亮氨酸	7.0	8.1	8.1	8.1
赖氨酸	5.5	6.5	6.4	7.5
蛋氨酸＋胱氨酸	3.5	4.7	2.5	2.3
苯丙氨酸＋酪氨酸	6.0	8.6	8.6	9.7
苏氨酸	4.0	4.5	4.0	3.6
色氨酸	1.0	1.7	1.3	1.1
缬氨酸	5.0	5.4	4.9	5.5

大豆所含脂肪为15%～20%，其中不饱和脂肪酸占85%，且以亚油酸最多，高达50%以上。此外，大豆油中还含有1.64%的磷脂和具有抗氧化能力较强的维生素E。

大豆中含碳水化合物25%～30%，其中只有一半是可供利用的淀粉、阿拉伯糖、半乳聚糖和蔗糖，而另一半是人体不能消化吸收的棉籽糖和水苏糖，存在于大豆细胞壁，在肠道细菌作用下发酵产生二氧化碳和氨，可引起腹胀。此外，大豆还含有丰富的钙、硫胺素和核黄素。

(2) 大豆中的抗营养因素。大豆中含有一些抗营养因素，可影响人体对某些营养素的消化吸收。在食用大豆时，应注意并合理处理这些抗营养因素，才能充分发挥大豆的营养作用。

① 蛋白酶抑制剂(protease inhibitor，PI)。蛋白酶抑制剂是存在于大豆、棉籽、花生、油菜籽等植物中，能抑制胰蛋白酶、糜蛋白酶、胃蛋白酶等物质的统称，其中以抗胰蛋白酶因子(或称胰蛋白抑制剂)存在最普遍，对人体胰蛋白酶的活性有部分抑制作用，妨碍蛋白质的消化吸收，对动物有抑制生长的作用。采用常压蒸气加热30分钟，1 kg压力加热10～25分钟，即可破坏大豆中的抗胰蛋白酶因子。大豆中脲酶的抗热能力较胰蛋白酶因子强，且测定方法简单，故常用脲酶反应来判定大豆中抗胰蛋白酶因子是否已被破坏。我国食品卫生标准中明确规定，含有豆粉的婴幼儿代乳食品，脲酶试验必须是阴性。

② 豆腥味。大豆中含有很多酶，其中脂肪氧化酶是产生豆腥味及其他异味的主要酶类。采用95℃以上加热10～15分钟，或用乙醇处理后减压蒸发、纯化大豆脂肪氧化酶等方法，均可脱去部分豆腥味。

③ 胀气因子。占大豆碳水化合物一半的水苏糖和棉籽糖，在肠道微生物作用下产气。大豆通过加工制成豆制品时，胀气因子已被除去。水苏糖和棉籽糖都是由半乳糖、葡萄糖和果糖组成的

支链杂糖，又称大豆低聚糖，是生产浓缩和分离大豆蛋白时的副产品。由于人体内缺乏水苏糖和棉籽糖的水解酶，它们不经消化吸收直接到达大肠内，可为双歧杆菌所利用，而具有活化肠道内双歧杆菌并促进其生长繁殖的作用。目前已利用大豆低聚糖作为功能性食品基料，可部分代替蔗糖应用于清凉饮料、酸奶、面包等多种食品中。

④ 植酸。大豆中存在的植酸可与锌、钙、镁、铁等螯合，影响其吸收利用。在 pH 为 4.5～5.5 时可得到含植酸很少的大豆蛋白，因为在此 pH 条件，植酸可溶解 35%～75%，而对蛋白质影响不大。

⑤ 皂甙和异黄酮。此两类物质具有抗氧化、降低血脂和血胆固醇的作用，特别是大豆皂甙、大豆异黄酮(主要为金雀异黄素)还具有雌激素样作用和抗溶血、抗真菌、抗细菌及抑制肿瘤等作用。

⑥ 植物红细胞凝血素。这是能凝集人和动物红细胞的一种蛋白质，可影响动物的生长，加热即被破坏。

大豆虽营养价值高，但由于存在以上抗营养因素，其蛋白质消化率只有 65%。通过水泡、磨浆、加热、发酵、发芽等方法，制成豆制品，其消化率明显提高，如豆浆消化率为 85%、豆腐消化率提高至 92%～96%。

2. 其他豆类的营养价值

其他豆类主要有豌豆、蚕豆、绿豆、红豆、豇豆、芸豆等。蛋白质含量为 20%左右，脂肪含量极少，碳水化合物占 50%～60%，其他营养素近似大豆，是一类重要食物。

二、豆制品的营养价值

豆制品所包括的范围，不仅指以大豆为原料的豆制品，还包括以其他豆类为原料生产的豆制品。

大豆制品分两类：非发酵性豆制品，如豆浆、豆腐、豆腐干、干燥豆制品(如腐竹等);发酵豆制品,如腐乳、豆豉、臭豆腐等。

大豆经一系列加工制作的豆制品,不仅除去了大豆内的有害成分,而且使大豆蛋白质的结构从密集变成疏松状态、蛋白质分解酶容易进入分子内部使消化率提高,从而提高了大豆的营养价值。

大豆和绿豆发制成豆芽,除含原有营养成分外,还可产生抗坏血酸(见表3-2-2)。当新鲜蔬菜缺乏时,豆芽是抗坏血酸的良好来源。

表3-2-2 几种豆制品每100g中主要营养素含量

	蛋白质(g)	脂肪(g)	碳水化合物(g)	视黄醇当量(μg)	硫胺素(mg)	核黄素(mg)	抗坏血酸(mg)
豆浆	1.8	0.7	1.1	15	0.02	0.02	0
豆腐	8.1	3.7	4.2	—	0.04	0.03	0
豆豉	24.1	—	42.7	—	0.02	0.09	0
黄豆芽	4.5	1.6	4.5	5	0.04	0.07	8
绿豆芽	2.1	0.1	2.9	3	0.05	0.06	6

此外,以大豆及其他油料(如花生、葵花籽)的蛋白质制品主要有四种:① 分离蛋白质。蛋白质含量约为90%,可用以强化和制成各种食品。② 浓缩蛋白质。蛋白质含量约70%,其余为纤维素等不溶成分。③ 组织化蛋白质,将油粕、分离蛋白质和浓缩蛋白质除去纤维,加入各种调料或添加剂,经高温高压膨化而成。④ 油料粕粉。用大豆或脱脂豆粕碾碎而成,有粒度大小不一、脂肪含量不同的各种产品。大豆及其他油料的蛋白质制品,其氨基酸组成和蛋白质功效比值较好,目前被广泛应用于食品加工业。

第三节　蔬菜、水果的营养价值

蔬菜和水果在我国人民膳食中的食物构成比分别为33.7%和8.4%，是膳食的重要组成部分。蔬菜、水果富含人体所必需的维生素、无机盐和膳食纤维，含蛋白质、脂肪很少。此外，由于蔬菜、水果中含有各种有机酸、芳香物质和色素等成分，使它们具有良好的感官性质，对增进食欲、促进消化、丰富食品多样性具有重要意义。

一、蔬菜、水果的营养成分

1. 碳水化合物

蔬菜水果所含碳水化合物包括糖、淀粉、纤维素和果胶物质。

含糖较多的蔬菜有胡萝卜、西红柿、南瓜和甜薯。水果含糖较蔬菜多，但因其种类和品种不同，含糖的种类和数量有较大差异，如苹果和梨以含果糖为主，桃、李、柑橘以含蔗糖为主，葡萄、草莓则以葡萄糖和果糖为主。根茎类蔬菜含有较多淀粉，如土豆、藕等。

蔬菜、水果所含纤维素、半纤维素、木质素和果胶是人们膳食纤维的主要来源，在体内它不参与代谢，但可促进肠蠕动、利于通便，减少或阻止胆固醇等物质的吸收，有益于健康。水果中含果胶较多，对果酱、果冻的加工有重要意义。

2. 维生素

新鲜蔬菜、水果是供给维生素C、胡萝卜素、核黄素和叶酸的重要来源。维生素C一般在蔬菜代谢旺盛的叶、花、茎内含量丰富，与叶绿素的分布平行。一般深绿颜色蔬菜维生素C含量较浅色蔬菜高，叶菜的含量较瓜菜高，如苋菜中维生素C为47 mg/100 g、小白菜为28 mg/100 g、黄瓜为9 mg/100 g（见表3-3-1）。

表 3-3-1　每 100 g 常见蔬菜中三种维生素的含量

	柿子椒	花菜	苋菜	冬苋菜	菠菜	冬瓜	南瓜	胡萝卜
维生素 C(mg)	72	61	47	20	32	18	8	16
胡萝卜素(μg)	340	30	2 100	6 950	487	80	890	4 010
核黄素(mg)	0.03	0.08	0.12	0.05	0.11	0.01	0.04	0.04

胡萝卜素在绿色、黄色或红色蔬菜中含量较多，如胡萝卜、南瓜、苋菜中含量丰富。水果中以鲜枣、草莓、橘、猕猴桃中维生素 C 含量较多，芒果、柑橘、杏等含胡萝卜素较多(见表 3-3-2)。

表 3-3-2　每 100 g 常见水果中三种维生素的含量

	鲜枣	猕猴桃	柑	橘	芒果	苹果	葡萄	桃	草莓
维生素 C(mg)	243	62	28	19	23	4	25	7	47
胡萝卜素(μg)	240	130	890	520	8 050	20	50	20	30
核黄素(mg)	0.09	0.02	0.04	0.03	0.04	0.02	0.02	0.03	0.03

3. *矿物质*

蔬菜水果中含有丰富的无机盐，如钙、磷、铁、钾、钠、镁、铜等，是膳食中无机盐的主要来源，对维持体内酸碱平衡起重要作用。绿叶蔬菜一般每 100 g 含钙在 100 mg 以上，含铁 1～2 mg，如菠菜、雪里蕻、油菜、苋菜含钙较多。但蔬菜中存在的草酸不仅影响本身所含钙和铁的吸收，而且还影响其他食物中钙和铁的吸收。因此在选择蔬菜时，不能只考虑其钙的绝对含量，还应注意其草酸的含量(见表 3-3-3)。草酸是一种有机酸，能溶于水，故食用含草酸多的蔬菜时，可先在开水中烫一下，去除部分草酸，以利钙、铁的吸收。

4. *芳香物质、有机酸和色素*

蔬菜水果中常含有各种芳香物质和色素，使食品具有特殊的香味和颜色，可赋予蔬菜水果以良好的感官性状。

表 3-3-3　几种常见 100 g 鲜菜中钙和草酸含量

蔬菜名称	钙(mg)	草酸(mg)	100 g 鲜菜中可利用的钙的理论值(mg)
大蕹菜	224	691	−84
芋禾秆	40	298	−92
厚皮菜	64	471	−144
苋菜	359	1 142	−149
圆叶菠菜	102	606	−167
折耳菜	121	1 150	−390

(理论值计算:(钙含量/原子量−草酸含量/草酸分子量)×40。钙原子量 40;草酸分子量 90)

芳香物质为油状挥发性物质,亦称油精,主要成分为醇、酯、醛和酮等。有些芳香物质是以糖苷或氨基酸状态存在,必须经酶的作用,分解成油精才具有香味(如蒜油)。

水果中的有机酸,以苹果酸、柠檬酸和酒石酸为主,此外还有乳酸、琥珀酸、延胡索酸等,有机酸因水果种类、品种和成熟程度不同而异。未成熟的果实中琥珀酸和延胡索酸较多;柑橘类和浆果类中柠檬酸含量丰富。有机酸能刺激人体消化腺的分泌,增进食欲,有利于食物的消化;另一方面,有机酸使食物保持一定的酸度,对维生素 C 的稳定性具有保护作用。

此外,蔬菜、水果中还含有一些酶类、杀菌物质和具有特殊功能的生理活性成分。如萝卜中含有淀粉酶,生食时有助于消化;大蒜中含有植物杀菌素和含硫化合物,具有抗菌消炎、降低血清胆固醇作用;苹果、洋葱、甘蓝、西红柿等含有生物类黄酮,为天然抗氧化剂,能维持微血管的正常功能,保护维生素 C、维生素 A、维生素

E 等不被氧化破坏；南瓜、苦瓜已被证实有明显的降低血糖的作用。人们正积极利用从食物中分离出来的各种生理活性成分，研制成各种功能性食品。

野菜、野果在我国资源丰富，种类繁多。某些野菜含有丰富的胡萝卜素、维生素 B_2、维生素 C 和叶酸，钙、铁含量也较高。野果的特点是富含维生素 C、大量的胡萝卜素、有机酸和生物类黄酮，如猕猴桃、沙棘、刺梨、酸枣、番石榴及金樱子等各具特色风味，可加工成果汁饮料、果酱、果脯、罐头和酒等多种产品。

第四节　畜、禽肉及鱼类的营养价值

畜肉、禽肉和鱼类食品是人们膳食构成的重要组成部分。该类食品能供给人体优良动物性蛋白质、脂肪、矿物质和维生素，是食用价值较高的食品。

一、畜肉的营养价值

畜肉是指猪、牛、羊等牲畜的肌肉、内脏、头、蹄、骨、血及其制品，主要提供蛋白质、脂肪、无机盐和维生素。营养素的分布因动物的种类、年龄、肥瘦程度及部位不同而异。肥瘦不同的肉中，脂肪和蛋白质的变动较大；动物内脏脂肪含量少，蛋白质、维生素、无机盐和胆固醇含量较高。畜肉类食品经适当加工烹调，不仅味道鲜美，饱腹作用强，而且易于消化吸收。

1. 蛋白质

畜肉的蛋白质大部分存在于肌肉组织中，含量为 10%～20%。按照蛋白质在肌肉组织中存在的部位不同，又分为肌浆中的蛋白质（占 20%～30%）、肌原纤维中的蛋白质（占 40%～60%）、间质蛋白（占 10%～20%）。

畜肉的蛋白质含人体必需氨基酸充足，而且在种类和比例上接近人体需要，易消化吸收，所以蛋白质营养价值很高，为利用率高的优良蛋白质。但存在于结缔组织中的间质蛋白，主要是胶原蛋白和弹性蛋白，由于必需氨基酸组成不平衡，如色氨酸、酪氨酸、蛋氨酸含量很少，蛋白质的利用率低。

此外，畜肉中含有能溶于水的含氮浸出物，包括肌凝蛋白原、肌肽、肌酸、肌酐、嘌呤碱、尿素和氨基酸等非蛋白含氮浸出物，使肉汤具有鲜味。成年动物含量较幼年动物高。

2. 脂肪

畜肉的脂肪含量因牲畜的肥瘦程度及部位不同有较大差异。如猪肥肉脂肪含量达90%，猪里脊含蛋白质20.2%、脂肪7.9%，猪前肘含蛋白质15.1%、脂肪31.5%，猪五花肉含蛋白质7.7%、脂肪35.3%，牛五花肉含蛋白质18.6%、脂肪5.4%，瘦牛肉含蛋白质20.2%、脂肪2.3%。

畜肉的脂肪以饱和脂肪酸为主，熔点较高，其主要成分是甘油三酯，少量卵磷脂、胆固醇和游离脂肪酸。胆固醇多存在于动物内脏，如猪瘦肉为81 mg/100 g，猪脑为2 571 mg/100 g，猪肝为288 mg/100 g，猪肾为354 mg/100 g，牛瘦肉为58 mg/100 g，牛肝为297 mg/100 g，牛脑为2 447 mg/100 g。

3. 碳水化合物

畜肉中的碳水化合物以糖原形式存在于肌肉和肝脏中，含量极少。宰后的动物肉尸在保存过程中，由于酶的分解作用，糖原含量会逐渐下降。

4. 矿物质

畜肉的矿物质含量为0.8%～1.2%，其中钙含量低，仅为7.9 mg/100 g；含铁、磷较多，铁以血色素铁的形式存在，不受食物其他因素的影响，生物利用率高，是膳食铁的良好来源。

5. 维生素

畜肉中B族维生素含量丰富，内脏如肝脏中富含维生素A、核黄素(见表 3-4-1)。

表 3-4-1 猪肉及内脏主要营养素含量(每 100 g 可食部分)

食品种类	蛋白质(g)	脂肪(g)	钙(mg)	铁(mg)	视黄醇当量(μg)	维生素 B_1(mg)	维生素 B_2(mg)	胆固醇(mg)
猪肉(瘦)	20.3	6.2	6	3.0	44	0.54	0.10	79
猪心	16.6	5.3	12	4.3	13	0.19	0.48	151
猪肝	19.3	3.8	6	22.6	4 972	0.21	2.08	288
猪肾	15.4	3.2	12	6.1	41	0.31	1.14	354
猪脑	10.8	9.8	30	1.9	—	0.11	0.19	2 571

二、禽肉的营养价值

禽肉包括鸡、鸭、鹅、鸽、鹌鹑等的肌肉、内脏及制品。

禽肉的营养价值与畜肉相似,不同在于脂肪含量少,而且熔点低(23℃~40℃),含有 20%的亚油酸,易于消化吸收。禽肉蛋白质的氨基酸组成接近人体需要,含量约为 20%,质地较畜肉细嫩,含氮浸出物多,故禽肉炖汤的味道较畜肉鲜美。禽肉的营养成分构成见表 3-4-2。

表 3-4-2 鸡、鸭、鹅主要营养素的含量(每 100 g 可食部分)

食物名称	蛋白质(g)	脂肪(g)	视黄醇当量(μg)	硫胺素(mg)	核黄素(mg)	钙(mg)	铁(mg)	胆固醇(mg)
鸡	19.3	9.4	48	0.05	0.09	9	1.4	106
鸡肝	16.6	4.8	10 410	0.33	1.10	7	12.0	356
鸡肫	19.2	2.8	36	0.04	0.09	7	4.4	174
鸭	15.5	19.7	52	0.08	0.22	6	2.2	94
鸭肝	14.5	7.5	1 040	0.26	1.05	18	23.1	341
鸭肫	17.9	1.3	6	0.04	0.15	12	4.3	135
鹅	17.9	19.9	42	0.07	0.23	4	3.8	74
肯德基炸鸡	20.3	17.3	23	0.03	0.17	109	2.2	198

三、鱼类的营养价值

1. 蛋白质

鱼类肌肉中,蛋白质含量一般为15%~25%。肌纤维细短,间质蛋白少,组织软而细嫩,较畜、禽肉更易消化,其营养价值与畜、禽肉近似。氨基酸组成中,色氨酸含量偏低。存在于鱼类结缔组织和软骨中的含氮浸出物主要是胶原和黏蛋白,是鱼汤冷却后形成凝胶的主要物质。

2. 脂肪

鱼类含脂肪很少,一般为1%~3%。鱼的种类不同,脂肪含量差别也较大,如鳀鱼含脂肪10.4%,而鲟鱼仅0.5%。鱼类脂肪在肌肉组织中含量很少,主要分布在皮下和内脏周围。

鱼类的脂肪多由不饱和脂肪酸组成(占80%),熔点低,常温下为液态,消化吸收率达95%。鱼类脂肪中含有的长链多不饱和脂肪酸,如二十碳五烯酸(EPA)和二十二碳六烯酸(DHA)具有降低血脂、防治动脉粥样硬化的作用。

鱼类的胆固醇含量一般约为100 mg/100 g,但鱼子含量较高,如鲳鱼子胆固醇含量为1 070 mg/100 g、虾子胆固醇达896 mg/100 g。

3. 矿物质

鱼类矿物质含量为1%~2%,磷的含量占总灰分的40%,此外钙、钠、氯、钾、镁含量丰富。钙的含量较畜、禽肉高,为钙的良好来源。海产鱼类含碘丰富。

4. 维生素

鱼类是维生素 B_2 的良好来源,例如,黄鳝含维生素 B_2 为2.08 mg/100 g,河蟹为0.28 mg/100 g,海蟹为0.39 mg/100 g。海鱼的肝脏是维生素A和维生素D富集的食物。一些生鱼中含有硫胺素酶,在生鱼存放或生吃时,可破坏维生素 B_1,加热可破坏此酶。

第五节 奶及奶制品的营养价值

奶类是一种营养成分齐全、组成比例适宜、易消化吸收、营养价值高的天然食品，能满足出生幼仔迅速生长发育的全部需要。乳类食品中以牛奶的食用最普遍，适合于母乳不足的婴儿、病人和老年人等人群。与人乳相比，牛奶蛋白质较多，而乳糖低于人乳，故以牛奶代替母乳时，应适当调整使其接近人乳组成，有益婴儿的生长发育。

奶类食品主要提供优质蛋白质、维生素 A、核黄素和钙。除牛奶外，还有羊奶和马奶。

一、奶的营养价值

奶类系主要由水、脂肪、蛋白质、乳糖、矿物质、维生素等组成的一复杂胶体。奶味温和，稍有甜味，具有低分子化合物如丙酮、乙醛、二甲硫、短链脂肪酸和内酯形成的特有香味。牛奶的密度(D_4^{20})平均为 1.032，密度大小与奶中固体物质含量有关。奶的各种成分除脂肪含量变动较大外，其他成分基本上是稳定的，故密度可作为评价鲜奶的简易指标。

1. 蛋白质

牛奶中蛋白质含量平均为 3.0%，主要由 79.6%的酪蛋白、11.5%的乳清蛋白和 3.3%的乳球蛋白组成。酪蛋白属于结合蛋白，与钙、磷等结合形成酪蛋白胶粒，以胶体悬浮液的状态存在于牛乳中。其结合方式是一部分钙与酪蛋白结合成酪蛋白酸钙，再与胶体状态的磷酸钙形成酪蛋白钙-磷酸钙复合胶粒，该结合蛋白对酸敏感。奶中的乳白蛋白属热敏性蛋白，受热时发生凝固，对酪蛋白具有保护作用。乳球蛋白与机体免疫有关。奶蛋白质消化吸收率为 87%～89%，生物学价值为 85，属优质蛋白。

由于牛奶中蛋白质含量较人乳高3倍(见表3-5-1),而且酪蛋白与乳清蛋白的构成比与人乳的构成比恰好相反(见表3-5-2),一般利用乳清蛋白改变其构成比,使之近似母乳的构成。

表3-5-1　不同奶营养素比较(每100 g含量)

	人乳	牛乳	羊乳
水分(g)	87.6	89.9	88.9
蛋白质(g)	1.3	3.0	1.5
脂肪(g)	3.4	3.2	3.5
碳水化合物(g)	7.4	3.4	5.4
能量(kJ)	272	226	247
钙(mg)	30	104	82
磷(mg)	13	73	98
铁(mg)	0.1	0.3	0.5
视黄醇当量(μg)	11	24	84
硫胺素(mg)	0.01	0.03	0.04
核黄素(mg)	0.05	0.14	0.12
尼克酸(mg)	0.20	0.10	2.10
抗坏血酸(mg)	5.0	1.0	—

表3-5-2　奶中氮的分布

	牛　奶		人　奶	
	含量 mg/100 mL	占总氮量的百分比(%)	含量 mg/100 mL	占总氮量的百分比(%)
总氮	540	100	162	100
酪蛋白	430	79.6	49	30
乳清蛋白	80	14.8	77	48
非蛋白氮	30	5.6	36	22

2. 脂肪

奶的脂肪含量约为3.0%，以微粒状的脂肪球分散在乳浆中，吸收率达97%。乳脂肪中脂肪酸组成复杂，水溶性挥发性脂肪酸（如丁酸、己酸、辛酸）含量较高，这是乳脂肪风味良好及易于消化的原因。油酸占30%，亚油酸和亚麻酸分别占5.3%和2.1%，此外还有少量的卵磷脂、胆固醇。

3. 碳水化合物

牛奶中碳水化合物主要为乳糖，比人乳少，其甜度为蔗糖的1/6，有调节胃酸、促进胃肠蠕动和消化液分泌作用；还能促进钙的吸收和助长肠道乳酸杆菌繁殖，抑制腐败菌的生长。用牛乳喂养婴儿时，除调整蛋白质含量和构成外，还应注意适当增加甜度。

4. 矿物质

牛奶中矿物质含量为0.7%～0.75%，富含钙、磷、钾。100 mL牛乳中含钙110 mg，且吸收率高，是钙的良好来源。奶中铁含量低，用牛奶喂养婴儿时，应注意铁的补充。

5. 维生素

奶中含有人体所需的各种维生素，其含量与饲养方式有关，放牧期牛奶中维生素A，D，胡萝卜素和维生素C含量较冬春季在棚内饲养时有明显增多。

二、奶制品的营养价值

奶制品包括消毒鲜奶、奶粉、炼乳、酸奶、奶油、奶酪等。

1. 消毒鲜奶

消毒鲜奶是将新鲜生牛奶经过滤、加热杀菌后分装出售的饮用奶。消毒鲜奶除维生素B_1和维生素C有损失外，营养价值与新鲜生牛奶差别不大，市售消毒牛奶中常强化了维生素D和维生素B_1等营养素。

2. 奶粉(milk powder)

根据食用要求奶粉又分为全脂奶粉、脱脂奶粉、加糖奶粉、调制奶粉。

(1) 全脂奶粉。鲜奶消毒后,除去70%～80%的水分,采用喷雾干燥法,将奶喷成雾状微粒。生产的奶粉溶解性好,对蛋白质的性质、奶的色香味及其他营养成分影响很小。

(2) 脱脂奶粉。生产工艺同全脂奶粉,但在脱脂过程中会造成脂溶性维生素损失。此种奶粉适合于腹泻的婴儿及要求少油膳食的患者。

(3) 调制奶粉又称人乳化奶粉。该奶粉是以牛奶为基础,按照人乳组成的模式和特点,加以调制而成,其各种营养成分的含量、种类和比例接近母乳。如改变牛奶中酪蛋白的含量和酪蛋白与乳清蛋白的比例,补充乳糖的不足,以适当比例强化维生素A,D,B_1,B_2,C,叶酸和微量元素等。

3. 酸奶(cultured milk)

酸奶是一种发酵奶制品,是以新鲜奶、脱脂奶、全脂奶粉、脱脂奶粉或炼乳等为原料接种乳酸菌,经过不同工艺发酵而成,其中以酸牛奶最为普遍。奶经过乳酸菌发酵后,乳糖变成乳酸,蛋白质凝固和脂肪不同程度水解,形成独特的风味,备受食用者的喜爱。该制品营养丰富,易消化吸收,还可刺激胃酸分泌。乳酸菌中的乳酸杆菌和双歧杆菌为肠道益生菌,在肠道生长繁殖,可抑制肠道腐败菌的生长繁殖,调整肠道菌相,防止腐败胺类对人体产生的不利影响,对维护人体的健康有重要作用。酸奶适合于消化功能不良的婴幼儿、老年人,并能使成年人原发性乳糖酶缺乏者的乳糖不耐受症状减轻。

4. 炼乳

炼乳是一种浓缩乳,种类较多,按其他成分可分为甜炼乳、淡炼乳、全脂炼乳、脱脂炼乳,若添加维生素D等营养物质可制成各种强化炼乳。目前市场上炼乳的主要品种是甜炼乳和淡炼乳。

(1) 甜炼乳(sweetened condensed milk)是在牛奶中加入约16%的蔗糖,并经减压浓缩到原体积40%的一种乳制品。成品中蔗糖含量为40%~45%,渗透压增大,成品保质期较长。甜炼乳因糖分过高,食前需加大量水分冲淡,会造成蛋白质等营养成分相对降低,故不宜用于喂养婴儿。

(2) 淡炼乳(evaporated milk)即无糖炼乳,又称蒸发乳。是将牛奶浓缩到原体积1/3后装罐密封,经加热灭菌制成具有保存性的乳制品。与甜炼乳的差别:一是不加糖;二是进行均质操作,即为防止脂肪上浮,使用适当的压力和温度,使脂肪球变小后表面积变大,增加了脂肪球表面酪蛋白的吸附,脂肪球比重增大,上浮能力变小;三是经过灭菌处理(一般在116℃保持16分钟)。

淡炼乳经高温灭菌后,维生素 B_1 受到损失,若予增补,其营养价值与鲜奶几乎相同。高温处理后形成的软凝乳块经均质处理脂肪球微细化,有利于消化吸收,所以淡炼乳适于喂养婴儿。

5. 复合奶

将脱脂奶粉和无水奶油分别溶解,按一定比例混合,再加入50%的鲜奶即成复合奶,其营养价值与鲜奶基本相似。

6. 奶油

由牛奶中分离出的脂肪制成的产品,一般含脂肪80%~83%,而含水量低于16%,主要用于佐餐和面包、糕点制作。

第六节　蛋及蛋制品的营养价值

蛋主要指鸡、鸭、鹅、鹌鹑、鸽、火鸡等的蛋。各种蛋的结构和营养价值基本相似,其中食用最普遍、销量最大的是鸡蛋。蛋类在我国人民膳食食物构成比中占1.4%,主要提供高营养价值的蛋白质。蛋类制成的蛋制品有皮蛋、咸蛋、槽蛋、冰蛋、干全蛋粉、干蛋白粉、干蛋黄粉等。

一、蛋的结构

蛋类都是由蛋壳、蛋清、蛋黄三部分组成的。以鸡蛋为例，每只鸡蛋平均重约 50 g。蛋壳占全蛋重的 11%，由 96%碳酸钙、2%碳酸镁、2%蛋白质组成，壳厚为 300～340 μm，布满直径为 15～65 μm 细孔。新鲜蛋壳在壳外有一层厚约 10 μm 的胶质薄膜，壳内面紧贴一层厚约 70 μm 的间质膜。在蛋的粗端，间质膜分离成一气室。蛋壳的颜色，因鸡的品种而异，由白到棕色，与蛋的营养价值无关。

蛋清包括两部分，即外层的稀蛋清和包在蛋黄周围胶冻样的稠蛋清。蛋黄表面包围有蛋黄膜，由两条韧带将蛋黄固定在蛋的中央。

二、蛋的营养价值

蛋清和蛋黄分别占鸡蛋可食部分的 57%和 32%。蛋各部分的主要营养组成见表 3-6-1。

表 3-6-1 蛋各部分的主要营养组成(%)

	全蛋	蛋清	蛋黄
水分	73.8～75.8	84.4～87.7	44.9～51.5
蛋白质	12.8	8.9～11.6	14.5～15.5
脂肪	11.1	0.1	26.4～33.8
碳水化合物	1.3	1.8～3.2	3.4～6.2
矿物质	1.0	0.6	1.1

蛋类含蛋白质约为 12.8%。蛋清中蛋白质为胶状性水溶液，由卵白蛋白、卵胶黏蛋白、卵球蛋白等五种蛋白质组成；蛋黄中蛋

白质主要是卵黄磷蛋白和卵黄球蛋白。鸡蛋蛋白含有人体所需的各种氨基酸，而且氨基酸组成模式与合成人体组织蛋白所需模式相近，易消化吸收，其生物学价值达95，是最理想的天然优质蛋白质，是高营养价值食品。在评价食物蛋白质营养质量时，常以鸡蛋蛋白质作为参考蛋白。

蛋类含糖较少，蛋清中主要是甘露糖和半乳糖，和蛋白相结合；蛋黄中主要是葡萄糖，大部分以与磷酸质、磷蛋白结合形式存在。

蛋类脂肪主要集中在蛋黄内，呈乳酸状，大部分为中性脂肪，还有一定量的卵磷脂和胆固醇。脂肪分散成细小颗粒，故易消化吸收。

铁、磷、钙等矿物质和维生素A，D，B_1 及 B_2 多集中在蛋黄内，蛋黄中的铁因与磷蛋白结合而吸收率不高。此外，蛋黄还含有较高胆固醇。由此可见，蛋黄比蛋清含有较多的营养成分。各种常见禽蛋主要营养成分组成见表3-6-2。

表3-6-2 各种蛋主要营养素含量(每100 g)

	蛋白质(g)	脂肪(g)	碳水化合物(g)	视黄醇当量(μg)	硫胺素(mg)	核黄素(mg)	钙(mg)	铁(mg)	胆固醇(mg)
全鸡蛋	12.8	11.1	1.3	194	0.13	0.32	44	2.3	585
鸡蛋清	11.6	6.1	3.1	—	0.04	0.31	9	1.6	—
鸡蛋黄	15.2	28.2	3.4	438	0.33	0.29	112	6.5	1 510
鸭蛋	12.6	13.0	3.1	261	0.17	0.35	62	2.9	565
咸鸭蛋	12.7	12.7	6.3	134	0.16	0.33	118	3.6	647
松花蛋	14.2	10.7	4.5	215	0.06	0.18	63	3.3	608
鹌鹑蛋	12.8	11.1	2.1	337	0.11	0.49	47	3.2	531

第四章　营养素的主要食物来源

第一节　蛋白质(氨基酸)的主要食物来源

蛋白质是生命的物质基础,是营养素中的第一要素,任何其他营养物质都不能替代。氨基酸是组成蛋白质的基本单位,氨基酸的种类、数量、排列次序和空间结构的千差万别,就构成了无数种功能各异的蛋白质。根据食物蛋白质的营养价值,在营养学上将其分为三大类:完全蛋白质、半完全蛋白质和不完全蛋白质。

蛋白质广泛存在于动植物性食物中,蛋白质含量高的食物包括肝、蛋、瘦肉、大豆及其制品等;含量中等的食物有米等谷类;蔬菜与水果中蛋白质含量很少。常见食物中蛋白质的含量见表4-1-1。

表4-1-1　常见食物中蛋白质的含量(每100 g)

食物名称	蛋白质(g)	食物名称	蛋白质(g)
黄豆	35.1	鸡蛋(白皮)	12.7
绿豆	21.6	小麦粉(标准粉)	11.2
羊肉	20.5	挂面(标准粉)	10.1
猪肉(瘦)	20.3	稻米(籼,标二)	9.5
牛肉(瘦)	20.2	玉米(白)	8.8
青鱼	20.1	稻米(粳,标二)	8.0
猪肝	19.3	牛乳	3.0
鸡	19.3	豆角	2.5

（续表）

食物名称	蛋白质(g)	食物名称	蛋白质(g)
海鳗	18.8	韭菜	2.4
鲳鱼	18.5	马铃薯	2.0
牛肉(肥、瘦)	18.1	胡萝卜	1.4
鲢鱼	17.8	甘薯	1.1
带鱼	17.7	枣(鲜)	1.1
鲤鱼	17.6	芹菜	0.8
河虾	16.4	黄瓜	0.8
猪肉(肥、瘦)	13.2	葡萄	0.5

动物性蛋白质的利用率显著高于植物性蛋白，因此应注意蛋白质互补，适当进行搭配是非常重要的。一般要求动物性蛋白质和大豆蛋白质占膳食蛋白质总量的30%～50%。

第二节　脂类的主要食物来源

营养学中脂类主要包括甘油三酯、磷脂和固醇类。食物中的脂类95%是甘油三酯，甘油三酯又称为脂肪。每个脂肪分子是由一个甘油分子和三个脂肪酸化合而成。脂肪酸按其碳链上双键的数目可分为饱和脂肪酸(不含双键)、单不饱和脂肪酸(一个双键)和多不饱和脂肪酸(含两个以上双键)三种。营养学中最具价值的脂肪酸有两类：n-3及n-6系列不饱和脂肪酸。n-3系列不饱和脂肪酸均为必需脂肪酸α-亚麻酸的衍生物，而n-6系列脂肪酸则为必需脂肪酸亚油酸的衍生物，其中n-3系列中的EPA(二十碳五烯酸)和DHA(二十二碳六烯酸)是两种比较重要的高度不饱和脂肪酸。海产品含有较高的EPA和DHA，常见海产品食用部分

EPA 和 DHA 含量见表 4-2-1。

表 4-2-1 海产品食用部分 EPA 和 DHA 含量(g /100 g)

种类	脂肪总量	EPA	DHA
鳕鱼	0.7	0.1	0.2
鲭鱼	9.0	0.7	0.9
马鲛鱼	13.9	0.9	1.6
鲑鱼	5.4	0.3	0.9
鳟鱼	7.7	0.1	0.5
蟹	1.0	0.2	0.1
虾	1.5	0.3	0.2
牡蛎	2.0	0.3	0.2

一、脂肪

鱼类脂肪低于肉类,动物脂肪营养价值高的食物有鱼肝油、黄油、奶油、牛油、猪油、鸡油和鸭油。植物脂肪含量高的食物有大豆和葵花籽油。蔬菜、水果脂肪含量很少。常见食物脂肪含量见表 4-2-2。

表 4-2-2 常见食物脂肪含量(g/100 g)

食物名称	脂肪	食物名称	脂肪
牛肉	13.4	花生油	99.9
羊肉	14.1	色拉油	99.8
猪肝	3.5	鸡蛋	11.1
鸡	9.4	鲅鱼	3.1
鸭	19.7	带鱼	4.9
奶油	78.6	鲆	3.2
酸奶	2.7	萝卜	0.1
标准粉	1.5	藕	0.2
豆油	99.9	豆腐	3.7

二、胆固醇

胆固醇在人体内具有重要作用，是合成类固醇激素、维生素D_3、胆汁酸的原料，但胆固醇过多对人体危害很大。如果血液中胆固醇过高，就易形成高胆固醇血症。胆固醇只存在于动物性食物中，其中动物脑含量最高。常见食物中胆固醇含量见表 4-2-3。

表 4-2-3 常见食物中胆固醇含量(mg/100 g)

食物名称	含量	食物名称	含量	食物名称	含量
猪脑	2 571	猪肚	165	草鱼	86
羊脑	2 004	蛤蜊	156	鲈鱼	86
鸡蛋黄	1 510	肥羊肉	148	香肠	82
鸡蛋	585	肥牛肉	133	瘦猪	81
虾皮	428	鲫鱼	130	鸡肉	80
鸡肝	356	海蟹	125	鲳鱼	77
羊肝	349	肥猪肉	109	带鱼	76
干贝	348	鸡	106	海鳗	71
黄油	296	甲鱼	101	海参	62
猪肝	288	鸭	94	火腿	57
河蟹	267	猪油	93	鲜牛奶	15
对虾	193	肥瘦羊肉	92		

第三节 碳水化合物的主要食物来源

碳水化合物主要来源于谷类和薯类，谷类含量为 40%～70%，薯类为 15%～30%。常见食物碳水化合物的含量见表 4-3-1。

表 4-3-1　常见食物碳水化合物含量(g/100 g)

食物名称	碳水化合物	食物名称	碳水化合物
稻米(粳,标二)	77.7	胡萝卜	8.9
挂面(标准粉)	74.4	萝卜	4.0
糯米	76.0	马铃薯	16.5
小麦粉(标准粉)	71.5	藕粉	92.9
绿豆	55.6	大白菜	2.1
豌豆	54.3	韭菜	3.2
芸豆(白)	47.4	芹菜	2.5
豆角(鲜)	4.6	油菜	2.7
甘薯	23.1	茄子	3.6

第四节　膳食纤维的主要食物来源

膳食纤维是指植物性食物中不能被人类胃肠道所消化的糖类物质。膳食纤维主要来源于植物性食物,谷类的麸皮和糠含有大量纤维素、半纤维素和木质素;柑橘和苹果等水果和洋白菜、甜菜、苜蓿等蔬菜中含有较多的果胶。常见食物中膳食纤维的含量见表4-4-1。

表 4-4-1　常见食物中膳食纤维含量(g/100 g)

食物名称	总膳食纤维	可溶纤维	不可溶纤维	食物名称	总膳食纤维	可溶纤维	不可溶纤维
黄豆	22.5	12.2	11.2	菠菜	3.0	1.6	1.8
蚕豆	21.6	7.2	15.0	糯米	2.7	1.7	1.4
绿豆	15.8	8.0	8.8	茄子	2.7	1.3	1.6
玉米面	7.9	1.6	6.9	大白菜	2.2	1.1	1.2
青葱	5.4	2.8	2.9	油菜	2.0	1.0	1.0
小麦粉	4.8	2.2	3.0	大米	1.9	1.0	1.3
胡萝卜	3.2	1.9	1.4	冬瓜	1.6	0.7	1.0
韭菜	3.0	1.4	1.7	黄瓜	1.0	0.5	0.6

第五节 维生素的主要食物来源

一、维生素A和胡萝卜素

维生素A是不饱和一元醇类,包括A_1和A_2两种。维生素A_1即一般所说的视黄醇,存在于哺乳动物及咸水鱼的肝脏中。维生素A_2存在于淡水鱼的肝脏中,它的活性仅为维生素A_1的40%。植物中有100多种胡萝卜素,其中有些在体内可转化为维生素A,称维生素A原,如α-胡萝卜素、γ-胡萝卜素、β-胡萝卜素,最重要的是β-胡萝卜素。常见食物中维生素A及胡萝卜素含量见表4-5-1。

表4-5-1 常见食物中维生素A及胡萝卜素含量(每100 g)

食物名称	维生素A(μg)	胡萝卜素(μg)	视黄醇当量(μg)	食物名称	维生素A(μg)	胡萝卜素(μg)	视黄醇当量(μg)
鱼肝油	25 526	—	25 526	甘薯	—	750	125
羊肝	20 972	—	20 972	猪肉(肥瘦)	114	—	114
鸡肝	10 414	—	10 414	苹果	—	600	100
猪肝	4 972	—	4 972	杏	—	450	75
胡萝卜	—	4 010	668	青鱼	42	—	42
菠菜	—	2 920	487	白菜	—	250	42
荠菜	—	2 590	432	海带	—	240	40
鸡蛋	310	—	310	鲜枣	—	240	40
鸡肉	226	—	226	黄豆	—	220	37
西红柿	—	1 149	192	带鱼	29	—	29

二、维生素D

维生素D是类固醇的衍生物,因具有抗佝偻病的作用,所以又叫抗佝偻病维生素。维生素D的种类很多,以维生素D_2(麦角钙化醇)和维生素D_3(胆钙化醇)最为重要。常见食物中维生素D

的含量见表的 4-5-2。

表 4-5-2 常见食物中维生素 D 的含量(IU/100 g)

食物名称	含量	食物名称	含量
熟猪油	2 800	炖鸡肝	67
鲱鱼	900	鸡蛋	50
牛奶巧克力	167	牛乳	41
鸡蛋黄	158	煎牛肝	19
奶油	100	烤鱼子	2.3

三、维生素 E

维生素 E 类是含苯并二氢吡喃结构，具有 α-生育酚生物活性一类物质。维生素 E 在自然界分布甚广，含量丰富的食物有植物油、麦胚、硬果、种子、豆类和其他谷类，鸡蛋、绿叶蔬菜有一定含量，肉鱼等动物性食物、水果及其他蔬菜含量很少。常见食物中维生素 E 含量见表 4-5-3。

表 4-5-3 常见食物中维生素 E 的含量(mg/100 g)

食物名称	含量	食物名称	含量
豆油	93.1	黄豆	18.9
菜籽油	60.9	稻米	0.54
花生油	42.1	萝卜	1.00
色拉油	24.1	芹菜	1.27
麦胚油	23.2	鸡蛋	2.29
鲅鱼	0.71	猪肉	0.49
带鱼	0.825		

四、维生素 B_1

维生素 B_1 又称抗脚气病维生素，因其分子中含有硫及氨基，故又称为硫胺素。维生素 B_1 在酸性溶液中比较稳定，易为碱性溶液所破坏。维生素 B_1 是水溶性物质，烹调后大多溶于米汤或菜汁中。动物的内脏维生素 B_1 含量较高（肝、心、肾等），在肉类中，猪肉含量比较丰富。不过分加工磨白的谷类、豆类、硬果类，均含有中等量的维生素 B_1。常见食物中维生素 B_1 的含量见表 4-5-4。

表 4-5-4　常见食物中维生素 B_1 的含量（mg/100 g）

食物名称	含量	食物名称	含量	食物名称	含量
花生仁	0.72	玉米	0.27	茄子	0.03
瘦猪肉	0.54	猪肝	0.21	牛乳	0.03
大豆	0.41	鸡蛋	0.09	鲤鱼	0.03
小米	0.33	鸡肉	0.05	苹果	0.02
麸皮	0.30	梨	0.05	带鱼	0.02
小麦粉（标）	0.28	萝卜	0.04	河虾	0.01

五、维生素 B_2

维生素 B_2 广泛存在于天然食物中，但因其来源不同，含量差异很大：动物性食品，尤以动物内脏如肝、肾等含量最高；其次是蛋类和奶类；大豆和绿叶蔬菜也有一定含量；其他植物性食物含量较低。常见食物中维生素 B_2 的含量见表 4-5-5。

表 4-5-5　常见食物中维生素 B_2 的含量（mg/100 g）

食物名称	含量	食物名称	含量	食物名称	含量
猪肝	2.08	黄豆	0.22	鸡肉	0.09
牛肝	1.30	芹菜	0.19	标准粉	0.08

（续表）

食物名称	含量	食物名称	含量	食物名称	含量
鸡肝	1.10	肥瘦猪肉	0.16	白菜	0.07
黄鳝	0.98	荞麦	0.16	萝卜	0.06
小麦胚粉	0.79	荠菜	0.15	梨	0.04
扁豆	0.45	牛乳	0.14	茄子	0.03
黑木耳	0.44	豌豆	0.14	黄瓜	0.03
鸡蛋	0.31	菠菜	0.11	苹果	0.02
麸皮	0.30	小米	0.10		

六、烟酸

烟酸又名尼克酸，抗癞皮病因子。烟酸及其衍生物存在于动物性和植物性食物中。动物的肉类尤以内脏如肝含量较高。由于肉类等动物性食物的蛋白质中含有色氨酸，在体内可以转变为烟酸，故含量较高。另外，奶类及其制品、蔬菜也都含有较多的烟酸；谷类含量居中。常见食物中烟酸的含量见表 4-5-6。

表 4-5-6 常见食物中烟酸的含量(mg/100 g)

食物名称	含量	食物名称	含量
香菇	24.4	玉米	2.30
猪肝	15.0	蛤蜊	0.50
黄豆	2.10	豆角	0.90
瘦猪肉	5.30	牛乳	0.10
鸡	5.60	芹菜	0.40
带鱼	2.80	冬瓜	0.30
黑木耳	2.5	胡萝卜	0.20
标准粉	2.00	橙	0.30
鸡蛋	0.20	黄瓜	0.20

七、维生素 B_6

维生素 B_6 广泛存在于动植物性食物中，其中豆类、畜肉及肝脏、鱼类等食物中含量较丰富；其次为蛋类、水果和蔬菜；乳类、油脂等中含量较低。常见食物中维生素 B_6 的含量见表 4-5-7。

表 4-5-7　常见食物中维生素 B6 的含量(mg/100 g)

食物名称	含量	食物名称	含量	食物名称	含量
葵花籽仁	1.25	玉米	0.40	菜花	0.21
牛肝	0.84	猪肾	0.35	芹菜	0.16
黄豆	0.82	鸡肉	0.33	大米	0.11
鸡肝	0.72	鸡蛋黄	0.30	西红柿	0.10
猪肝	0.65	马铃薯	0.25	葡萄	0.08
蘑菇	0.53	胡萝卜	0.25	生菜	0.06
花生	0.40	葡萄干	0.24	牛乳	0.04

八、维生素 C

维生素 C 主要来源于新鲜蔬菜与水果。蔬菜中，辣椒、茼蒿、苦瓜、白菜、豆角、菠菜等含量丰富；水果中，酸枣、红枣、草莓、柑橘、柠檬等含量较多；动物的内脏中也含有少量的维生素 C。常见食物中维生素 C 的含量见表 4-5-8。

表 4-5-8　常见食物中维生素 C 的含量(mg/100 g)

食物名称	含量	食物名称	含量	食物名称	含量
酸枣	1170	荠菜	43	芹菜	12
枣(鲜)	243	豆角	39	黄瓜	9
红辣椒	144	菠菜	32	西瓜	7
猕猴桃	131	葡萄	25	香菇	5
柑	68	韭菜	24	茄子	5
菜花	61	柠檬	23	杏	4
苦瓜	56	猪肝	20	苹果	4

（续表）

食物名称	含量	食物名称	含量	食物名称	含量
草莓	47	胡萝卜	16	牛乳	1
白菜	47	花生	14		

九、叶酸

叶酸广泛存在于动植物性食品中，含量丰富的食物有肝、蛋、肾、菠菜、花生仁等。常见食物中叶酸的含量见表 4-5-9。

表 4-5-9 常见食物中叶酸的含量(μg/100 g)

食物名称	含量	食物名称	含量
菠菜	193	牛肾	42
蛋黄	152	西红柿	39
牛肝	145	大白菜	32
花生仁	110	胡萝卜	32
芦笋尖	109	马铃薯	19
鸡蛋	65	牡蛎肉	10
菜花	55	苹果	8
小麦粉	54	牛乳	5
猪肾	42	鸡肉	5

第六节 无机盐的主要食物来源

一、钙

食物中钙的最好来源是奶及奶制品，不但含量丰富，而且吸收率高。豆类、绿色蔬菜、各种瓜子也是钙的良好来源。少数食物如虾皮、海带、发菜、芝麻酱等含钙量特别高。常见食物中钙的含量见表 4-6-1。

表 4-6-1 常见食物中钙的含量(mg/100 g)

食物名称	含量	食物名称	含量	食物名称	含量
螺	2 458	银鱼	82	黄瓜	24
虾皮	991	绿豆	81	橙	20
河虾	325	芹菜	80	梨	11
豆腐干	308	小豆	74	玉米	10
紫菜	264	枣	64	瘦羊肉	9
黑木耳	247	鲤鱼	50	瘦牛肉	9
蟹肉	231	鸡蛋	48	鸡	9
黄豆	191	鹌鹑蛋	47	马铃薯	8
豆腐花	175	鲳鱼	46	猪肝	6
海虾	146	大白菜	45	籼米	6
蛤蜊	138	花生仁	39	瘦猪肉	6
油菜	108	柑	35	葡萄	5
牛乳	104	胡萝卜	32	苹果	4
豌豆	97	标准粉	31		

二、铁

膳食中铁的良好来源为动物肝脏、全血、肉鱼禽类;其次是绿色蔬菜和豆类。常见食物中铁的含量见表 4-6-2。

表 4-6-2 常见食物中铁的含量(mg/100 g)

食物名称	含量	食物名称	含量	食物名称	含量
黑木耳	97.4	蛋黄	6.5	鸡肉	1.4
紫菜	54.9	绿豆	6.5	糯米	1.4
藕粉	41.8	辣椒	6.0	油菜	1.2
豆腐皮	30.8	荠菜	5.4	籼米	1.2
豆腐干	23.3	小米	5.1	带鱼	1.2
猪肝	22.6	标准粉	3.5	鲳鱼	1.1
冬菇	21.1	菠菜	2.9	粳米	1.1
扁豆	19.2	鸡蛋	2.3	马铃薯	0.8

(续表)

食物名称	含量	食物名称	含量	食物名称	含量
香菇(干)	10.5	红枣	2.3	苹果	0.7
猪血	8.7	草莓	2.1	茄子	0.5
黄豆	8.2	蟹肉	1.8	葡萄	0.4
小豆	7.4	对虾	1.5	牛乳	0.3

三、碘

含碘量高的食物主要是海带、紫菜等海产品。为有效地预防甲状腺肿可以采用食盐加碘的办法。常见食物中碘的含量见表4-6-3(非甲状腺肿地区)。

表 4-6-3　常见食物中碘的含量(μg/kg)

食物名称	含量	食物名称	含量
稻米	14	鲜鲅鱼	60
小麦	7	干紫菜	18 000
玉米	33	白菜	98
山药	116	菠菜	88
干海带	240 000	柿	121
鲜鲇鱼	135	鸡蛋	97
鲜带鱼	80		

第五章　饮食营养需要与结构

第一节　正常人群的营养需要

一、婴幼儿的营养需要

婴幼儿时期是人的一生中最重要的时期之一。该期生长发育迅速，对营养的需要相对较成年人高，营养状况的好坏，对人类的素质产生非常重要的影响。

1. 婴幼儿的生理特点

从出生至 12 个月为婴儿阶段，1～3 岁为幼儿阶段。正常婴幼儿出生体重平均为 3 kg，出生后头 3 月体重平均每月增长 700～800 g，4～6 月为 500～600 g，6 个月以后体重增长减慢，每月平均增长 300～400 g，1 岁时体重为出生时的 3 倍。身高与体重增长相似，年龄越小，增长越快，至 1 岁时身高可达 75 cm 左右。大脑发育极为迅速，出生时脑重约 370 g，6 月龄儿童脑重为 600～700 g，2 岁时达 900～1 000 g。所以该期是人的一生中生长发育的第 1 个高峰期。该期的生理特点为消化器官发育尚不成熟，口腔及胃肠黏膜柔嫩，血管丰富易受损伤，但机体的快速生长发育对营养的需要量相对较多，对质量的要求也较高。婴幼儿胃容量小，各种消化酶的活性较低致使婴幼儿消化及代谢功能欠佳，其体内营养素的储备量相对较少，故一旦某种营养素供应不足或消化道功能紊乱，短时间内即可影响机体发育。婴儿对母乳以外的食物的耐受力较差，容易发生过敏反应而导致腹泻，进而影响营养素的吸收;这种不耐受性往往易与肠道感染相混淆。1～3 岁幼儿体格生长速度与婴儿期比起来呈减慢、稳步增长趋势,体重每年增加 2 kg 左右,身高每年增加 5～7cm,乳牙依次出齐,胃肠消化功能仍未健全,易发生消化紊乱,加上从母体获得的免疫抗体已基本耗尽,容易患各种感染性疾病。幼儿时期活动量大增,语言、智能发育较快,因此,婴幼儿期需要足够的营养以满足生长发育的需要。

2. 婴幼儿的营养需要

(1) 能量。婴幼儿对能量的需要相对较高,除维持基础代谢、各种活动和食物特殊动力作用需要外,生长发育所需能量为婴幼儿所特有,其需要量随年增长速度的快慢而增减。1 岁以内总热能需要量的 25%～35%(126～167 kJ)用于生长发育。小婴儿除哭啼、哺乳外,活动较少,故用于这方面的能量不多。随年龄增大,活动量增多,此项需要将不断增加。

(2) 蛋白质。婴幼儿期对蛋白质的需要不仅用于补充代谢的丢失,而且用于满足生长中不断增加的新组织的需要。故该期应处于正氮平衡状态。母乳所含的必需氨基酸的量和比例符合婴儿需要,故母乳喂养时蛋白质的需要量为 2.0 g/(kg·d);牛乳喂养的婴儿为 3.5 g/(kg·d);混合喂养的婴儿因除母乳和牛乳外,还摄入营养价值较低的植物性食物,对蛋白质的需要量增至 4.0 g/(kg·d);6 个月以后的婴儿其膳食中开始增加辅助食品,此时应注意选择肉、蛋、鱼、乳、豆类食物以提高蛋白质的利用率。此外,婴儿时期除 8 种必需氨基酸外,组氨酸也为必需氨基酸。

(3) 脂肪。婴幼儿对脂肪的需要高于成年人,尤其对各种多不饱和脂肪酸(C18:2 和 C22:6)和类脂(如磷脂和糖脂)有特别的需要。它们对婴幼儿的生长发育、神经和脑的发育有极重要意义。婴幼儿每日所需脂肪应达其摄入总能量的 30%～45%,其中必需脂肪酸提供的热能不应低于总能量的 1%～3%。新生儿约需脂肪 7 g/(kg·d),2～3 个月的婴儿约需 6 g/(kg·d),6 个月后约需 4 g/(kg·d),以后随年龄的增长而渐减至 3～3.5 g/(kg·d)。

(4) 碳水化合物。婴幼儿需碳水化合物作为主要的供能物质,有助于对蛋白质起庇护作用,使摄入的蛋白质达正氮平衡以构件身体组织;并有助于完成脂肪的氧化供能,减少酮体的生成;碳水化合物也是脑细胞代谢的基本物质。母乳喂养时其热能供给量的一半来自碳水化合物。乳类中所含的乳糖可在肠道内完全溶解,易吸收,又可引起酸性发酵,有助于钙的吸收和促进乳酸杆菌的生长,抑制大肠杆菌的繁殖。婴幼儿对葡萄糖、果糖、蔗糖的吸收也较好。婴儿出生后 2～3 月内缺乏淀粉酶,不易消化淀粉类食物,故应在出生 3～4 月后添加。对人工和混合喂养的婴儿应注意选择适量和适当种类的碳水化合物,若长期不足亦可导致营养不良。

(5) 矿物质。婴幼儿期缺乏后易导致营养紊乱的矿物质有钙、铁、锌和碘。

① 钙。新生儿体内的钙含量约占体重的 0.8%(成人时约占 1.5%)。生长发育过程中钙的储留较多,婴儿每天每千克体重约需钙 400 mg,大多来自乳汁,母乳含钙(340 mg/L)虽不及牛乳(1 170 mg/L),但母乳的钙磷比例合适(2∶1),易吸收。大豆制品含钙量较高,6 月后婴儿添加辅食时可适当选用。我国营养学会推荐的适宜摄入量为初生～6 个月 300 mg/d,7 个月～3 岁 400～600 mg/d,4 岁 800 mg/d。

② 铁。正常新生儿有足够的铁储存,可满足 4～6 个月的需要。生后 4 个月(早产儿和低体重儿生后 2 个月)体内铁储存逐渐耗竭,应及时添加富含铁的食物。母乳和牛乳含铁量均较低(约 1 mg/L),但母乳中铁的利用率较高,达 50%左右,牛乳仅 10%左右,我国营养学会推荐的婴幼儿膳食铁的适宜摄入量均为 10～12 mg/d。

③ 锌。正常新生儿体内锌储备较少,当锌摄入不足时易导致锌缺乏而引起生长发育迟缓、脑发育受损、食欲不振、味觉异常、异食癖等。母乳中锌含量与牛乳相近。我国 RNI 推荐初生～6 个

月为 3 mg/d,7～12 个月为 8 mg/d,1～7 岁为 9～13 mg/d。

④ 碘。据估计全世界约有 8 亿人受缺碘威胁,我国约有 3.2 亿人口生活于缺碘地区。膳食碘供给不足将引起缺碘性疾病(Iodine deficiency disorder,IDD),新生儿缺碘可致甲状腺功能低下。我国 RNI 推荐初生～6 个月 50 μg/d,7～12 个月 50 μg/d,1～3 岁 90 μg/d。

(6) 维生素。母乳喂养的婴儿只要乳母获得平衡膳食,营养充足,乳量足够,一般不会发生维生素缺乏病。但母乳及牛乳中维生素 D 含量较低,婴幼儿缺乏户外活动,常易发生维生素 D 缺乏性佝偻病,应及时补充维生素 D,以促进膳食中钙的吸收和利用。婴幼儿维生素 A 缺乏常会出现反复呼吸道感染、干眼症、夜盲症等,在补充鱼肝油的同时亦补充维生素 A,但应注意避免过量补充。母乳中维生素 B_1,B_2 含量不多,若乳母常食用去米汤的"捞饭"或精制米面制品,常可导致婴幼儿维生素 B_1 缺乏症(婴儿脚气病),其症状较成人重。乳类中叶酸受热易破坏,羊奶中叶酸含量极低,用羊奶人工喂养儿应注意及早补充叶酸,以防巨幼红细胞性贫血的发生。

3. 婴幼儿常见的营养问题及合理营养

由于婴幼儿的消化器官、功能及神经系统的调节功能发育尚不完善,但又必须摄入相对比成人更多的食物才能满足快速生长发育的需要。婴幼儿时期常见的营养问题主要有以下几种:

(1) 蛋白质-热能营养不良(Protein-energy malnutrition,PEM)。根据发病原因可分为原发性和继发性两种。原发性是由食物蛋白质和能量的摄入不能满足机体的生理需要引起,多见于食物缺乏、食物摄入不足或机体需要量增加;继发性常见于其他疾病并发。临床上 PEM 分为两型:干瘦型(marasmus),由于能量严重不足所致,以消瘦为特征,儿童明显矮小、消瘦、皮肤干燥、松弛、多皱纹、失去弹性和光泽,头发稀疏干燥易脱落,体弱无力,神志淡漠;恶性营养不良(kwashiorker),由膳食中蛋白质的供应长期严重缺乏,但热能供给基本能得到满足,患儿表现为周身水肿、肌肉松弛、表情淡漠、肝肿大等,常伴有其他营养素缺乏。恶性营养不良目前已很少见。

(2) 佝偻病(Rickets)。以3～18个月的婴幼儿最多见,主要由维生素D缺乏导致骨质缺钙引起。幼儿阶段钙的摄入量一般仅达RDA的50%或更低,我国北方地区佝偻病发病率可高达50%以上,南方一些地区发病率在20%左右。一般发病初期表现为血钙降低引起的神经兴奋性增高,如多汗、夜惊、烦躁不安、抽搐等,随缺钙进一步加重致头枕部毛发脱落、囟门闭合迟缓、方颅、肋骨串珠、鸡胸、佝偻病性手镯、X形或O形腿等。

(3) 缺铁性贫血(Iron deficiency anemia,IDA)。缺铁性贫血是6个月～3岁婴幼儿的常见、多发病。由于母乳和牛乳中含铁量少,而胎儿时期体内的储存铁仅能满足出生后4～6个月的需要,所以该病多发生在出生5个月以后,尤多胎和早产儿更易且更早发生。主要表现为全身无力、易疲劳、头晕、易烦躁、食欲不振、注意力不集中、脸色苍白、易患感冒,若长期贫血则影响婴幼儿智力和体格的发育。

4. 婴儿的合理营养

(1) 鼓励母乳喂养。母乳是婴幼儿最佳的天然食物,是任何动物乳汁不可比拟的。母乳可分为初乳、过渡乳和成熟乳。初乳富含抗体蛋白质(SIgA)和吞噬细胞,及早开奶对保障婴幼儿健康十分有利。母乳中所含的营养成分最适合婴儿的生长发育,其蛋白质以乳清蛋白为主,与酪蛋白之比为60∶40(牛乳为16∶82),在婴儿胃中被胃酸作用后形成细小而柔嫩的凝块,有利于婴儿消化吸收;其必需氨基酸组成及比例适合婴儿利用,且胱氨酸含量高于牛乳,这与新生儿或早产儿肝、脑组织中胱硫醚酶低需要胱氨酸有关。母乳中含丰富的乳糖、较多的多不饱和脂肪酸,尤以亚油酸和二十二碳六烯酸含量高，对婴儿神经和脑发育有一定的作用。母乳中所含的铁和锌的利用率都高于牛乳。其维生素含量受乳母营养状况和膳食情况的影响，除维生素 D 以外，一般能满足 6 月龄婴儿的需要；母乳中还含有各种生物活性物质，如各种生长因子、免疫因子、牛磺酸及各种消化酶、免疫球蛋白等，可增强婴儿对疾病的抵抗力；母乳喂养可促进母婴之间交流感情及母体的产后康复；母乳喂养经济、方便、温度适宜。WHO 建议全世界 80%的婴儿至少母乳喂养 4 个月，4～6 个月时添加辅助食品，并继续母乳喂养至 10～12 个月。

在不具备母乳喂养的情况下，选用牛奶、羊奶或婴儿配方奶进行人工或混合喂养。

(2) 及时逐步添加辅助食品。婴儿由母乳喂养至 4～6 个月后，随着生长发育的增长，乳类喂养已不能满足婴儿生长发育的需要，须以其他食物进行补充。由于乳类存在着含铁和维生素 D 的不足，故新生儿 2～4 周起补充少量维生素 D；5～6 周起添加富含维生素 C 的果汁、菜汁；3～4 个月添加含铁的食物如蛋黄、肉末、肝泥、铁强化谷物等；6～8 个月添加可以咀嚼的食物，以锻炼牙齿和嚼肌；周岁时可食用餐用食品。添加辅助食品的原则应适时适量、由少到多、由一种到多种、由液体到固体。婴儿断奶后每日至少饮 220 mL 奶。

5. 幼儿的合理营养

幼儿的饮食由乳类为主的食品向以谷类为主，加肉、鱼、蛋、菜类食品过渡的时期，也是一个人饮食习惯形成的关键时期。幼儿的胃容量较小，咀嚼和消化能力较低，故应选择质优量少易于消化的食品，随年龄的增长逐渐增加食物的种类和数量。在平衡膳食的基础上，注意合理烹调，保证食物新鲜，以促进幼儿食欲，膳食安排以“三餐二点”制为宜，并养成良好的饮食习惯，不挑食，不偏食，不乱吃零食，少喝饮料，多喝白水，定时、定量进食，安排愉快的进食环境。

二、儿童的营养需要

儿童一般分为二个阶段，3～6 岁为学龄前儿童，6～12 岁为学龄儿童。该期生长发育不如婴幼儿旺盛，但仍处于快速发育的过程，活动能力加强，智力发育迅速，是逐渐形成个性和培养良好习惯、品德的重要时期。

1. 儿童期的生理特点

学龄前儿童生长发育渐平稳，每年体重增加约 2 kg，身高增长 5～7 cm，四肢增长较躯干迅速，咀嚼能力逐渐增强，消化吸收能力已逐渐接近成年人。学龄儿童生长发育速度逐渐减慢，至小学高年级时进入第二个生长发育加速期，女生生长发育加速的时间比男生早。此时期各内脏器官和肌肉系统发育较快，神经系统不断完善，智力发育迅速，处于学习阶段，活动量加大，对各种营养素的需求相对亦高。

2. 儿童期的营养需求

(1) 热能。为满足儿童的生长发育和各种活动的需要，我国营养学会推荐热能的 RNI 为：学龄前男童 6.10～6.7 MJ/d，女童 5.83～6.67 MJ/d；学龄期 7～10 岁男童 7.53～8.8 MJ/d，女童 7.10～8.36 MJ/d；10～12 岁男童 8.8～10.04 MJ/d，女童 8.36～9.20 MJ/d。

(2) 蛋白质。儿童正值生长发育期，对蛋白质的需要较成年人高，我国建议：3～6 岁 50～55 g/d；7～9 岁 60～65 g/d；10～13 岁 65～75 g/d；并保证优质蛋白质的供给占蛋白质来源的 30%～40%，蛋白质能量比应达 12%～14%。

(3) 脂肪和碳水化合物摄入不宜过高，膳食脂肪的能量比达 25%～30%，碳水化合物为 50%～60%，以从小避免能量过量，避免超重和过胖，预防成年时慢性退行性疾病的发生。

(4) 矿物质和维生素。儿童时期由于骨骼生长迅速，对矿物质尤其是钙的需要量较大。每天需在体内储留 75～150 mg。我国 AI 推荐 7～9 岁每天供给钙 800 mg；10～12 岁 1 000 mg。随儿童肌肉组织的发育和造血功能的完善，儿童对铁的需要量相对高于成人，我国推荐 7～9 岁每天供给铁 12 mg；11～13 岁男童 16 mg 女童 18 mg。其他微量元素如锌、镁、碘等也应有充足的供应，以保证儿童期的健康。维生素类对促进儿童的生长发育，保证儿童的健康非常重要，7 岁以上儿童维生素 A，D，C，B 族维生素的 RNI 与成人相当。

3. 儿童时期的营养问题和平衡膳食

儿童时期的营养问题较为多见，主要问题是早餐摄入不足和早餐质量较低，导致小学生在第 2，3 节课出现饥饿感，此时大脑的兴奋性随之减低，表现为反应迟钝，注意力不集中，影响学习效率。夏季冷饮食品过多影响食欲，零食无节制，甜、咸和油炸食品过多，偏食和挑食等使营养素的摄入比例失调，易造成学龄儿童各种不同程度的营养不足，如蛋白质、能量、维生素 A 和 B_2、钙、锌、铁以及季节性维生素 C 不足；同时亦存在能量过剩的情况，如城市肥胖儿童比例逐渐增加，因此，应给予充分重视。供给合理平衡的膳食避免不足与过剩。儿童时期的平衡膳食的原则：

(1) 合理安排餐次，保证吃好早餐，并使膳食多样化。在幼儿合理膳食的基础上增加进餐量，尤其应注意早餐供给足够的能量和优质蛋白质。早餐所供给的能量应占全日总能量的 25%～30%，其他营养素的供给也应占每日供给量的 25%～30%。除三餐外，可适当安排课间餐，即“三餐一点”制，其能量分配为：早餐 25%～30%、课间餐 10%、午餐 35%、晚餐 30%；课间提供一杯牛奶或豆奶，再加一小块点心，以满足儿童对钙和其他营养素的需求。课间餐不宜过多以免影响午餐。晚餐应注意不油腻过重，不吃得过饱。根据季节和供应情况做到主副食搭配、粗细搭配、荤素干湿结合，多供给乳类和豆制品，保证优质蛋白质、钙和铁的充分供给。

（2）提倡学校营养午餐。学校营养午餐指根据学龄儿童生长发育期间对各种营养素的需要，通过营养工作者的指导和计算，由学校或厂家提供给学生的一顿营养全面、均衡且符合卫生标准的午餐。这样可以改善学龄儿童的营养状况，并培养学生的集体意识和服务精神，纠正不良的卫生习惯。

（3）培养良好的卫生习惯，注意饮食卫生。儿童期应养成不挑食、不偏食、少吃零食的习惯，饮用清淡饮料并控制食糖摄入。另一方面，应强调学龄儿童适当增加体力活动，重视户外活动，使摄入和消耗的热能之间达到平衡并培养儿童的反应敏捷和应急能力。

三、青少年的营养需要

一般认为 13～17 岁为青春发育期，18～25 岁为青年。女孩 8～11 岁、男孩 10～14 岁开始进入青春期，其身高、体重等生长发育速度突然加快，约持续 1.5～2 年，是人体生长发育的第 2 个高峰。该期是由青少年过渡到成年人的关键时期，环境因素如营养不良和疾病可以延缓青春期的开始，故均衡营养尤为重要。

1. 青少年的生理特点

在青春发育期中，人体体重的 50%、身高的 15%在该期获得，体内脂肪开始积累，骨骼增长加速，上下肢比躯干长得快，肩宽和骨盆宽开始增大，从少年体态开始转变为青年、成年人体态。随着第 2 性征和性器官发育的成熟，生长速度逐渐减慢。青春发育期中，心理和智力发展也达高峰，性意识和情感生活日益丰富，独立思考和独立工作能力加强，社会交往增多。青春期开始的早晚、生长发育的速度和持续时间受遗传和环境因素尤其营养状况的影响，因此，个体差异较大。营养不良的儿童青春发育期可以推迟 1～2年，原营养不良的儿童，如在该期获得足够的营养，可改善营养状况，赶上正常发育的青年；相反，原营养状况较好的儿童，若在该期营养摄入不足亦可发展成营养不良。

在青春发育期中，性别的区分也很突出，男性肌肉细胞和骨骼系统的发育均较女性显著，肌力增大，活动力较大，持续时间较长。脂肪组织的积累则以女性为多，女性平均增加 23%，男性仅为 19%。青春期中，在性激素影响下，体格生长明显加速，为生长发育第 2 个高峰，男性开始年龄比女性晚 2 年，故女性在此期体重、身高常超过男性；待男性进入青春期则常超过女性。平均年增长速率男性高于女性，女性增高加速阶段可延续 6～7 年，约在 16～17 岁长骨停止生长；男性延续时间较长，约在 17～22 岁骨骼停止生长。男女体态也有明显差异，女性由于乳房发育及骨盆增宽、皮下脂肪积累，显得前胸和臀部较为丰满，男性则肩宽胸阔、四肢长、肌肉发达。

2. 青少年对营养的需要

(1) 能量。青少年对能量的需要高于成人，每日供给量超过从事轻体力劳动的成年人，且男性高于女性，每日需 10.04～11.72 MJ；女性为 9.6～10.0 MJ，这种对能量需要的增加与生长发育速度和活动量相适应。

(2) 蛋白质。青春发育期对蛋白质需要的增加尤为突出，每日为 80～90 g，其中优质蛋白质应占 40%～50%，蛋白质能量比应达 12%～15%，所以，膳食中应有充足的动物性食物和大豆类食物。

(3) 矿物质。青春发育期为满足骨骼等组织的快速生长发育，对钙和磷等矿物质的需要量显著增加，每日钙磷供给均为 1 000～1 200 mg；铁男性为 15 mg、女性为 18 mg；锌男女均为 15 mg；碘 140～150 μg。

(4) 维生素。维生素 A,D,C 及 B 族维生素对青少年的发育具有重要的作用，维生素 A 与维生素 C 的供给量与成年人相同均为 800 μgRE 和 60 mg；B 族维生素随能量摄入及代谢的增加而需及时补充，尤其在食品中含量较少的维生素 B_2 更应注意。

3. 青少年时期存在的营养问题和合理膳食

青少年时期由于快速生长发育（第 2 高峰），膳食中某些营养素，如蛋白质、铁、钙、锌、碘摄入不足的现象在某些地区时有发生，其他营养素的不足也会在特定条件下发生。因此，充足、全面和均衡的营养是保证青少年正常发育的物质基础。由于青春期能量消耗大，对蛋白质的需求高，主食的量应较儿童时期有所增加，每日达 450～500 g，以保证足够的碳水化合物及 B 族维生素，粗细粮搭配并做到多样化，副食荤素搭配，每日畜禽肉类 100 g、鱼虾类 25 g、蛋类 50 g、奶及制品 200～250 mL、大豆及制品 100～150 g，以保证足够及优质的蛋白质、矿物质、维生素 A，B 族维生素及脂肪的供应。为提供足够的膳食纤维和维生素 C，每日应摄入新鲜蔬菜 300～500 g（深浅色各半）、新鲜水果 100 g。在膳食安排上应注意以下几点：

（1）食多样化，满足对营养的需要，多吃谷类，在烹调加工上应注意色、香、味，并保证鱼、肉、蛋、奶、豆类和蔬菜的摄入。

（2）避免爆饮爆食，偏食挑食及盲目节食，少吃零食，养成良好的饮食卫生习惯。

（3）合理的膳食制度，以一日三餐制为好。

（4）重视早餐的供给及早餐的质量，必要时课间加一杯牛奶或豆奶。

（5）增加体力活动，加强体育锻炼，合理控制饮食，少吃高能量的食物如肥肉、糖果、巧克力和油炸食品，控制体重预防肥胖，但应避免盲目节食。

（6）注意学习紧张期间（考试）的营养和饮食安排。

四、中年人营养需要

按我国现阶段的年龄划分标准，一般 35～49 岁称为中年；按 WHO 近年的年龄划分标准，45～59 岁为中年。该年龄段人群担负着重要的社会劳动，工作经验丰富，社会责任大，合理营养对他们也十分重要。

1. 中年人的生理特点

中年是人生的黄金时代，肩负重任，工作压力较大，家庭负担也较重，时间安排较紧；在生理上，中年即是生理功能全盛时期，也是开始进入衰老的过渡时期，身体经历着从盛到稳定到衰老的巨大变化过程，中年与青年相比有以下特点：

(1) 基础代谢率随年龄增高逐渐下降(10%～20%)，肌肉等实体组织随年龄增高而减少，脂肪组织随年龄增加而增多。

(2) 消化、循环系统功能渐减退，易出现消化系统疾病(例如溃疡病等)，体内抗自由基的能力渐减弱，心血管内壁渐失去弹性，易患心脑血管疾病、肿瘤等。

(3) 40 岁以后视力、听力、感觉、嗅觉等开始降低，情绪不稳，尤其妇女。

2. 中年人的营养需要

现代医学理论认为，老年病的发生与发展大多与营养因素有关，中年时期若能达到合理营养，对延长中年期、抗衰老和祛病延年有重要意义。中年人的营养要求如下：

(1) 能量。根据不同性别和不同劳动强度，中年人对能量摄入要适当，随年龄增高，应适当减少能量摄入，45～50 岁降 5%，50～59 岁降 10%，以维持标准(理想)体重为原则。超重者应注意适当控制能量摄入并增加活动，以消耗过多能量，减少脂肪蓄积。

(2) 蛋白质。在保证蛋白质的供给量的基础上，适当选择优质蛋白质的供应，如畜禽肉、鱼、奶、豆类等，以适应高强度的劳动和活动所需。蛋白质占能量比以 12%(1.0 g/kg)为宜,优质蛋白质占蛋白质来源的 30%左右。

(3) 脂肪和碳水化合物的摄入要适当。过量脂肪摄入常易诱发肥胖、高血压和结肠癌、乳腺癌等,脂肪占能量比维持在 25%~30%为宜,胆固醇的摄入量以每天不超过 500 mg 为宜。中年人应少食食糖,主食不应过精过细,以避免水溶性维生素及膳食纤维摄入不足。

(4) 其他营养素。中年人应注意膳食中铁、钙的摄入,以预防缺铁性贫血及骨质疏松症的发生。

3. 中年人存在的营养问题及合理营养

中年人存在的与营养有关的问题有肥胖、高血压、高脂血症、心脑血管疾病、糖尿病和肿瘤、骨质疏松症等。这些疾病的发生往往与膳食结构不合理、营养素摄入不平衡有重要关系。中年人的合理营养应做到每日应增加膳食蛋白质的摄入,少食糖及脂肪类食品,食不过饱,控制体重,多食蔬菜水果以增加维生素和膳食纤维的摄入。每日饮牛奶或豆奶一杯,补充钙质。主食应粗细搭配,避免食加工过精的食品,食盐应少食,每日不超过 6 g。膳食安排以三餐制为宜,早餐能量占总能量的 30%、午餐占 40%、晚餐占 30%。

五、老年人的营养需要

随着社会和经济的发展,世界人口年龄老化已日趋明显。据估计,65 岁以上人口占全世界人口的 6.2%,其中 62%生活在发展中国家。根据一般年龄的划分,60~79 岁为老年期,80~89 岁为高龄期,90 岁以上为长寿期。由于老年人生理功能和代谢发生明显变化,对慢性非传染性疾病敏感性增加,老年人的健康问题尤其是老年人营养和合理膳食应引起高度重视。

1. 老年人的生理特点

(1) 基础代谢、合成代谢降低，而分解代谢增高。老年人基础代谢率比中年人降低10%～15%，故老年人应控制能量平衡，保持恒定体重。

(2) 身体重要器官的生理功能降低。老年人的内脏器官如脑、心、肺、肾、胃肠功能随年龄增高呈现不同程度的下降。老年人心脏每搏输出量较青年时下降30%～40%，心律减慢。肺活量渐减少。因牙齿脱落对食物的咀嚼有明显影响，舌表面味蕾萎缩，味觉细胞减少，导致味觉功能降低，食欲下降；消化酶的分泌及活性下降，影响对食物的消化吸收和利用。老年人肠蠕动减慢易发生便秘。肾小球数目减少，肾脏滤过功能和重吸收功能下降；甲状腺、胰腺、性腺功能逐渐下降，葡萄糖耐量降低，血糖容易升高引起糖尿病。女性雌激素水平下降，钙和维生素D的供给不足易发生骨质疏松症；神经系统有神经数目和递质减少，神经传导速度减慢，脑血流量减少，致老年人思维迟钝、记忆力下降、动作缓慢、容易疲劳等。

(3) 生化代谢方面，老年人对蛋白质的分解代谢超过合成代谢，使蛋白质的合成率降低；体内酶活性降低，例如超氧化物歧化酶、过氧化氢酶、谷胱甘肽过氧化物酶的活性降低；体内的脂质过氧化物蓄积，损伤细胞和组织，引起疾病。脂质过氧化物可形成脂褐素，在皮肤下沉着形成老年斑。老年人肌肉组织中肌细胞内水分减少，细胞萎缩，组织失去弹性。

(4) 免疫功能低下。随年龄增高，机体的免疫功能亦下降，老年人胸腺重量、T淋巴细胞数目减少、血中IgG含量减少，故老年人易患各种疾病。

2. 老年人的营养需要

根据老年人的器官功能逐渐减退，消化、代谢都不同程度下降的生理特点，对各种营养需要也应与中年人有所不同。

(1) 能量。老年人基础代谢率降低，活动量减少，所需的能量亦相应减少。能量过多，则可能转变为脂肪使身体超重甚至肥胖，老年人若能维持恒定的理想体重则表示能量摄入恰当。我国营养学会推荐，以20～39岁平均体重65 kg(男)或55 kg(女)的能量供给量为基础，50～59岁老年男女相应减少10%，60～69岁减少20%，70岁以上减少30%，一般情况下65岁以上老年人每日摄入能量应在6.72～8.4 MJ之间。

(2) 蛋白质。老年人体内蛋白质合成率降低，分解代谢往往高于合成代谢，较易发生负氮平衡。老年人由于消化功能紊乱常易发生低蛋白血症、水肿和营养性贫血。但用氮平衡方法研究老年人维持氮平衡的蛋白质需要量与青年人无差别。因此，老年人对蛋白质的需要量不应低于成年人，尤其必需氨基酸如蛋氨酸、赖氨酸的需要量增加，一般认为老年人可按1.0～1.2 g/kg体重供给蛋白质，优质蛋白质占1/3，蛋白质能量比以12%～14%为佳。

(3) 脂肪。老年人胆汁酸合成减少，胰酶活性降低，消化脂肪能力降低，高脂肪膳食易引起消化不良。老年人血脂、血低密度脂蛋白升高可能与脂肪的分解代谢迟缓有关。故老年人脂肪的摄入量不宜过高，以占总能量的20%～25%为宜。食用油以植物油为好，膳食胆固醇应控制在300 mg/d。

(4) 碳水化合物。老年人糖耐量低，胰岛素对血糖的调节作用减弱，食用糖和淀粉过多易发生血糖增高，且过多的糖在体内可转变成脂肪，使血脂(尤其甘油三酯)升高，引起动脉粥样硬化等心脑血管疾病、糖尿病发病率升高，故老年人不宜摄入过多的蔗糖和淀粉。果糖易被老年人利用，转变为脂肪的能力小于葡萄糖，老年人易多食水果等含果糖的食品。膳食纤维能促进肠蠕动，降低胆汁酸的肝肠循环并使之排出，有降低血脂水平和稀释肠内有毒物质，从而防止结肠癌的发生。老年人每日摄入10～15 g膳食纤维为好。

(5) 矿物质。老年人常常容易发生腰背酸痛，主要与缺钙引起的骨质疏松症有关，绝经期前后的妇女患病率较高。我国有的地区可达60%以上，主要原因是由于老年人对钙的吸收率降低，加之含钙丰富的食品例如牛奶摄入不足，老年人户外活动较少，日照机会减少，皮肤合成维生素D的量降低；肾脏机能减退，形成1，25-$(OH)_2$-D_3的量减少，老年人对钙的吸收和储备能力差，容易发生缺钙而导致骨质疏松。故老年人适当补钙和维生素D是必要的。老年人也容易发生缺铁性贫血，与老年人进食量少，蛋白质和膳食铁的摄入量不足有关；膳食中维生素C，B_{12}，叶酸的供给量不足，影响了对铁的吸收利用，老年人应注意补充含血红素铁较高的食品，以纠正膳食蛋白质和铁的不足。老年人较易缺乏的其他微量元素有锌、硒、铬，膳食中也应注意补充。高钠是高血压的危险因素，老年人应降低食盐的摄入，以每日不超过6 g为宜。

(6) 维生素。老年人对各种维生素的需要量与成年人相同，尤其是维生素A，E，C，B_2，叶酸。老年人维生素A的摄入量普遍不足而导致暗适应缓慢，上皮组织干燥、增生、过度角化等症状，可通过适当补充维生素A制剂而得到改善。近年来对维生素E的抗衰老作用研究较多，维生素E在体内具有抗氧化作用，能保护脂质过氧化对生物膜造成的损伤，减少脂褐素的生成，提高机体的免疫功能，因而具有延缓衰老的进程的作用。维生素C能与维生素E起协同作用，对防止衰老具有一定的作用。老年人因牙齿脱落，摄食水果蔬菜的量较少，其他维生素例如B_{12}、叶酸、B_2的摄入量也相对不足，膳食中也应注意补充。

3. *老年人存在的营养问题*

老年人因牙齿脱落、消化功能降低、户外活动减少等原因致老年人与营养有关的主要问题是肥胖、骨质疏松症、动脉粥样硬化等疾病。

(1) 肥胖症。一般认为当体重超过理想体重的20%；通过测量皮褶厚度(三头肌、二头肌等)来推算体脂，体脂男性明显超过体重的20%，女性超过30%可认为肥胖。除内分泌和遗传因素外，多数老年人肥胖由饮食过度，脂肪蓄积所致。肥胖可致多种疾病如影响呼吸循环，引起高血压、高脂血症、心脑血管疾病、糖尿病等。老年人应适当减少能量摄入，保持理想体重。

(2) 骨质疏松症（Osteoporosis）。这是以骨质变稀疏为特征的代谢性骨病。一般老年人变化程度较轻时无临床症状，严重时常因脊椎发生压迫导致腰背酸痛，久站后腿麻腿痛、身体缩短、驼背等，并易发生骨折。主要与老年人户外活动少，光照不足，膳食钙、维生素 D、蛋白质等摄入不足有关。

(3) 动脉粥样硬化。动脉粥样硬化是指在中等及大动脉血管内膜和中层形成的脂肪斑块，这些脂肪斑块主要由胆固醇和胆固醇酯组成。动脉粥样硬化可发生在冠状动脉、脑动脉、股动脉和髂动脉，引起冠心病、脑卒中、动脉瘤和外周血管病等，是威胁人类健康的重要疾病之一，其发病率逐年增高，也是造成死亡的主要死因之一。本病种类繁多、病因复杂，目前认为除了家族史、年龄、肥胖、缺乏体力活动及吸烟等危险因素外，营养与膳食因素极为重要。合理摄取膳食已成为防治该类疾病的重要措施之一。

4. 老年人的合理膳食

老年人一日的膳食组成应包括谷类 250～300 g、瘦肉类及鱼类 100 g、豆类及制品 100 g、新鲜绿色蔬菜 300 g 左右、新鲜水果 100 g 左右、牛奶或豆奶 1 杯（约 250 mL）、烹调用植物油 20 g 左右，食盐低于 6 g，糖少于 20 g，少饮或不饮酒。根据老年人特点，老年人的合理膳食原则应注意：

(1) 合理的膳食结构。老年人应供给适当的能量以维持标准体重，供给足够的优质蛋白质，适当限制膳食脂肪的摄入，增加富含膳食纤维、维生素、钙、铁、锌、硒、铬等微量元素的供应，故老年人的膳食应注意食物要粗细搭配、科学的烹调方法使食品易于消化。

(2) 积极参加适度的体力活动，保持能量平衡，即保持理想体重。

(3) 合理的用膳制度,避免暴饮暴食,多吃植物性蛋白,少吃甜食。

(4) 在卫生工作者的指导下合理应用保健食品,以食补为主,例如保护性食品(大蒜、圆葱、香菇、木耳等),少饮酒。

第二节 人体营养状况的评价

为了更好地指导人民合理营养、提高人群的健康水平,并通过膳食指导以促进病人更快地康复的目的。需要经常了解人体的营养状况并作出评价。评价人体营养状况的方法较多,一般根据膳食调查、人体测量及临床体征检查、临床生化检测三个方面的资料进行全面分析和综合评定。

人体营养状况评价的目的是了解各种人群(包括不同劳动条件或不同生理状况下)膳食营养摄取情况与其 DRIs 标准的符合程度;了解与营养状况有关的居民体质与健康状况,及时发现营养不平衡的人群,为进一步进行营养监测(Nutritional surveillance)及实施营养政策、复核营养素供给量标准、制定食物生产计划和食品经济政策提供科学依据。

进行人体营养状况评价前,应做好组织工作,除调查设计外,要明确调查对象、规模、目的、内容和方法。调查工作的质量取决于工作计划的科学性、严密性和可行性,工作人员的认真负责态度,组织工作的分工及合作。一般在确定的调查年份应每个季节调查一次,至少要在夏秋和冬春进行两次,每次不少于 4 天,其中不应包括节假日。

一、膳食调查

膳食调查是营养调查的基本组成部分。目的是了解在调查期间被调查者通过膳食所摄取的热能和各种营养素的数量和质量，对照 DRIs 评定正常营养需要的满足程度；同时也可对烹调方法、膳食调配和伙食单位的卫生情况加以了解。膳食调查的结果可以作为指导调查对象进行营养改善的重要依据。其方法有称重法、记(查)账法、询问法、化学分析法、食谱计算法等，可根据调查目的和条件进行选择。

(1) 称重法。这是对被调查单位(食堂或家庭)在调查期间所消耗的食物全部分别称重的方法。调查时应注意分别称出每日每餐所消耗的食物的生重、熟重和每餐剩余食物的重量，并作记录。见表 5-2-1。

表 5-2-1　食物消耗记录表

单位：　　就餐人数：　　日期：　　年　　月　　日

餐别	食物名称	生重(kg)	熟重(kg)	生熟比	熟食剩余重(kg)	实际消耗量(kg)

调查时注意，主食应先称后做，副食应在烹调前后分别称重，计算生熟比。用餐结束时再称出剩余食物的重量(包括厨房剩余和个人食后的剩余重量)，然后分别计算出实际消耗的生重、熟重。

实际消耗的熟重＝烹调后熟食重量－熟食剩余量

实际消耗的生重＝实际消耗的食物熟重/生熟比＝(熟食重－熟食剩余重)/生熟比

各种调味品及食用油在每日早餐前、晚餐结束后分别称重，两次之差即为全日用量。

统计就餐人数并计算总人日数。当用餐者年龄、劳动强度较一致时，可分别登记各餐就餐人数，再根据主食的消耗量折算总人日数。根据我国的膳食习惯，三餐食物消费量比例分别为 25%，

40%，35%。如某单位某日食堂早、午、晚餐的就餐人数分别为120人、150人、145人，则该日总人日数为120×25%＋150×40%＋145×35%＝141人。更准确的计算方法是根据各餐的就餐人数和各餐的主食消耗量来计算。如某食堂某日三餐的就餐人数同上，三餐用主食生重（米或面）分别为早餐24 kg、午餐52.5 kg、晚餐43.5 kg，则该日的总人日数为120×24/(24＋52.5＋43.5)＋150×52.5/120＋145×43.5/120＝142人。若调查对象的年龄、性别、劳动强度差异较大时，则应将不同用膳者分别登记，以便折算出成年男子的就餐人数。各类就餐人员的折算率见表5-2-2。

表5-2-2 用餐人员折算表

年龄	折合系数	年龄	折合系数
成年男子	1.0	7岁～	0.61
成年女子	0.83	10岁	0.88
1岁～	0.42	12岁以上	1.0
2岁～	0.50	孕妇	1.15
4岁～	0.61	乳母	1.38

计算平均每人每日各种食物的消耗量。用调查期间实际消耗的各种食物的总量除以总人日数即得。根据食物成分表或特定的计算机软件进一步计算出平均每人每日能量和各种营养素的摄入量。

称重法适用于单位、家庭和个人的膳食调查。经称重所得数据准确可靠，但较费时、费力。

(2) 记账法。对建有伙食账目的集体单位或家庭，通过查阅过去一定期间内各种食物的消费总量，并根据同一时期的进餐人数，计算平均每人每日各种食物的摄入量的方法。该法所需人员较少，手续简便，但不太准确。为了减少误差，可尽量延长查账的期限，如半月甚至更长。具体步骤如下：

① 登记调查期间各种食物的消耗量。逐日查阅并登记调查期间所购买食物，将相同食物累加，计算出一定时期内各种食物的总消耗量。若原有账目不清，则采取从规定之日起开始进行登记，并记录原有食品库存量，以便计算调查期间各种食物消耗量。记录于食物量记录表中(见表 5-2-3)。调查期间调查人员应到现场观察废弃食物情况，计算时应扣除。

② 登记每日每餐就餐人数，按称重法计算总人日数。

③ 计算平均每人每日各种食物消耗量，根据食物成分表计算平均每人每日能量和各种营养素摄入量。

表 5-2-3　食物量记录表

单位：　　　　　　　　　　　　　　年　　月　　日　调查者：

食物名称		
结存数量		
每	月	日
日	月	日
购	月	日
入	月	日
食	月	日
物	月	日
剩余食物		
实际总消耗量		

(3) 询问法，又称 24 小时回顾法。通过询问调查对象近期或几日内每天摄入的食物种类和数量，据此对膳食营养进行评价。该法简便易行，但调查结果误差较大，需要有经验的营养工作者耐心、细致的询问，了解饮食习惯等仍可作出估计。该法适用于家庭、个人、一般门诊或病房病人的调查。询问法调查中，对有疑问的内容，应用称重法核实，以提高调查结果的准确性。

(4) 化学分析法。这是将调查对象一日份的全部食品收集于实验室中进行化学分析所得的营养素数据进行评价的方法。该法数据准确，但手续复杂，工作量大，较少采用。

膳食营养的评价。膳食调查资料获得后，将调查对象的平均每人每日各种食物摄入量，根据食物成分数据，计算出膳食能量和营养素摄入情况，对照我国居民膳食营养素参考摄入量标准(Chinese DRIs)进行评价。

① 平均每人每日各类食物进食量；

② 平均每人每日能量和各种营养素的摄入量占 DRIs 的百分比；

③ 能量食物和能量营养素的来源分布；

④ 蛋白质的食物来源分布；

⑤ 脂肪的食物来源分布；

⑥ 膳食质量、膳食构成及膳食制度等是否合理；

⑦ 提出改善意见。

二、人体测量及临床体征检查

人体测量和临床体征检查的结果是评价一个群体或个体营养状况对生长发育及某些生理机能所产生影响的可靠数据。常用的人体测量指标有身高、体重、皮褶厚度、上臂围、上臂肌围等。

(1) 身高(body height,BH)。身高是评价生长发育和营养状况的基本指标之一，尤其对儿童有重要意义。身高在一日之内有波动，是由于脊柱弯曲度的变化以及脊柱、股关节、膝关节等处软骨的压缩引起。故身高的测量时间应固定，一般多在上午 10 点进行。

测量方法：可用专用的身高计或身高坐高计，也可利用墙壁或软尺进行测量。被测者脱去鞋袜、帽子，立于身高计平面上，背靠身高计，两眼平视前方，两臂自然下垂，两脚尖呈 40°～60°角，膝伸直，头、背部、臀部、脚跟紧靠立柱，测量者轻轻把滑板移动至头顶后读数。测两遍取平均值。3 岁以下儿童需测卧位身长，用专用的身长计测量，婴儿平卧其上，头部接触头板，移动足板使紧贴足跟，读数记录。

(2) 体重(body weight，BW)。体重是反映机体营养状况的综合指标之一。体重在一日之内随饮食、大小便、出汗等的影响而出现波动，因此，体重测量也应固定时间。被测者最好清晨空腹，排空膀胱，着简单内衣，安定地立于体重计的中央，读数并记录。测量体重前体重计应进行校正，测量成人体重，体重计要求感量和读数至少为100 g，测儿童体重为50 g，婴儿体重为10 g。

标准体重(standard weight)又称为理想体重，是对维持健康最为有力的体重状态。标准体重可通过调查相应的健康人群的体重资料，即该人群中体重分布处于中间的大部分(95%)人的平均体重；另外，在上述资料的基础上，进一步归纳、设计出的简单的计算公式。由于适用人群不同，标准体重计算公式有许多。国外常用Broca公式：标准体重(kg)＝身高(cm)－100。我国常用Broca改良式：标准体重(kg)＝身高(cm)－105；或平田公式：标准体重(kg)＝[身高(cm)－100]×0.9。在我国青年体重资料的基础上提出的计算公式：北方青年标准体重(kg)＝[身高(cm)－150]×0.6＋50；南方标准体重(kg)＝[身高(cm)－150]×0.6＋48。幼儿的标准体重一般不考虑年龄因素，只考虑身高。幼儿身高为125 cm以下时，其体重与身高是一起发展的，即身高每增加3.8 cm，体重增加1 kg。可按以下公式计算：标准体重(kg)＝3＋[身高(cm)－50]/3.8。

标准体重的应用一般是将实测体重与标准体重进行比较，若实测体重处于标准体重±10%范围，则认为正常体重；＋10%～20%为过重；＋20%以上为肥胖；－10%～20%为瘦弱；－20%以下为严重瘦弱。

根据身高和体重计算的各种指数可供参考进行评价

① KAUP指数。KAUP指数＝[体重(kg)/身高^2(cm^2)]×10^4，适用于学龄前儿童，此指数<10消耗性疾病，10～13营养不

良,13～15 消瘦,15～19 正常,19～22 良好,>22 肥胖。

② ROHRER 指数。ROHRER 指数＝[体重(kg)/身高^2(cm^3)]×10^7,适用于学龄期儿童,此指数<92 过度瘦弱,92～109 瘦弱,109～139 中等,140～156 肥胖,>156 过度肥胖。

③ 身体质量指数(Body mass index,BMI)。BMI＝体重(kg)/身高^2(m^2),表示成年男、女消瘦、正常、肥胖的数值分别为<20,20～25,>25 和<19,19～24,>24。

(3) 皮褶厚度(skin fold thickness)。皮褶厚度是人体一定部位连同皮肤和皮下脂肪在内的皮肤皱褶的厚度。测量皮褶厚度可以反映体脂的状况,以代替人体脂肪的测量。皮褶厚度测量通常用特定的皮褶计(10 g/cm^2)进行连续测量 3 次,取平均值,单位用 mm 表示。常用测量部位为三头肌、肩胛下、脐旁三个部位。

① 三头肌皮褶厚度。被测者立位,上臂自然下垂,取左上臂背侧肱三头肌肌腹中点,即左肩峰至尺骨鹰嘴连线中点上方约 1～2 cm 处。测量者位于被侧者的后方,用左手拇指和食指,从测量点旁 1 cm 处将皮肤连同皮下脂肪顺臂之长轴捏起皮褶,测量。成年人正常值:男 12.5 mm,女 16.5 mm;实测值相当于正常值的 80%～90%为轻度营养不良,60%～80%中度营养不良,<60%重度营养不良,>90%正常。

② 肩胛下皮褶厚度。被测者上臂自然下垂,测量点为左肩胛骨下角下方 2 cm 处。

③ 脐部皮褶厚度。脐左方 1 cm 处。

(4) 上臂围(arm circumference,AC)。上臂围指上臂中点的围长,包括皮下脂肪和上臂肌肉,是反映能量和蛋白质营养状况的指标之一。测量时,被测者左上臂自然下垂,用软尺测量上臂外侧肩峰至鹰嘴连线中点的围长。测量值相当于正常值的 80%～90%为轻度营养不良,60%～80%为中度营养不良,<60%为重度营养不良。

(5) 上臂肌围(arm muscle circumference,AMC)。上臂肌围是反映机体蛋白质储存情况的较好指标,与血清白蛋白含量有密切关系,若病人血清白蛋白低于 28 g/L 时,约 87%的病人上臂肌围也减少。AMC = AC(cm) − TSF(cm) × 3. 14。正常值:男 25. 3 cm,女 23. 2 cm 评价标准同上臂围。

临床体征检查的目的在于根据全面的临床检查,查出营养不平衡的存在,进行正确的膳食指导,予以纠正。营养缺乏的发生是一个渐进过程,其严重程度与所缺乏营养素的种类、数量和持续时间有关。营养缺乏病体征是在经过体内营养素储存量降低致组织中营养素缺乏引起一系列生理机能改变而出现的病理状态的一个过程,临床上常常表现为非典型的体征,检查时应认真做好鉴别。与营养素有关的身体各部位出现的临床体征见表 5-2-4。

表 5-2-4 营养缺乏征临床表现与营养素的关系

部位	体征症状	缺乏营养素	部位	体征症状	缺乏营养素
全身	消瘦、发育不良	热能、蛋白质、维生素、锌	口腔	牙龈炎、出血	维生素 C
	贫血	蛋白质、铁、叶酸、维生素 B_2、维生素 B_6、维生素 C	骨	鸡胸、串珠胸、O 形腿、X 形腿、骨软化症	维生素 D、维生素 C
皮肤	毛囊角化症、皮炎(红斑摩擦疹)、	维生素 A PP、其他	神经	多发性神经炎、球后神经炎	维生素 B_1
	溢脂性皮炎、出血	维生素 B_6 维生素 C、维生素 K		精神病	维生素 B_1、PP
				中枢神经系统失调	维生素 B_{12}、维生素 B_6

（续表）

部位	体征症状	缺乏营养素	部位	体征症状	缺乏营养素
眼	角膜干燥、夜盲 角膜边缘充血 睑缘炎、羞明	维生素 A 维生素 B_2 维生素 B_2、维生素 A	循环	水肿 右心肥大 舒张压下降	维生素 B_1 维生素 B_1
唇	口唇炎、口角炎 口角裂	维生素 B_2、PP	其他	甲状腺肿 肥胖症 高脂血症 动脉粥样硬化症 糖尿病 饥饿	碘 各种营养失调
口腔	舌炎、舌猩红舌肉红、地图舌、舌水肿（牙咬痕可见） 口内炎	PP、维生素 B_2、维生素 B_{12} 维生素 B_2、PP 维生素 B_2、维生素 B_{12}			

三、临床生化监测

营养缺乏病临床体征和症状的出现，表明体内营养素缺乏已达较严重程度。实际上，机体在此之前，组织中营养素浓度可能出现降低，血和尿中营养素或代谢产物的含量也可发生变化。用临床生化监测的手段测定被测者体液或排泄物中与营养有关的成分，可判断机体营养水平，对早期诊断、及时预防具有重要意义。我国常用人体营养水平鉴定参考指标见表 5-2-5。

表 5-2-5　人体营养状况生化检验常用指标及参考值

监测项目	指标及参考值
蛋白质	血清总蛋白 64.0～83.0 g/L 白蛋白 35～55 g/L 球蛋白 20～30 g/L 血红蛋白　男 130 g/L　女 120 g/L 视黄醇结合蛋白　26～76 mg/L

(续表)

监测项目	指标及参考值
血脂	血清甘油三酯 0.22～1.20 mmol/L 血清胆固醇 2.9～6.0 mmol/L
维生素 A	血清维生素 A　成人 200～900 μg/L　儿童　300～700 μg/L 血清β-胡萝卜素　>800 μg/L
维生素 B_1	负荷试验:空腹口服维生素 B_1 5 mg 后测 4 小时尿中排出量 正常 200～400 mg 不足 100～200 mg 缺乏 <100 mg 红细胞转羟乙醛酶活力(TPP 效应)<15%正常,15.1%～25%不足,>25%缺乏
维生素 B_2	负荷试验:空腹口服维生素 B_2 5 mg 后测 4 小时尿中排出量 正常 800～1 300 μg 不足 400～799 μg 缺乏 <400 μg 红细胞谷胱甘肽还原酶活性系数(AC)　正常 <1.2 不足 1.2～1.4 缺乏 >1.4
维生素 PP	负荷试验:空腹口服维生素 PP50 mg 后测 4 小时尿中 N'-甲基尼克酰胺排出量 正常 3～4 mg,不足 2～3 mg,缺乏 <2 mg。
维生素 C	血浆维生素 C 含量　正常 4～8 mg/L,不足 <4 mg/L 负荷试验:空腹口服维生素 C500 mg 后测 4 小时尿中排出量 正常 5～13 mg 不足 <5 mg
钙	血清钙 2.25～2.75 mmol/L(90～110 mg/L,其中游离钙 45～55 mg/L)
铁	血清铁 14.3～26.9 μmmol/L(800～1 500 μg/L)
锌	血清锌 109.5±9.2 μmmol/L(7 160±600 μg/L)
其他	尿糖(－),尿蛋白(－),尿肌酐 0.7～1.5 g/24 h 尿

第三节　营养不良

合理营养是健康的物质基础。当人们的膳食结构合理、营养平衡时，不仅能满足机体对热能和各种营养素的需要，增强机体的抗病能力，提高劳动效率，还能预防和治疗某些疾病。当膳食结构不合理、长期摄入的能量和营养素不平衡时，则会产生营养失衡问题。

营养失调是世界性普遍存在的营养问题。在不同国家和不同人群中，存在的营养失调也不尽相同。营养失调大体上分为三类：

营养不足。某些营养素在体内储存减少，呈现低水平代偿状态，但尚未达到缺乏程度。本人自觉症状不明显或仅有轻微症状处于亚临床状态。但生化检查可发现异常，及时加以补充和纠正，可防止营养缺乏病症的发生。否则，就有发生营养缺乏病症的危险。

营养缺乏。由于长期营养素摄入不足或其他原因不能满足机体对营养素的需要而出现生化和病理形态学的改变，临床上可发生营养素缺乏病症。营养不足和缺乏根据其发生的原因可分为原发性和继发性两大类：

(1) 原发性是由于膳食中营养素摄入不足而引起的营养障碍性病症。只要合理补充相应的营养素即可痊愈。其致病原因有以下三方面：① 不良的饮食习惯。因为长期的偏食、挑食、禁食和忌食等原因，使营养素摄入量减少。不合理的烹调，使某些营养素的大量丢失。② 食物过精。粮谷类在食用前都要进行研磨加工。在除去杂质和谷皮后，感官性状有所改善，消化吸收率也有提高。谷粒中的营养素除淀粉外，绝大部分都集中在谷胚和表层，故过分提高加工精度，将会造成营养素的大量丢失。长期食用精制的大米和面粉，易引起维生素 B_1 的缺乏。因此，粮谷类的合理加工十分重要。③ 社会因素。在经济落后和战乱的国家和地区，人们的生活水平低下或无保障，主副食供应短缺，靠单纯的主食或一种食物维持生命，极易造成营养缺乏病的发生。

(2) 继发性营养不足与缺乏的原因是由于消化吸收不良、体内利用发生障碍、营养素需求量增加或排泄过多而引起。营养缺乏病的形成有一个过程，首先引起身体组织中营养素含量减少，既而发生生物化学改变，如不能得到及时纠正，进一步引起功能障碍和形态的改变。

营养过剩。当摄入的营养素超过机体的需要量，不仅造成了多余营养素在体内的蓄积，还可引起一系列的病理生理变化。我们将这些改变称之为营养过剩。例如，摄入过多的能量可导致单纯性肥胖；动物性脂肪摄入过多易导致动脉粥样硬化；长期食盐摄入过多可发生高血压病；脂溶性维生素如维生素 A,D 摄入过量会导致中毒等。

一、蛋白质能量营养不良

蛋白质能量营养不良(PEM)是因缺乏能量和(或)蛋白质所致的一种营养缺乏症。此外，还常伴有其他营养素的缺乏。各人群均可发病，在贫困地区或发展中国家发展较普遍，主要多见于婴幼儿或儿童，是影响小儿健康和导致死亡的严重疾患之一。

1. 病因

原发性系食物不足引起，多见于贫困地区、战争和灾荒年代，或由于早产儿、母乳不足而未添加辅食、偏食或挑食所致；继发性多由于胃肠道疾患吸收不良、长期消耗性疾病、蛋白质合成障碍和丢失过多而引起。

2. 临床表现

PEM 可分为三型：① 消瘦型。以能量缺乏为主兼有蛋白质缺乏者。患者体重下降，生长发育迟缓，皮下脂肪减少或消失，肌肉萎缩，但无浮肿。② 恶性营养不良。以蛋白质缺乏为主加上能量缺乏。表现为高度浮肿、肝肿大、毛发干枯、痴呆等。③ 混合型。临床上常见两型混合发生。PEM 患者免疫能力低下，易合并感染或伴有维生素缺乏症。

3. 实验室检查

可见血清总蛋白和白蛋白明显降低，转铁蛋白和前白蛋白减少更为敏感。必需氨基酸水平也有下降，血红蛋白和红细胞减少。尿羟脯氨酸，尿肌酐排出量减少。可出现电解质失衡。

4. 治疗

对患者应采取综合治疗，除增加营养外还应注意护理及防止并发症的发生。

(1) 增加营养。对婴儿应争取母乳喂养或合理的人工喂养。应选用高蛋白、高能量乳品或代乳品。蛋白质和能量应逐步增加，蛋白质从 1.3 g/kg 体重渐增至 3.5 g/kg 体重；能量从 0.15 ～ 0.21 MJ/kg 体重渐增至 0.41～0.63 MJ/kg 体重。注意其他维生素的适量供给。

(2) 对症及支持治疗。有脱水和腹泻者应纠正水和电解质紊乱；有感染者给予相应的抗生素；重症者可小量输血。

(3) 加强护理注意并发症。对于营养不良的并发症如消化不良、贫血、佝偻病、肠寄生虫病应积极治疗。注意个人卫生，防止感染及褥疮的发生。

5. 预防

提倡母乳喂养和合理人工喂养，应满足每日营养素供给量；增加优质蛋白质的摄入，并有足够的维生素；注意食品的多样化和合理搭配；加强体格锻炼，增强体质；预防传染病和肠寄生虫病；对 PEM 易感人群的监测。

二、维生素 D 和钙的缺乏

缺乏维生素 D 和钙的疾病中，缺钙是主要病因。造成缺钙的原因为:①老年人对钙的吸收率降低。②维生素 D 包括维生素 D_2(钙化醇)和维生素 D_3(胆钙醇)分别由麦角固醇和 7-脱氢胆钙醇经紫外线照射后转化而来。在肝和肾经两次转化为 1,25-羟基胆钙醇方有生理活性。其主要功能是促进钙磷吸收,调节钙磷代谢,促进骨骼、牙齿的硬化。因此,维生素 D 与钙的代谢密不可分。当膳食中缺乏维生素 D 或人体缺少阳光照射,体内维生素 D 合成减少,从而形成骨钙化异常。在婴幼儿、儿童中表现佝偻病;成人尤其在育龄期妇女中表现为骨质软化症;老年人则表现为骨质疏松。

1. 佝偻病

(1) 症状与体征。佝偻病的发展可分为三个阶段:①以低血钙为主要特征,患儿多汗,烦躁不安,出现手足搐搦。②继发性甲状旁腺功能亢进,血磷正常,尿磷增加,血清碱性磷酸酶活性增加,X 线检查可见骨骼出现各种病变。③体内钙储存大部分耗竭,骨质脱钙、软化、骨骼畸形明显。

(2) 治疗。佝偻病最主要的治疗是补充足够的维生素 D 和钙。维生素 D 剂量为每日 3 000~5 000 IU,据病情而定。可用鱼肝油或钙化醇,同时补充钙片,维生素 C,B,A 等辅助用药。

(3) 预防。鼓励儿童多做户外运动,以吸收紫外线来合成维生素 D。调节膳食多吃富含维生素 D 的海产品如鱼类,其次禽畜肝和蛋、奶类。在冬季到来之前,对佝偻病好发年龄的婴幼儿一次性大剂量维生素 150 000 IU 注射作为预防。

2. 骨质软化

多发于成人,尤其是孕产期妇女。其发病机制与佝偻病相似。但由于成人骨骼生长已停止,只会长骨干和扁骨软骨、变形。

骨质软化症主要症状为四肢酸痛,尤以夜间为甚。病情严重时疼痛加剧,多在腰背部,沿脊椎神经放射,不受动作影响。X 线检查可发现重症者骨质疏松、骨皮质变薄、自发性骨折及骨盆畸形。

预防和治疗同佝偻病。每日的治疗剂量为维生素 D 5 000 IU。

3. 骨质疏松症

骨质疏松症是由于钙摄入减少或吸收利用障碍引起骨质量减少，多发于老年人，尤其是女性。在我国骨质疏松是一种常见病，近几年才引起重视。国外统计表明，美国 50 岁以上的老年人中，有 10%患骨质疏松症，其中女性与男性比例为 4∶1，发病率随年龄增加而增加。有的病人没有症状，直至摔跤骨折后才发现，因此有人称之为"无声"的疾病。

(1) 病因。缺钙是主要病因。造成缺钙的原因为：① 老年人对钙的吸收率降低；② 肾脏功能降低，具有生理活性的 1,25-$(OH)_2$-D_3 合成减少；③ 老年人活动量减少，对钙的吸收利用低于骨钙的丢失。女性骨质疏松高发的主要原因与内分泌和代谢有关。女性绝经后体内雌激素、卵巢激素、降钙素含量大大减少，使其尿中钙排泄量增加。我国居民钙摄入量偏低，尤其是老年人和妇女。再加上绝经后的妇女从膳食中摄取钙的能力降低，因而，她们钙的丢失和骨质质量的丢失更严重。

(2) 诊断。最可靠的诊断方法为骨质密度测定。

(3) 预防。多吃富含钙的食品，如牛奶及其制品、豆类、肉类，骨头汤和骨粉等。此外，要增加膳食中蛋白质和维生素 C,D 的含量。适量增加运动，才能促进骨对钙的吸收而减少钙从骨中的释放。

(4) 治疗。①口服雌激素能有效地降低钙的负平衡。一般剂量为乙炔基二醇每日 25 μg，服用 3 周，连续服用，同时注意副作用。②补充钙和维生素 D。除服用钙片外，应注意从膳食中补钙，每日最好补钙 1～1.5 g，维生素 D 5 000 IU 为宜。剂量不可过高，否则会引起高钙血症、高钙尿症和结石的形成。

三、单纯性肥胖

单纯性肥胖包括体质性肥胖和获得性肥胖，是由于遗传因素和长期摄入过多而致体内积聚过多的脂肪，造成体重过度增加，因而可发生一系列病理生理的改变。

1. 病因

多食、贪食并有食欲亢进是单纯性肥胖的主要原因。其次，运动量减少，使能量消耗减少，能量蓄积，若摄入量不减，体重很快增加。体质和遗传因素，肥胖有一定的遗传倾向，不少肥胖者有家族史。体型与肥胖有一定的关系，宽大骨骼体型易患肥胖症。

2. 肥胖的判定方法

成人的理想体重(kg)用身高(cm)－105 来粗略估计，一般以超过理想体重的 10%，或体质指数(BMI)[体重(kg)/身高^2(m^2)]＞24 者为超重。超过理想体重的 20%，或男性体质指数≥27.8，女性体质指数≥27.3 者为肥胖。

3. 预防与控制

(1) 健康饮食。成功减肥的关键是掌握一种综合健康的饮食方法，并能长期坚持。膳食原则为减少能量的摄入，以高蛋白、低脂肪、低碳水化合物为主，增加蔬菜的摄入量。一日三餐能量分配应平均。进食不可过快，不吃零食。

(2) 合理运动。运动可增加能量的消耗，通过脂肪氧化以减少体脂。运动量及强度应由小到大，循序渐进，持之以恒。

(3) 行为干预。有效的行为方式包括做好饮食记录，控制不在意的乱吃，不要吃得太快和减少每碟菜的分量。

第四节　膳食结构与中国居民的膳食指南

一、膳食结构

根据食物来源，膳食结构可分为四种类型。

1. 经济发达国家膳食模式，以动物性食物为主的模式

膳食组成以动物性食物为主，年人均消耗肉类多达 100 kg、奶类 100～150 kg。此外，还有大量的禽、蛋、蔬菜、水果等，而粮食仅为 50～70 kg。其营养组成特点是“三高一低”，即高热量、高蛋白、高脂肪、低膳食纤维，以欧美发达国家和地区的膳食为代表。这种膳食类型优点是膳食质量好，可摄入丰富的矿物质和维生素，缺陷是易诱发肥胖、高脂血症、冠心病、糖尿病、脂肪肝等富裕病。

2. 东方膳食模式，以植物性食物为主的模式

膳食组成以植物性食物为主，动物性食物为辅，以印度、巴基斯坦等发展中国家的膳食为代表。年人均消耗粮食达 140～200 kg，而肉、蛋、奶及鱼虾合起来仅为 20～30 kg。其营养组成特点是蛋白质和脂肪的数量较低，质量也较差。微量营养素略显不足，易导致体质下降、劳动能力降低，易患营养缺乏症。

3. 日本膳食模式，动植物食物平衡的模式

其膳食组成是植物和动物性食物并重，膳食中动物性蛋白质约占 50%。人均消耗粮食 140 kg，动物性食物约 135 kg，能量、蛋白质、脂肪、碳水化合物摄入量基本符合营养要求，膳食结构比较合理，这种膳食既保留了东方膳食的特点，又吸取了西方膳食的优点，以日本的膳食为代表。

4. 地中海膳食模式

为居住在地中海地区的居民所特有的膳食模式。膳食富含植物性食物，包括水果、蔬菜、全谷类、豆类和坚果等；食物的加工程度低，新鲜度高；橄榄油为主要食用油；每天食用适量鱼、禽、蛋、奶酪和酸奶；以新鲜水果作为典型的每天餐后食品，少食甜食；少食红肉；大部分成年人有饮用红葡萄酒的习惯。其突出特点是饱和脂肪酸的摄入量很低，而单不饱和脂肪酸和膳食纤维的摄入量则很高，心脑血管疾病发生率很低。

二、中国居民膳食指南(平衡膳食、合理营养、促进健康)

1. 食物多样,谷类为主,粗细搭配

人类的食物是多种多样的。各种食物所含的营养成分不完全相同。除母乳外,任何一种天然食物都不能提供人体所需的全部营养素。平衡膳食必须由多种食物组成,才能满足人体各种营养需要,达到合理营养、促进健康的目的,因而要提倡人们广泛食用多种食物。

多种食物应包括以下五大类:

第一类为谷类及薯类,谷类包括米、面、杂粮,薯类包括马铃薯、甘薯、木薯等,主要提供碳水化合物、蛋白质、膳食纤维及B族维生素。

第二类为动物性食物,包括肉、禽、鱼、奶、蛋等,主要提供蛋白质、脂肪、矿物质、维生素A和B族维生素。

第三类为豆类及其制品,包括大豆及其他豆类,主要提供蛋白质、脂肪、膳食纤维、矿物质和B族维生素。

第四类为蔬菜水果类,包括鲜豆、根茎、叶菜、茄果等,主要提供膳食纤维、矿物质、维生素C和胡萝卜素。

第五类为纯热能食物,包括动植物油、淀粉、食用糖和酒类,主要提供能量。植物油还可提供维生素E和必需脂肪酸。

谷类食物是中国传统膳食的主体,是人体能量的主要来源。随着经济发展,生活改善,人们倾向于食用更多的动物性食物。根据2002年全国营养调查的结果,在一些比较富裕的家庭中动物性食物的消费量已经超过了谷类的消费量。这种“西方化”或“富裕型”的膳食提供的能量和脂肪过高,而膳食纤维过低,对一些慢性病的预防不利。提出谷类为主是为了提醒人们保持我国膳食的良好传统,防止发达国家膳食的弊端。

另外要注意粗细搭配，经常吃一些粗粮、杂粮等。稻米、小麦不要碾磨太精，否则谷粒表层所含的维生素、矿物质等营养素和膳食纤维大部分流失到糠麸之中。

2. 多吃蔬菜、水果和薯类

蔬菜与水果含有丰富的维生素、矿物质和膳食纤维。蔬菜的种类繁多，包括植物的叶、茎、花苔、茄果、鲜豆、食用蕈藻等，不同品种所含的营养成分不尽相同，甚至相差很大。红、黄、绿等深色蔬菜中维生素含量超过浅色蔬菜和一般水果，它们是胡萝卜素、维生素 B_2、维生素 C 和叶酸、矿物质（钙、磷、钾、镁、铁）、膳食纤维和天然抗氧化物的主要或重要来源。我国近年来开发的野果如猕猴桃、刺梨、沙棘、黑加仑等也是维生素 C、胡萝卜素的丰富来源。

有些水果维生素及一些微量元素的含量不如新鲜蔬菜，但水果含有的葡萄糖、果糖、柠檬酸、苹果酸、果胶等物质又比蔬菜丰富。红黄色水果如鲜枣、柑橘、柿子和杏等是维生素 C 和胡萝卜素的丰富来源。

薯类含有丰富的淀粉、膳食纤维，以及多种维生素和矿物质。我国居民近 10 年来吃薯类较少，应当鼓励多吃些薯类。

含丰富蔬菜、水果和薯类的膳食，对保持心血管健康、增强抗病能力、减少儿童发生干眼病的危险及预防某些癌症等方面，起着十分重要的作用。

3. 每天吃奶类、大豆或其制品

奶类营养成分齐全，组成比例适宜，容易消化吸收。奶类除含丰富的优质蛋白质和维生素外，含钙量较高，且利用率也很高，是膳食钙质的极好来源。我国居民膳食提供的钙质普遍偏低，平均只达到推荐供给量的一半左右。我国婴幼儿佝偻病的患者也较多，这和膳食钙不足可能有一定的联系。大量的研究工作表明，给儿童、青少年补钙可以提高其骨密度，从而延缓其发生骨质疏松的时间；给老年人补钙也可以减缓其骨质丢失的速度。因此，应大力发展奶类的生产和消费。大豆含丰富的优质蛋白质、必需脂肪酸、多种维生素和膳食纤维，且含有磷脂、低聚糖，以及异黄酮、植物固醇等多种植物化学物质。为提高农村人口的蛋白质摄入量及防止城市中过多消费肉类带来的不利影响，应大力提倡豆类，特别是大豆及其制品的生产和消费。

4. 常吃适量的鱼、禽、蛋和瘦肉

鱼、禽、蛋和瘦肉均属于动物性食物，是人类优质蛋白、脂类、脂溶性维生素、B族维生素和矿物质的良好来源，是平衡膳食的重要组成部分。动物性蛋白质的氨基酸组成更适合人体需要，且赖氨酸含量较高，有利于补充植物性蛋白质中赖氨酸的不足。瘦畜肉铁含量高且利用率高，鱼类特别是海产鱼所含不饱和脂肪酸有降低血脂和防止血栓形成的作用。动物肝脏含维生素A极为丰富，还富含维生素 B_{12}、叶酸等。

目前，我国部分城市居民食用动物性食物较多，尤其是食入的猪肉过多。应适当多吃鱼、禽肉，减少猪肉摄入。相当一部分城市和多数农村居民平均吃动物性食物的量还不够，应适当增加。动物性食物一般都含有一定量的饱和脂肪和胆固醇，摄入过多可能增加患心血管病的危险性。

5. 减少烹调油用量，吃清淡少盐膳食

吃清淡膳食有利于健康，不要吃过多的动物性食物和油炸、烟熏食物。目前，城市居民油脂的摄入量越来越大，这样不利于健康。我国居民食盐摄入过多，平均值是世界卫生组织建议值的两倍以上。流行病学调查表明，钠的摄入量与高血压发病呈正相关，因而食盐不宜过多。世界卫生组织建议每人每日食盐用量不超过6 g。膳食钠的来源除食盐外还包括酱油、咸菜、味精等高钠食品，及含钠的加工食品等。应从幼年就养成吃少盐膳食的习惯。

6. 食不过量，天天运动，保持健康体重

控制进食量和运动是保持健康体重的两个主要因素，食物提供人体能量，运动消耗能量。如果进食量过大而运动量不足，多余的能量就会在体内以脂肪的形式积存下来，增加体重，造成超重或肥胖；相反，若食量不足，劳动或运动量过大，可由于能量不足引起体重过低或消瘦，造成劳动能力下降。所以，人们需要保持食量与能量消耗之间的平衡。正常生理状态下，食欲可以有效控制进食量，不过有些人食欲调节不敏感，满足食欲的进食量常常超过实际需要。食不过量对他们意味着少吃几口，不要每顿饭都吃到十成饱。由于生活方式的改变，人们的身体活动减少，目前我国大多数成年人体力活动不足或缺乏体育锻炼，应改变久坐少动的不良生活方式，养成天天运动的习惯，坚持每天多做一些消耗能量的活动，如快走、慢跑、游泳等。而消瘦的儿童则应食量和油脂的摄入，以维持正常生长发育和适宜体重。体重过高或过低都是不健康的表现，可造成抵抗力下降，易患某些疾病，如老年人的慢性病、儿童的传染病等。经常运动会增强心血管和呼吸系统的功能，保持良好的生理状态，提高工作效率，调节食欲，强壮骨骼。

7. 三餐分配要合理，零食要适当

合理安排一日三餐的时间及食量，做到进餐定时定量。早餐提供的能量应占全天总能量的 25%～30%，午餐应占 30%～40%，晚餐应占 30%～40%，可根据职业、劳动强度和生活习惯进行适当调整。一般情况下，早餐在 6:30～8:30，午餐在 11:30～13:30，晚餐在 18:00～20:00 进行为宜。要天天吃早餐并保证其营养充足，午餐要吃好，晚餐要适量。不暴饮暴食，不经常在外就餐，尽可能与家人共同进餐，并营造轻松愉快的就餐氛围。零食作为一日三餐之外的营养补充，可以合理选用，但来自零食的能量应计入全天能量摄入之中。

8. 每天足量饮水，合理选择饮料

水是膳食的重要组成部分，是一切生命必需的物质，在生命活动中发挥着重要作用。体内水的来源有饮水、食物中含的水和体内代谢产生的水。水的排出主要通过肾脏，以尿液的形式排出，其次是经肺呼出、经皮肤和随粪便排出。进入体内的水和排出来的水基本相等，处于动态平衡。饮水不足或过多都会对人体健康带来危害。饮水应少量多次，要主动，不要感到口渴时再喝水。饮水最好选择白开水。

饮料多种多样，需要合理选择，如乳饮料和纯果汁饮料含有一定量的营养素和有益膳食成分，适量饮用可以作为膳食的补充。有些饮料添加了一定的矿物质和维生素，适合热天户外活动和运动后饮用。有些饮料只含糖和香精香料，营养价值不高。有些人尤其是儿童和青少年，每天喝大量含糖的饮料代替喝水，是一种不健康的习惯，应当改正。

9. 如饮酒应限量

在节假日、喜庆和交际的场合，人们饮酒是一种习俗。高度酒含能量高，白酒基本上是纯能量食物，不含其他营养素。无节制的饮酒，会使食欲下降，食物摄入量减少，以致发生多种营养素缺乏、急慢性酒精中毒、酒精性脂肪肝，严重时会造成酒精性肝硬化。过量饮酒还会增加患高血压、中风等疾病的危险；并可导致事故及暴力的增加，对个人健康和社会安定都是有害的，应该严禁酗酒。饮酒还会增加患某些癌症的危险。若饮酒尽可能饮用低度酒，并控制在适当的限量以下，建议成年男性一天饮用酒的酒精量不超过 25 g，成年女性一天饮用酒的酒精量不超过 15 g。孕妇和儿童、青少年应忌酒。

10. 吃新鲜卫生的食物

食物放置时间过长就会变质，可能产生对人体有毒有害的物质。另外，食物中还可能含有或混入一些有害因素，如致病微生物、寄生虫和有毒化学物等。吃新鲜卫生的食物是防止食源性疾病、实现食品安全的根本措施。正确采购食物是保证食物新鲜卫生的第一关。烟熏食品及某些加色食品可能含有苯并芘或亚硝酸盐等有害成分，不宜多吃。食物合理储藏可以保持新鲜，避免受到污染。高温加热能杀灭食物中大部分微生物，延长保存时间；冷藏温度常为4℃～8℃，只适于短期贮藏；而冻藏温度低达－12℃～－23℃，可保持食物新鲜，适于长期贮藏。烹调加工过程是保证食物卫生安全的一个重要环节。需要注意保持良好的个人卫生以及食物加工环境和用具的洁净，避免食物烹调时的交叉污染。食物腌制要注意加足食盐，避免高温环境。某些动物或植物性食物含有天然毒素，为了避免误食中毒，一方面需要学会鉴别这些食物，另一方面应了解对不同食物去除毒素的具体方法。

三、特定人群膳食指南

1. 婴儿

(1)鼓励母乳喂养。

(2)母乳喂养4个月后逐步添加辅助食品。

婴儿是指从出生至1周岁的孩子，这一时期是生长发育最快的时期，一年中体重的增加为出生时的两倍，因此需要在营养上满足其快速生长发育的需求。

母乳是婴儿唯一理想的均衡食品，而且独具免疫物质，有利于婴儿的正常生长发育。母乳喂养也有利于母子双方的亲近和身心健康。提倡、保护和支持母乳喂养是全社会的责任。希望80％以上的婴儿获得母乳喂养至少4个月，最好维持1年。

对于患先天性疾病，或母亲因病不能授乳的情况，应为婴儿选择合适的、各种营养齐全的、经卫生部门许可出售的配方奶制品或其他同类制品，并根据产品使用说明喂养。

早在孕期就应做好哺乳的准备，做好乳房的保健，注意营养，保证乳房的正常发育。产后应尽早开奶，母婴同室，坚持喂哺。母乳一般可满足婴儿出生后 4～6 个月的营养需求，但为确保婴儿发育的需要与预防佝偻病的发生，应在出生 1 个月后，在哺乳的同时，补充安全量的维生素 A 及 D(或鱼肝油)，但应避免过多。

在母乳喂哺 4～6 个月至 1 岁断奶之间，是一个长达 6～8 个月的断奶过渡期。此时应在坚持母乳喂哺的条件下，有步骤地补充为婴儿所接受的辅助食品，以满足其发育需求，保证婴儿顺利地进入幼儿阶段。过早或过迟补充辅助食品都会影响婴儿发育，但任何辅助食品均应在优先充分喂哺母乳的前提下供给。

补充断奶过渡食物，应该由少量开始到适量，还应由一种到多种试用，密切注意婴儿食后的反应，并注意食物与食具的清洁卫生。在通常情况下，婴儿有可能对一些食物产生过敏反应或不耐受反应，如皮疹、腹泻等。因此每供给孩子一种食物，都应从很少量开始，观察 3 天以上，然后才增加分量，或试用另一种食物。辅助食物往往从谷类，尤以大米、面粉的糊或汤开始，以后逐步添加菜泥、果泥、奶及奶制品、蛋黄、肝末及肉泥等。这些食物应该加入适量的食用油，但不必加入食盐。

2. 幼儿与学龄前儿童

(1)每日饮奶。

(2)养成不挑食、不偏食的良好饮食习惯。

1～2 岁的幼儿需要特别呵护。孩子的身体发育迅速，需要吸取许多营养物质，但是他们的胃肠还不够成熟，消化力不强，如胃的容量只有 250 mL 左右，牙齿也正在长，咀嚼能力有限，故应增加餐次，供给富有营养的食物，食物的加工要细又不占太多空间。每日供给奶或相应的奶制品不少于 350 mL，也注意供给蛋和蛋制品、半肥瘦的禽畜肉、肝类、加工好的豆类以及切细的蔬菜类。有条件的地方，每周给孩子吃一些动物血和海产品类食物。要引导和教育孩子自己进食，每日 4～5 餐，进餐应该有规律。吃饭时应培养孩子集中精神进食，暂停其他活动。应让孩子每日有一定的户外活动。

3～5 岁的孩子有的进入幼儿园，他们活动能力也要大一些，除了上面照料幼儿的原则外，食物的分量要增加，并且逐步让孩子进食一些粗粮类食物，引导孩子养成良好而又卫生的饮食习惯。一部分餐次可以零食的方式提供，如在午睡后，可以食用少量有营养的食物或汤水。

应该定时测量孩子的身高和体重，并做记录，以了解孩子发育的进度，并注意孩子的血色素是否正常。应该避免在幼年出现过胖，如果有这种倾向，可能是因为偏食含脂肪过多的食物，或是运动过少，应在指导下作适当的调整，着重在改变不合适的饮食行为。

成人食物和儿童食物是有区别的，如酒类绝不是孩子的食物，成人认为可用的“补品”，也不宜列入孩子的食谱。平衡膳食就是对孩子有益的滋补食物。

在有条件的地方，可以让孩子和小朋友共同进食，以相互促进食欲。

3. 学龄儿童

(1)保证吃好早餐。

(2)少吃零食，饮用清淡饮料，控制食糖摄入。

(3)重视户外活动。

学龄儿童指的是 6～12 岁进入小学阶段的孩子。他们独立活动的能力逐渐增强，而且可以接受成人的大部分饮食。这一部分孩子，在饮食上，往往被家长误看做大人，其实他们仍应得到多方面的关心和呵护。

一般情况下，孩子应合理食用各类食物，取得平衡膳食，男孩子的食量不低于父亲，女孩子不低于母亲。应该让孩子吃饱和吃好每天的三顿饭，尤应把早餐吃好，食量宜相当于全日量的1/3。孩子每年的体重可增加2～2.5 kg，身高每年可增高4～7.5 cm。身高在这一阶段的后期增长快些，故往往直觉地认为他们的身体是瘦长型的。少数孩子饮食量大而运动少，故应调节饮食和重视户外活动以避免发胖。

要引导孩子吃粗细搭配的多种食物，但富含蛋白质的食物如鱼、禽、蛋、肉应该丰富些，奶类及豆类应该充足些，并应避免偏食、挑食等不良习惯。

应该引导孩子饮用清淡而充足的饮料，控制含糖饮料和糖果的摄入，养成少吃零食的习惯。吃过多的糖果和甜食易引起龋齿，应注意预防，并重视口腔卫生和牙齿的保健。

4. 青少年

(1)多吃谷类，供给充足的能量。

(2)保证鱼、肉、蛋、奶、豆类和蔬菜的摄入。

(3)参加体力活动，避免盲目节食。

12岁是青春期开始，随之出现第二个生长高峰，身高每年可增加5～7 cm，个别的可达10～12 cm；体重年增长4～5 kg，个别可达8～10 kg。此时不但生长快，而且第二性征逐步出现，加之活动量大、学习负担重，其对能量和营养素的需求都超过成人。

谷类是我国膳食中主要的能量和蛋白质的来源，青少年能量需要量大，每日需400～500 g，可因活动量的大小有所不同。蛋白质是组成器官增长及调节生长发育和性成熟的各种激素的原料。蛋白质摄入不足会影响青少年的生长发育。青少年每日摄入的蛋白质应有一半以上为优质蛋白质，因此膳食中应含有充足的动物性和大豆类食物。

钙是建造骨骼的重要成分，青少年正值生长旺盛时期，骨骼发育迅速，需要摄入充足的钙。据2002年全国营养调查资料表明，我国中小学生钙的摄入量普遍不足，还不到推荐供给量的一半，为此青少年应每日摄入一定量的奶类和豆类食品，以补充钙的不足。中小学生中缺铁性贫血也较普遍，有些青少年的膳食应增加维生素C的摄入以促进铁的吸收。青春发育期的女孩应时常吃些海产品以增加碘的摄入。

近年来，我国有些城市小学生肥胖发生率逐年增大，已达5%～10%。其主要原因是摄入的能量超过消耗，多余的能量在体内转变为脂肪。青少年尤其是女孩往往为了减肥盲目节食，引起体内新陈代谢紊乱，抵抗力下降，严重者可出现低血钾、低血糖，易患传染病，甚至由于厌食导致死亡。正确的减肥办法是合理控制饮食，少吃高能量的食物如肥肉、糖果和油炸食品等，同时应增加体力活动，使能量的摄入和消耗达到平衡，以保持适宜的体重。

5. 孕妇

(1)自妊娠第4个月起，保证充足的能量。

(2)妊娠后期保持体重的正常增长。

(3)增加鱼、肉、蛋、奶、海产品的摄入。

妊娠是一个复杂的生理过程，孕妇在妊娠期间需进行一系列生理调整，以适应胎儿在体内的生长发育和本身的生理变化。妊娠分为三期，每三个月为一期。怀孕头三个月为第一期，是胚胎发育的初期，此时孕妇体重增长较慢，故所需营养与未孕时近似。自第二期即第4个月起体重迅速增长，母体开始储存脂肪和部分蛋白质，此时胎儿、胎盘、羊水、子宫、乳房、血容量等都迅速增长。第二期体重增加4～5 kg，第三期约增加5 kg，总体重约增加12 kg。为此，在怀孕第4个月起必须增加能量和各种营养素，以满足合成代谢的需要。我国营养学会建议妊娠中、晚期妇女膳食能量 RNI 应在非孕妇女能量 RNI 的基础上每日增加 0.83 MJ；蛋白质第 4～6 个月时增加 15 g，第 7～9 个月时增加 20 g，钙分别增加至 1 000 mg 和 1 200 mg，铁分别增加至 25 mg 和 35 mg。其他营养素如碘、锌和维生素 A、D、E、B_1、B_2、C 等也都有相应增加。膳食中应增加鱼、肉、蛋等富含优质蛋白质的动物性食物，含钙丰富的奶类食物，含无机盐和维生素丰富的蔬菜、水果等。蔬菜、水果还富含膳食纤维，可促进肠蠕动，防止孕妇便秘。孕妇应以正常妊娠体重增长的规律合理调整膳食，并要做些有益的体力活动。孕期营养低下使孕妇机体组织器官增长缓慢，营养物质储存不良，胎儿的生长发育迟缓，早产儿发生率增高。但孕妇体重增长过度、营养过剩对母亲和胎儿也不利，一则易出现巨大儿，增加难产的危险性；二则孕妇体内可能有大量水贮留和易发生糖尿病、慢性高血压及妊娠高血压综合征。

6. 乳母

(1)保证供给充足的能量。

(2)增加鱼、肉、蛋、奶、海产品的摄入。

乳母每天能分泌 600～800 mL 的乳汁来喂养孩子，当营养供应不足时，即会破坏本身的组织来满足婴儿对乳汁的需要，所以为了保护母亲和分泌乳汁的需要，必须供给乳母充足的营养。

乳母在妊娠期所增长的体重中约有 4 kg 为脂肪，这些孕期贮存的脂肪可在哺乳期被消耗以提供能量。以哺乳期为 6 个月计算，则每日由贮存的脂肪提供的能量为 840 kJ。中国营养学会推荐的乳母每日能量 RNI 应较正常妇女增加 2 090 kJ。

800 mL 乳汁约含蛋白质 10 g，母体膳食蛋白质转变为乳汁蛋白质的有效率为 70%，因此，中国营养学会建议的乳母蛋白质的 RNI 为在非孕妇女基础上每日增加 20 g。

人乳的钙含量比较稳定，乳母每日通过乳汁分泌的钙近 300 mg。当膳食摄入钙不足时，为了维持乳汁中钙含量的恒定，就要动员母体骨骼中的钙，所以乳母应增加钙的摄入量。中国营养学会推荐的乳母钙 AI 为每天 1 200 mg。钙的最好来源为牛奶，乳母每日若能饮用牛奶 500 mL，则可从中得到 570 mg 钙。

此外，乳母应多吃些动物性食物和大豆制品以吸收优质蛋白质，同时应多吃些水产品。海鱼脂肪富含二十二碳六烯酸(DHA)，牡蛎富含锌，海带、紫菜富含碘。乳母多吃些海产品对婴儿的生长发育有益。

7. 老年

(1)食物要粗细搭配，易于消化。

(2)积极参加适度体力活动，保持能量平衡。

随着年龄的增加，人体各种器官的生理功能都会有不同程度的减退，尤其是消化和代谢功能，直接影响人体的营养状况，如牙齿脱落、消化液分泌减少、胃肠蠕动缓慢，使机体对营养成分吸收利用下降。故老年人必须从膳食中获得足够的各种营养素，尤其是微量元素。

老年人胃肠功能减退，应选择易消化的食物，以利于吸收利用。但食物不宜过精，应强调粗细搭配。一方面主食中应有粗粮细粮搭配，粗粮如燕麦、玉米所含膳食纤维比大米、小麦多；另一方面食物加工不宜过精，谷类加工过精会使大量的膳食纤维丢失，并将谷粒胚乳中含有的维生素和矿物质丢失。

膳食纤维能增加肠蠕动，起到预防老年性便秘的作用。膳食纤维还能改善肠道菌群，使食物容易被消化吸收。近年的研究还说明膳食纤维尤其是可溶性纤维对血糖、血脂代谢都起着改善作用，这些功能对老年人特别有益。随着年龄增长，非传染性慢性病如心血管疾病、糖尿病、癌症等发病率明显增加，膳食纤维还有利于这些疾病的预防。

胚乳中含有的维生素E是抗氧化维生素，在人体抗氧化功能中起着重要作用。老年人抗氧化能力下降，使非传染性慢性病的危险增加，故从膳食中摄入足够抗氧化营养素十分必要。另外，某些微量元素，如锌、铬对维持正常糖代谢有重要作用。

老年人基础代谢下降，从老年前期开始就容易发生超重或肥胖。肥胖将会增加非传染性慢性病的危险，故老年人要积极参加适宜的体力活动或运动，如走路、打太极拳等，以改善其各种生理功能。但因老年人血管弹性减低，故活动不宜过量，否则超过心脑血管承受能力，反会使功能受损，增加该类疾病的危险。因此，老年人应特别重视合理调整进食量和体力活动的平衡关系，把体重维持在适宜范围内。

第五节 中国居民平衡膳食宝塔

中国居民平衡膳食宝塔是根据《中国居民膳食指南》的核心内容，结合中国居民膳食的实际状况，把平衡膳食的原则转化成各类食物的重量，便于人们在日常生活中实行。

平衡膳食宝塔提出了一个营养上比较理想的膳食模式。它所建议的食物量，特别是奶类和豆类食物的量可能与大多数人当前的实际膳食有一定的距离，对某些贫困地区来讲可能距离还很远，但为了改善中国居民的膳食营养状况，这是不可缺的。应把它看做一个奋斗目标，努力争取，逐步达到。

一、平衡膳食宝塔说明

平衡膳食宝塔共分五层，包含我们每天应吃的主要食物种类。膳食宝塔各层位置和面积不同，这在一定程度上反映各类食物在膳食中的地位和应占的比重。膳食宝塔的最底层是谷类、薯类、杂豆类，每人每天应吃 250～400 g；蔬菜和水果占据第二层，每天应分别吃 300～500 g 和 200～400 g；鱼、禽、肉、蛋等动物性食物位于第三层，每天应吃 125～225 g（其中，鱼虾类 50～100 g，畜、禽肉 50～75 g，蛋类 25～50 g）；奶类大豆类及坚果合占第四层，每天应吃奶类及奶制品 300 g、大豆及坚果 30～50 g。塔尖是油脂和盐类，油脂每天 25～30 g，盐不超过 6 g。

水虽然不算营养素，但却与人类生命息息相关。在一般条件下，成年人每天至少饮水 1 200 mL。目前，人们由于工作情况等原因，体力活动越来越少。为此，新版“膳食宝塔”建议，健康成年人每天身体活动应达到相当于步行 6 000 步的活动量，每周约相当于 4 万步。如果身体条件允许，每天最好进行 30 分钟中等强度的运动。

膳食宝塔没有建议食糖的摄入量。因为我国居民现在平均吃食糖的量还不多，少吃些或适当多吃些可能对健康的影响不大。但多吃糖有增加龋齿的危险，尤其是儿童、青少年不应吃太多的糖和含糖食品。饮酒的问题在《中国居民膳食指南》中已有说明。

膳食宝塔建议的各类食物摄入量都是指食物可食部分的生重。各类食物的重量不是指某一种具体食物的重量，而是一类食物的总量，因此在选择具体食物时，实际重量可以在互换表中查询。

二、平衡膳食宝塔的应用

1. 确定适合自己的能量水平

膳食宝塔建议的每人每日各类食物适宜摄入量范围适用于一般健康成人，在实际应用时要根据个人年龄、性别、身高、体重、劳动强度、季节等情况适当调整。年轻人、劳动强度大的人需要能量高，应适当多吃些主食;老年人、活动少的人需要能量少,可少吃些主食。

能量是决定食物摄入量的首要因素,一般说人们的进食量可自动调节,当一个人的食欲得到满足时,对能量的需要也就会得到满足。但由于人们膳食中脂肪摄入的增加和日常身体活动减少,许多人目前的能量摄入超过了自身的实际需要。对于正常成人,体重是判定能量平衡的最好指标,每个人应根据自身的体重及变化适当调整食物的摄入,主要应调整的是含能量较多的食物。表5-5-1列出了成人三个能量水平的推荐摄入量。

表 5-5-1 中国成人的能量推荐摄入量(18 岁~)

活动强度	男 kJ(kcal)	女 kJ(kcal)
轻 Light	10.03(2 400)	8.8(2 100)
中 Moderate	11.29(2 700)	9.62(2 300)
重 Heavy	11.38(3 200)	11.30(2 700)

2. 根据自己的能量水平确定食物需要

膳食宝塔对一般健康成年人,按照3个能量水平分别建议了9类食物的摄入量,应用时要根据自身的能量需要进行选择。

表 5-5-2 平衡膳食宝塔建议不同能量膳食的各类食物参考摄入量(g/d)

食物	低能量(约7.53 MJ)	中等能量(约10.03 MJ)	高能量(约11.72 MJ)
谷类	300	400	500
蔬菜	400	450	500
水果	100	150	200
肉、禽	50	75	100
蛋类	25	40	50
鱼虾	50	50	50

（续表）

食物	低能量（约 7.53 MJ）	中等能量（约 10.03 MJ）	高能量（约 11.72 MJ）
豆类及豆制品	50	50	50
奶类及奶制品	100	100	100
油脂	25	25	25

平衡膳食宝塔建议的各类食物摄入量是一个平均值和比例。每日膳食中应尽量包含膳食宝塔中的各类食物，各类食物的比例也应基本与膳食宝塔一致。日常生活无须每天都样样照着膳食宝塔推荐量吃。例如，烧鱼比较麻烦就不一定每天都吃 50 g 鱼，而改成每周吃 2～3 次鱼、每次吃 150～200 g 较为切实可行。实际上平日喜吃鱼的多吃些鱼、愿吃鸡的多吃些鸡都无妨，重要的是一定要经常遵循膳食宝塔各层各类食物的大体比例。在一段时间内，比如一周，各类食物摄入量的平均值应当符合膳食宝塔建议量的规定。

3. 食物同类互换，调配丰富多彩的膳食

人们吃多种多样的食物不仅是为了获得均衡的营养，也是为了使饮食更加丰富多彩以满足人们的口味享受。假如人们每天都吃同样的 50 g 肉、40 g 豆，难免久食生厌，那么合理营养也就无从谈起了。膳食宝塔包含的每一类食物中都有许多品种，虽然每种食物都与另一种不完全相同，但同类中各种食物所含营养成分往往大体上近似，在膳食中可以互相替换。

应用平衡膳食宝塔可把营养与美味结合起来，按照同类互换、多种多样的原则调配一日三餐。同类互换就是以粮换粮、以豆换豆、以肉换肉。例如，大米可与面粉或杂粮互换，馒头可以和相应量的面条、烙饼、面包等互换；大豆可与相当量的豆制品或杂豆类互换；瘦猪肉可与等量的鸡、鸭、牛、羊、兔肉互换；鱼可与虾、蟹等水产品互换；牛奶可与羊奶、酸奶、奶粉或奶酪等互换。

多种多样就是选用品种、形态、颜色、口感多样的食物，变换烹调方法。例如，每日吃 50 g 豆类及豆制品，掌握了同类互换多种多样的原则就可以变换数十种吃法。可以全量互换，全换成相当量的豆浆或熏干，今天喝豆浆、明天吃熏干；也可以分量互换如1/3换豆浆，1/3 换腐竹，1/3 换豆腐，早餐喝豆浆、中餐吃凉拌腐竹、晚餐再喝碗酸辣豆腐汤。表 5-5-3、表 5-5-4、表 5-5-5 和表 5-5-6 分别列举了几类常见食物的互换表供参考。

表 5-5-3　谷类食物互换表(相当于 100 g 米、面的谷类食物)

食物名称	重量(g)
大米、糯米、小米	100
富强面、标准粉	100
玉米面、玉米	100
挂面	100
面条(切面)	120
面包	120～140
烧饼	140
烙饼	150
馒头、花卷	160
窝头	140
鲜玉米(市品)	750～800
饼干	100

① 薯类包括红薯、马铃薯等可替代部分粮食，约 500 g 相当于 100 g 谷类。

② 一个中等大小的鲜老玉米约重 200 g。

表 5-5-4　豆类食物互换表(相当于 40 g 大豆的豆类食物)

食物名称	重量(g)
大豆(黄豆)	40
腐竹	35
青豆、黑豆	40
膨化豆粕(大豆蛋白)	40
蚕豆(炸、烤)	50
五香豆豉、千张、豆腐丝(油)	60
豌豆、绿豆、芸豆	65
红小豆	70
豆腐干、熏干、豆腐泡	80
素肝尖、素鸡、素火腿	80
素什锦	100
北豆腐	120～160
南豆腐	200～240
内酯豆腐(盒装)	280
豆奶、酸豆奶	600～640
豆浆	640～800

表 5-5-5　乳类食物互换表(相当于 100 g 鲜牛奶的乳类食物重量)

食物名称	重量(g)
鲜牛奶	100
速溶全脂奶粉	13～15
速溶脱脂奶粉	13～15
蒸发淡奶	50
炼乳(罐头、甜)	40

(续表)

食物名称	重量(g)
酸奶	100
奶片	25
奶酪	12
乳饮料	300

表 5-5-6　肉类互换表(相当于 100 g 生肉的肉类食物)

食物名称	重量(g)	食物名称	重量(g)
瘦猪肉	100	酱牛肉	65
猪肉松	50	牛肉干	45
叉烧肉	80	瘦羊肉	100
香肠	85	酱羊肉	80
大腊肠	160	兔肉	100
蛋青肠	160	鸡肉	100
大肉肠	170	鸡翅	160
小红肠	170	白条鸡	150
小泥肠	180	鸭肉	100
猪排骨	160～170	酱鸭	100
瘦牛肉	100	盐水鸭	110

4. 要因地制宜充分利用当地资源

我国幅员辽阔,各地的饮食习惯及物产不尽相同,只有因地制宜充分利用当地资源才能有效地应用平衡膳食宝塔。例如,牧区奶类资源丰富,可适当提高奶类摄取量;渔区可适当提高鱼及其他水产品摄取量;农村山区则可利用山羊奶及花生、瓜子、核桃、榛子等资源。在某些情况下，由于地域、经济或物产所限无法采用同类互换时，也可以暂用豆类替代乳类、肉类；或用蛋类替代鱼、肉；不得已时也可用花生、瓜子、榛子、核桃等干坚果替代肉、鱼、奶等动物性食物。

5. 要养成习惯，长期坚持

膳食对健康的影响是长期的结果。应用平衡膳食宝塔需要自幼养成习惯，并坚持不懈，才能充分体现其对健康的重大促进作用。

第六节　营养素的合理补充

一、小儿缺铁性贫血的营养补充

缺铁性贫血是 6 个月至 3 岁婴幼儿的常见病。由于母乳和牛奶中含铁量少，而胎儿时期储存的铁仅能满足出生后 4～6 个月的需要，所以缺铁性贫血多发生在出生 5 个月后。多胎、双胎及早产儿，由于胎儿时期储存的铁不足，因此更易发生缺铁性贫血。为预防小儿缺铁性贫血，从 4 个月后即应补充含铁食物。富含铁的食物有动物肝脏、血、心、肾、瘦肉，鱼，蛋黄以及深绿叶蔬菜（如菠菜、芹菜、油菜等）、水果、海带、木耳等。铁的吸收需要维生素 C 的协同作用，因此多吃蔬菜、水果对预防小儿缺铁性贫血有益。

二、脑力劳动者的营养补充

脑力劳动者的工作特点是用脑时间长，长期看书、写字，眼睛易疲劳；由于活动量小，易引起消化不良、胃炎、结肠炎、痔疮等病症。因此脑力劳动者的营养从其工作特点及其对营养的需要看，应以补充脑组织活动的能源、构成脑细胞的磷脂或不饱和脂肪酸以及参与调节脑细胞兴奋或抑制的蛋白质、维生素和微量元素等为重点。尽量减少纯糖、酒精及纯油脂性食物的摄入，增加蔬菜、水果和动物性食品的摄入量。在一日三餐的安排上,应遵循早饭、晚饭各占全天总食量的30%,午饭占40%。

下面列举部分食物,供选择时参考。

(1) 含蛋白质丰富的食物。动物性食物一般蛋白质含量丰富且质量好。如肉类、禽类、鱼类、全脂奶粉、蛋类及鲜奶类都是蛋白质的良好来源。植物性食物中主要是豆类及豆制品。此外,硬果类如花生、核桃、葵花籽、莲子、谷类、薯类等,都是提供蛋白质很好的食物。

(2) 含脂肪丰富的食物。脂肪来源动物脂肪和植物脂肪。含动物脂肪丰富的食物有猪油、牛油、奶油、家禽油、鱼油及兽类的肥肉等。含植物脂肪丰富的食物有菜油、豆油、花生油、芝麻油、棉籽油、玉米胚油、椰子油等。必需脂肪酸的最好来源是植物油类,棉籽油、豆油、玉米胚油、芝麻油、花生油、米糠油等含量最高;鸡油、鸭油、菜油次之。

(3) 含碳水化合物丰富的食物。碳水化合物含量丰富的食物是谷类、根茎类、豆类(除大豆类)及含淀粉成分的坚果类(如栗子、菱角),主要是含大量淀粉和少量单糖或多糖;其次是各种食糖,如蔗糖、麦芽糖、蜂蜜等。以食物供给碳水化合物时,应尽量以粮食和薯类为主要来源。

(4) 含维生素丰富的食物。维生素分为脂溶性维生素和水溶性维生素。

含脂溶性维生素较丰富的主要是各种动物的肝脏、鱼肝油、禽蛋等。其中胡萝卜素的良好来源一般是有色蔬菜,如菠菜、胡萝卜、豌豆苗、红心甜薯、辣椒、冬寒菜及水果中的杏和芒果。

水溶性维生素中主要有维生素C和B族维生素。维生素C主要来源于新鲜蔬菜和水果。动物性食品中仅肝和肾含有。含B族维生素的食物主要有粮谷、豆类和动物心、肝、肾等。

(5) 含无机盐丰富的食物。钙:除黄油以外的奶及奶制品是钙的最好来源,其他含钙高的食物有豆类及其制品、蔬菜、干果类、海产品等。铁:一般动物的肝、血、肾,豆类,一些蔬菜和海产品中含铁丰富。碘:含碘丰富的食物主要是海产品。

三、中老年人如何补钙

中老年人常易发生腰背酸痛,主要是与缺钙引起的骨质疏松症有关。在我国人民的日常膳食中缺钙是普遍存在的,营养学调查发现钙的平均日摄入量为 400 mg 左右,仅占每日推荐供给量的 50%。此外,我国中老年人饮牛奶量较少、富钙食物的来源少、蔬菜的进食量较少也是缺钙的主要原因。因此,补钙首先应使钙的摄入量充足。牛奶是钙最好的食物来源,250 mL 的牛奶含钙约有 250 mg,并且易吸收。另外,中老年人平时应多吃一些含钙丰富的黄豆制品、虾皮和蔬菜等食物或添加钙的食品。补钙的同时应注意维生素 D_3 的补充,以利于钙的吸收与利用。

四、使乳汁增多的食物选择

乳汁是食物中唯一能提供所有营养素的物质。乳母只有摄入全面、合理的营养,才能保证分泌数量充足、质优的乳汁,乳母的膳食应含有足量的优质蛋白质、脂肪、碳水化合物以及钙、铁、锌等食物。维生素 B_1 和 E 也有促进乳汁分泌的作用,因此要多吃一些含这两种维生素的食物。乳母可以经常吃鸡蛋、大豆及其制品、绿豆、红豆、花生、芝麻、核桃、红枣、小米、鸡、鸭、鱼、肉、猪蹄、奶及其制品、绿叶蔬菜和水果。另外,为了有利于泌乳,乳母还要多吃营养丰富的粥和汤,如肉粥、鱼片粥、鲤鱼汤、排骨汤等。

五、营养保健食品的选择

保健食品不等于治疗疾病的药品,也不是普通的用于充饥的食品,而是由天然营养成分和特殊活性物质所构成的对人体具有某种或多种特定功能的食品。我国目前已经被卫生部批准的保健食品的保健功能有20余种，具体如下表：

<table>
<tr><td>抗疲劳功能</td><td>改善记忆功能</td><td>延缓衰老功能</td></tr>
<tr><td>抗辐射功能</td><td>改善视力功能</td><td>耐缺氧功能</td></tr>
<tr><td>抗突变功能</td><td>改善睡眠功能</td><td>减肥功能</td></tr>
<tr><td>促进生长发育功能</td><td>改善营养性贫血</td><td>美容功能</td></tr>
<tr><td>促进排铅功能</td><td>改善骨质疏松</td><td>清咽润喉功能</td></tr>
<tr><td>促进泌乳功能</td><td rowspan="5">改善胃肠道功能
① 促进消化吸收
② 调节肠道菌群
③ 润肠通便
④ 保护胃黏膜</td><td>辅助抑制肿瘤功能</td></tr>
<tr><td>调节血脂功能</td><td>对化学性肝损伤有保护作用</td></tr>
<tr><td>调节血压功能</td><td>营养素补充剂</td></tr>
<tr><td>调节血糖功能</td><td rowspan="2"></td></tr>
<tr><td>调节免疫功能</td></tr>
</table>

科学、合理和恰当地选用保健食品，比较简捷的方法有两种：一种是根据保健食品的适宜人群分类来选择，另一种是根据保健食品的保健功能分类来选择。

根据不同人群生理特点和身体状况来选择，主要有：

（1）中老年人适宜的保健食品。中老年人骨密度明显降低，骨韧性降低，易发生骨折；平滑肌萎缩，胃壁变薄，消化功能减退，消化道疾病增多，同时免疫功能相对降低。高血压、心脑血管病、糖尿病、肿瘤等成为中老年人的常见病。因此中老年人应有针对性地选择延缓衰老类、增加骨密度类、抗疲劳类、调节免疫类，以及营养素补充剂类等营养保健品。

（2）青壮年人群适宜的保健食品。青壮年是指18～40岁的人群，他们一般都是生活美满，家庭和事业蒸蒸日上，但由于社会竞争的压力过大和过度的精力与体力投入，在这类人群中，最常见的生理现象是身心疲惫，机体处于免疫低下状态，由此引发病态出现。处于此年龄阶段的少妇则希望能够留住年华、容貌和体态健美。此外，有些人在特殊的环境条件下，工作与生活对机体构成明显或潜在的危害。针对以上几种情况，青壮年可选择抗疲劳类、美容类以及促进排毒类保健食品。

（3）儿童和少年适宜的保健食品。儿童和少年是形成体格、健全大脑的时期。在这一成长阶段，他们生长迅速、代谢旺盛，常见的生长和发育性缺陷有缺铁性贫血、缺钙、缺锌等。部分儿童由于营养过剩导致肥胖。因此儿童应选择促进生长发育类、抗疲劳类、改善记忆类、营养素补充剂类保健食品。

下篇　饮食卫生

第六章　食品污染概述

第一节　食品污染的概念

天然食品本身所含的有害物质很少，对人体的危害性不大，但食品从原料的种植、生长到收获，从生产、加工、贮存、运输、销售到食用前的各个环节，都有可能使某些有害物质进入食品，从而导致食品的营养价值和卫生质量降低，甚至对人体健康造成严重危害。这种危害人体健康的有害物质进入正常食品的过程，称为食品污染。可以污染食品、危害人体健康的物质称为食品污染物。食品污染对人体的危害可以是一次或短时间里吃进了污染食品就迅速发作的急性食源性疾病，如食品中毒、肠道传染病、人畜共患传染病、肠源性病毒感染、肠寄生虫病等，也可以是多次或长期吃进了污染食品慢慢才出现，并且逐渐加重的食源性危害，如体内代谢异常、免疫力下降等，有些污染物还可能诱发或加重癌症。因此，必须重视食品污染问题，采取一切有效方法，确保食品不被污染。

第二节　食品污染的分类

污染食品的有害物质，按其理化性质可分为三大类，即生物性污染物、化学性污染物和放射性污染物。

一、生物性污染

生物性污染是由微生物、寄生虫及虫卵、昆虫等造成的。因为地球上微生物的数量最多、分布的范围最广，因此由微生物造成的食品污染最多见，危害也最大。

1. 微生物污染

污染食品的微生物主要包括细菌及其毒素、霉菌及其毒素。细菌、病毒有来自病人、病畜和带菌者的能引起食物中毒、人畜共患传染病等的致病菌，以及仅能引起食品腐败变质但可作为食品受污染标志的非致病菌。霉菌在自然界分布较广，有病害的农作物、空气、土壤及容器等都可使食品受污染，如曲霉、青霉、镰刀霉等广泛生长在粮食、油料、花生、肉类等食品上。

微生物污染食品后，在适宜条件下可大量生长繁殖，不仅使食品产生一系列复杂的变化，降低或失去食用价值，而且某些细菌或霉菌还可能产生各种危害人体健康的代谢产物，即细菌毒素或霉菌毒素，导致人、畜发生急、慢性中毒等疾病。如甲型肝炎病毒(近年来发现还有戊型肝炎病毒)和脊髓灰质炎病毒，可以通过食品广泛传播，造成甲型肝炎(或戊型肝炎)和脊髓灰质炎在人群中流行。1988年上海、江苏、浙江、山东等地区爆发的甲型肝炎，患病人数多达45万，就是由于吃了带甲肝病毒又没有煮熟、烧透的毛蚶引起的。

2. 寄生虫及其虫卵污染

通过污染食品而危害于人体的寄生虫主要有囊虫、蛔虫、绦虫、肝吸虫、肺吸虫、旋毛虫及其虫卵等。有些寄生虫能够在某些动物体内生长繁殖，当把含有某种寄生虫的特定动物肉或内脏没有煮透就吃，或者生吃，就可能患上相应的寄生虫病，如猪囊虫对猪肉的污染。但大多数寄生虫污染食品是由于病人、病畜的带有寄生虫虫卵的粪便污染水源或土壤，沾染到蔬菜瓜果等食物上没有清洗干净，或者是人们的手污染了寄生虫卵没有清洗干净再污染到各种食品上。人们吃了这些沾染有寄生虫卵的食品，就会引起寄生虫病，如蛔虫卵对蔬菜的污染。

3. 昆虫污染

昆虫污染主要有粮食中的甲虫、螨类和蛾类，以及动物性食品和某些发酵食品中的蝇、蛆等。在仓库贮存条件差、缺少防蝇防虫设备时，食品很易受昆虫卵污染，在适宜条件下滋生出各种害虫，从而使食品损坏、感官性质恶化、营养价值降低，甚至完全失去食用价值。

二、化学性污染

化学性污染包括各种有害金属、非金属以及有机和无机化合物，如汞、镉、铅、砷、亚硝胺类、多环芳烃类等，其情况较复杂，有的系误用造成，有的是环境污染引起，范围较广。主要的污染来源有以下几种。

1. 药物残留

药物残留包括：① 残留在动植物性食品中的各种农药，如有机氯、有机磷农药和除草剂等。由于上述农药不但会引起急慢性中毒，还可能有致癌、致畸、致突变等危害，已引起人们的广泛关注。② 残留在动物性食品中动物生前的用药，如生长素、抗生素以及瘦肉精等，这是近年来出现的食品污染危害人体健康的新问题。

2. 工业“三废”污染

随着工业废水、废渣、废气的排放，污染食品的有害污染物主要有汞、铜、砷、铅、铬、酚、多环芳烃等。工业有害污染物的排放量很大、浓度高，它们的危害相当大。

3. 食品添加剂污染

食品添加剂绝大多数为人工合成的化学物质，有的具有一定的毒性，使用不当或采用不合乎卫生要求的食品添加剂，均可使有害物进入食品。近年来以滥用化学合成色素、防腐剂、甜味剂、发泡剂、抗氧化剂等问题较多。

4. 容器及包装材料的污染

食品在加工过程中，接触机械设备、管道、容器、包装材料，在一定的条件下，容器与包装材料中的有害物质，例如金属容器中的铅、锌，橡胶、塑料制品中的防老剂、增塑剂、色素、未参与聚合的游离单体、裂解物以及石蜡、油墨等物质，就会溶出污染食品，从而危害人体健康。

三、放射性污染

放射性污染主要来源有两种：一是来自宇宙射线和地壳中的放射性物质，即天然污染；另一是来自核试验及和平利用原子能产生的放射性物质，即人为的放射性污染。目前食品中放射性物质的实际污染情况，以^{137}铯和^{90}锶最为严重。

除了核武器爆炸以外，由于近年来日常工作、生活中使用放射性物质的机会大大增多，如果不按有关规定对放射性物质进行妥善处理，就会污染水域和土壤，进而污染食品。还有采矿，把原来深埋在地下的一些有害人体健康的矿物质，包括放射性矿物元素，也带到了地表，污染土壤和水域，最后污染到食品。半衰期较长的放射性元素，对人体的健康危害较大。

值得注意的是，上面提到的农药、工业“三废”和放射性物质不仅可以通过水、土壤、空气直接污染人们的食物，还可以沿着食物链，通过生物富集作用，对人体健康造成严重危害。食物链呈“金字塔”形排列，最底层的是低等生物，然后生物等级逐渐提高，人类位居“金字塔”顶端。当水质受到污染以后，水中的浮游生物首先将有毒物质摄入体内，其被小鱼小虾等吞吃后，有毒物质累加了一次，而虾和小鱼又是大鱼的食物，大鱼体内的有毒物质就又被累加了一次，而最终小鱼和大鱼都被搬上人类的餐桌。故人类受毒最深，这就是所谓“食物链的生物富集作用”。震惊世界的水俣病就是因为上述原因造成的。

第七章 生物性污染及其预防

第一节 细菌对食品的污染

一般食品都含有丰富的营养物质,这给细菌生长繁殖提供了良好的条件,在温度、水分及其他条件适宜的情况下,细菌会迅速生长繁殖,使食品内积蓄了大量的细菌及其代谢产物,既损害了食品的质量,又危害了人体的健康。

一、污染食品的细菌种类

污染食品的细菌种类很多,大致可分为致病菌、条件致病菌和非致病菌三类。

1. 致病菌

污染食品后可引起细菌性食物中毒、肠道传染病、人畜共患传染病等食源性疾病的细菌称为致病菌。致病菌对食品的污染有两种情况:第一种与牛、羊、猪、鸡、鸭等畜禽生前感染有关。这一类致病菌中主要有能引起食物中毒的肠炎沙门氏菌、猪霍乱沙门氏菌和能引起人畜共患的结核病、布氏病(波状热)、炭疽病等。第二种与屠宰以后的外界污染有关,即致病菌来自加工、贮藏、运输、销售、烹调等过程中的污染。这一类致病菌中主要有能引起急性胃肠炎的痢疾杆菌、副溶血性弧菌、致病性大肠杆菌,还有伤寒杆菌、肉毒杆菌等。

致病菌污染食品后在尚未改变食品的感官性状之前,食品无发黏、发臭、变色等,因而检查时光靠眼睛看、鼻子闻、手摸是很难发现异常的，必须经过专门的检验才能发现。

2. 条件致病菌

条件致病菌又称相对致病菌，指的是在自然界分布较广，在通常情况下污染食物后并不致病，只有在特殊的条件下，才具有致病能力的一些细菌。常见的条件致病菌有葡萄球菌、链球菌、变形杆菌、韦氏梭菌、蜡样芽孢杆菌，它们只有在菌量大、菌型发生变异，特别是当受感染的人抵抗力下降、肠道菌丛紊乱的情况下才会引起食物中毒。

3. 非致病菌

食物中的细菌，绝大多数都是非致病菌。这些非致病菌虽然不会直接对人造成疾病，但有许多与食品腐败变质有关。不同性质的食品中污染的非致病菌种类不同，如在米饭、面条这些糖类食品中主要是细菌和酵母菌，以产酸发酵为基本特征；在富含蛋白质的肉、鱼、禽、蛋等食品中主要是能引起食品腐败的腐败菌，以引起蛋白质腐败变质为特征。有些腐败菌对通常的消毒方法有很强的耐受性，一般的消毒方法不容易将它们杀灭。例如：① 嗜冷菌可以在0℃以下生活，多见于海水和冰水中，常常污染鱼。所以在冰箱里取出的生鲜鱼类，在室温下搁置一段时间，就会腐败变质。② 嗜热菌则能耐受45℃～75℃的高温，污染罐头食品的嗜热性菌在短时间炒煮中不易被消灭，必须煮沸10～20分钟以后才能杀死。③ 嗜盐菌能够在高浓度食盐水(12%以上，甚至28%～32%)中生长。咸鱼上常见的橙红色斑点，就是嗜盐性菌产生的橙红色素。④ 厌氧菌可在密闭环境中生长繁殖，如双歧乳酸杆菌使乳品变酸。

二、细菌污染食品的途径

细菌污染食品的途径主要有以下几条：

(1) 原料的污染。食品原料在采集、加工前已被细菌污染。

(2) 生产环节中的污染。由于不卫生的操作和管理而使食品在产、储、运、销过程中被细菌污染，这是细菌污染几率最多的一些环节。

(3) 从业人员的污染。直接接触食品的从业人员如不注意个人卫生，或感染疾病未愈而体内带有病原菌时，很容易通过手、呼吸时呼出的气体和说话时喷出的唾沫而造成食品的污染。

(4) 烹调加工过程的污染。食品加工过程中，未能严格贯彻烧熟煮透、生熟分开等卫生要求，再加以不卫生的管理方法，使食品中已经存在或污染的细菌得以大量生长繁殖，从而损坏食品质量、危害人体健康。

三、细菌污染食品的危害

细菌污染食品以后，不仅可以在食品中生长繁殖，有的还可产生毒素。造成的危害主要有两方面：一是引起食源性疾病，包括食物中毒、肠道传染病、人畜共患传染病等；二是造成食品的腐败变质。

四、食品的细菌污染指标

反映食品卫生质量的细菌污染指标，可分为三方面：一是菌落总数，食品的一般卫生指标；二是大肠菌群，食品的粪便污染指标；三是有无致病菌。

菌落总数。菌落总数是最常用的食品细菌污染指标之一，是指单位(g，mL 或 cm^2)食品经过处理，在一定的条件下培养后，所含细菌菌落的总数。菌落总数有两方面的食品卫生意义：一方面可作为食品被污染的标志，另一方面可以用来预测食品可能存放的期限。如在 0℃条件下，细菌总数为 $10^5/cm^2$ 的牛肉，可保存 7 天，而细菌总数为 $10^3/cm^2$ 时，却可保存 18 天。

大肠菌群。大肠菌群包括肠杆菌科的埃希氏菌属(又叫大肠杆菌属)、克雷伯菌属、柠檬酸杆菌属等多种肠道产气菌。都是直接或间接来自人与温血动物的粪便，所以它可作为粪便污染食品的指示菌群。如果食品中检出大肠菌群，表示该食品曾受到人与温血动物粪便污染，就有肠道致病菌存在的可能。大肠菌群数越高，肠道致病菌存在的可能性就越大。

致病菌直接与疾病有关，因而对它们的要求也较菌落总数和大肠菌群严格。菌落总数、大肠菌群属于卫生指标菌，是评价食品的卫生质量和安全性的指标。它们本身不是致病菌，与疾病没有直接的关联，故在允许值范围内允许在食品中限量存在，而致病菌按照国家卫生标准是不允许在食品中检出的。

第二节 霉菌及霉菌毒素对食品的污染

霉菌是丝状真菌的通称，生长在培养基上都长成绒毛状或棉絮菌丝体。霉菌在自然界分布非常广泛，种类繁多。目前已知的霉菌有 5 000 种以上。大多数霉菌对人体无害，在食品工业中广泛应用，如酿酒、制酱和制作其他发酵食品等。但也有相当数量的霉菌对人类不利，易导致食品发霉变质，某些霉菌的产毒菌株污染食品后，会产生有毒的代谢产物即霉菌毒素，对人体健康造成极大危害，引起人类急、慢性中毒和致癌。

目前已知的霉菌毒素有 200 种左右，致使实验动物致癌的主要有黄曲霉毒素、黄变米毒素、杂色曲霉素、镰刀菌毒素等。世界上曾经发生过多次霉菌毒素引起人和牲畜中毒甚至死亡的重大事件；如在西伯利亚曾发生过由于食用越冬的霉变小麦而引起食饵性白细胞缺乏症的事件；在日本发生过因食用霉变大米而引起黄变米中毒的事件；在我国长江流域一带发生过赤霉病麦中毒事件；在英国发生过因食用霉变饲料引起大批火鸡死亡的事件等等。其中污染及危害最大的是黄曲霉毒素。

一、黄曲霉毒素的性质

黄曲霉毒素是一种结构类似的化合物，主要由黄曲霉和寄生曲霉代谢产生，在紫外线下，都发生荧光，根据荧光颜色、Rf 值及结构等分别命名为 B_1，B_2，G_1，G_2，M_1，M_2，P_1，Q_1，毒醇，GM 等等。

黄曲霉毒素性质较稳定且耐热，需加热到 280℃才能发生裂解，故一般在烹调加工时难以被破坏。黄曲霉毒素难溶于水，易溶于油和一些有机溶剂，故易污染含脂肪较多的油料作物及粮谷的糊粉层，一般水洗不容易把黄曲霉毒素去掉。黄曲霉毒素一般在中性及酸性溶液中较稳定，在强酸性溶液中也略能分解，但在 pH 为9～10的强碱溶液中分解迅速。

二、黄曲霉毒素的毒性

1. 急性毒性

黄曲霉毒素属于剧毒之物，其毒性为氰化钾的 10 倍，对鱼、鸡、鸭、大鼠、豚鼠、免、猫、狗、猪、牛、猴及人均有强烈毒性。黄曲霉毒素属于肝脏毒，除抑制肝细胞 DNA，RNA 合成外，也抑制肝脏蛋白质合成。一次大量口服后，可出现肝实质细胞坏死、胆管上皮增生、肝脂肪浸润及肝出血等急性病变。人摄入大量黄曲霉毒素可发生急性中毒，主要毒害肝脏，引起肝出血和肝坏死。

黄曲霉毒素引起人急性中毒，国内外都发生过。我国台湾省有三家农民因食用黄曲霉毒素含量高(225.9 pg/kg)的发霉大米，导致三家 39 人中有 25 人中毒，其中有 3 名儿童死亡。1974 年印度两个邦中有 200 个村庄因玉米收获时恰逢暴雨，玉米严重霉变，导致暴发黄曲霉毒素中毒性肝炎，共有 397 人发病，死亡 106 人。

2. 慢性毒性

黄曲霉毒素持续少量摄入时会造成慢性中毒，主要表现是动物生长障碍、肝脏出现亚急性或慢性损伤。其他症状如食物利用率下降、体重减轻、生长发育缓慢、母畜不育或产仔少。印度曾经用花生粉(含黄曲霉毒素高达 300 pg/kg)治疗一批蛋白质营养不良儿童,结果许多孩子出现肝脏疾患,活体组织检查发现肝细胞脂肪变性、坏死,并伴有炎症,继而出现肝纤维化变硬,一年半后有 3 名死于肝昏迷。

3. 致癌性

实验证明:黄曲霉毒素能在各种实验动物和家畜中诱发肝癌和胃癌、肾癌、直肠癌、乳腺癌等其他部位的癌瘤,是目前发现的最强的化学致癌物质。其中,黄曲霉毒素 B_1 致癌性最强,M_1,G_1 及 B_2 也有致癌作用。黄曲霉毒素对大鼠致癌力为奶油黄的 900 倍,比二甲基亚硝胺诱发肝癌的能力大 75 倍,是目前公认的最强的化学致癌物质。黄曲霉毒素对人是否有致癌性,目前尚难以肯定。但从大规模的流行病学调查得来的资料间接证实,食物中黄曲霉毒素污染严重的地区,居民肝癌发病也多。例如,非洲撒哈拉沙漠以南的高温高湿地区,黄曲霉毒素污染食品较为严重,当地居民肝癌发病较多。反之,埃及等干燥地区,黄曲霉毒素污染不严重,肝癌发病也相对较少。在菲律宾一些玉米和花生酱受黄曲霉毒素污染较严重地区,肝癌的发病率比其他地区高出 7 倍以上。在我国广西也有类似规律。因此,尽管目前还没有直接证据说明黄曲霉毒素能引起人的肝癌,但流行病学的资料提示黄曲霉毒素很可能与人的肝癌发病有关。

三、黄曲霉毒素污染的预防措施

既然黄曲霉毒素对人体的危害非常大,防止或控制黄曲霉毒素对食品的污染显得尤为重要。对黄曲霉毒素的预防措施主要包括以下三个方面:一是防止食品生霉;二是设法去除食物上已产生的黄曲霉毒素;三是加强检验工作,禁止食用严重污染的食品。

1. 食品防霉

预防黄曲霉毒素污染食品的主要措施，是防止食品受霉菌污染。由于霉菌的生长需要一定的湿度、温度和氧气，故采取措施控制这些因素就可达到防霉目的。其中湿度尤其重要，因此防霉的主要措施是控制食品的水分含量。就粮食而言，在田间收获、晾晒、脱粒和入库、运输等过程中，都应注意防霉。粮食收获后，应及时晾晒、风干、烤干或密封加吸湿剂，使水分迅速降至安全水分之下。一般粮粒含水量在13%以下，玉米在12.5%以下，花生在8%以下，霉菌即不容易繁殖。粮食入仓库后，应有较好的通风设备，保持干燥，应经常检查相对湿度，采取降温措施。粮仓内相对湿度不超过70%，贮存温度10℃以下时可有效地防霉。减少食品贮存环境的氧气含量，可以有效地防霉。对粮食、油料和一般食品的防霉，要求控制在含氧5%左右、含二氧化碳或氮气95%左右。与此同时，作物在收获贮运过程中，还须尽量保持颗粒完整无破损，这样可以有效地减少霉菌侵入的机会。近年来，科学家们正在培育外壳和外皮含有较多的木质素或蜡质的抗霉粮油品种。

2. 去除黄曲霉毒素

对于已被黄曲霉毒素污染的食品或怀疑含有黄曲霉毒素的发霉食物，用下列方法可有效降低黄曲霉毒素的含量。

(1) 剔选碾磨法。黄曲霉毒素在食物中分布很不均匀，主要集中在霉坏、破损、皱皮、变色及虫蛀等的颗粒中，如将花生、玉米、豆类的霉粒挑选剔除，则可使食品含毒量大为降低。特别是花生仁开始出现霉变时，及时把霉变的花生仁剔除，可防止其他花生仁霉变。试验表明，经人工剔选后，花生的黄曲霉毒素含量从150 μg/kg下降到3 μg/kg。此外，黄曲霉毒素多集中于含脂肪较多的谷胚和糠皮等部位。被黄曲霉毒素污染的稻谷经精碾后，筛除的米糠里黄曲霉毒素含量可达污染总量的95%；糙米精碾后，黄曲霉毒素含量下降 38%～74%，基本可达到国家食品卫生标准的限量规定。尽管黄曲霉毒素难溶于水，但在淘洗大米时，用手搓洗，并随水倾去毒素在内的悬浮物，反复多次可使毒素明显减少。一般清水搓洗 4 次可去毒近 30%，但这种方法使硫胺素损失较多。

(2) 物理吸附法。含黄曲霉毒素的植物油加入活性炭或白陶土等物理吸附剂，可使毒素被吸附而去除。具体方法为：将白陶土粉碎过 300 目筛，100℃～280℃加热 20 分钟，使之活化，然后加入花生油，充分搅拌、混匀、沉淀、过滤，除去白陶土渣，去毒效果良好。用 2%浓度的白陶土，去毒率为 99%以上。

(3) 生物学解毒法。近年来研究发现某些霉菌和霉菌孢子能破坏一部分黄曲霉毒素 B_1，某些细菌也有这种作用，其中以橙色黄杆菌的作用最为显著，它可使花生油、花生、花生酱以及玉米等食品中的黄曲霉毒素全部而迅速地遭到破坏。采用生物学方法去除黄曲霉毒素，成本低，收效大，很有发展前途。

(4) 气体熏蒸法。应用氨化处理法，可使污染了黄曲霉毒素的花生去毒，效果比较好。具体的做法是：将含有黄曲霉毒素的花生仁同含量 25%的药用氨水或 15%的农用氨水拌和，或用含氨量 98%的工业用液氨在常温常压下经两天密封去毒，然后按常规法榨油，即可得到符合国家油品质量和卫生标准的花生油和花生饼。用 12.5 kg 苍山子芳香油对 125 万 kg 含有黄曲霉毒素的稻谷熏蒸 3 个月，毒素含量由 100 μg/kg 下降到 10 μg/kg。现认为用氨处理是目前为止研究出的去除食物黄曲毒毒素的最有效方法。

(5) 加碱去毒法。利用碱性条件可引起黄曲霉毒素结构发生变化的原理，用 1% NaOH 碱炼法去毒，使本来不溶于水的黄曲霉毒素变得溶于水，使大部分黄曲霉毒素破坏。此法可用于轻度霉变的花生、玉米、大米等，加碱浸泡一段时间后再用水洗，即可将污染的黄曲霉毒素去除。

第三节　食品腐败变质及预防

食品腐败变质一般是指食品在以微生物为主的各种因素作用下，发生的食品成分与感官性状的各种变化。

一、食品腐败变质的原因

1. 微生物的作用

这是引起食品腐败变质的重要原因。微生物包括细菌、酵母和霉菌，但在一般情况下细菌常常占优势。由于食品原料往往是带菌的，食品生产加工过程中的各个环节也都有可能受到微生物的污染，并且许多食品往往又是微生物的良好培养基，这就使得微生物在适宜的食品组成条件下大量繁殖。微生物所含的酶将食物中的多糖、蛋白质等水解、吸收，其代谢产物使食品具有不良的气味和味道，结果导致食品出现腐烂、酸败、霉变等变质现象。

2. 食品本身的组成和性质

动植物组织本身都含有丰富的酶类，在适宜的环境下酶类活动增强，引起食品组成成分的分解，使食品质量下降，并给微生物提供生长繁殖的良好条件，加速腐败变质。

食品的营养成分组成、水分多少、pH 高低和渗透压大小等，对食品中微生物增殖速度、菌相组成和优势细菌种有重要影响，从而决定食品的耐藏与易腐以及腐败变质的进程和特征。例如富含蛋白质的肉、鱼、禽、蛋等食品主要是以蛋白质的腐败为基本特征；碳水化合物性食品在细菌和酵母的作用下，以产酸发酵为其基本特征；油脂等以脂肪为主的食品一般不适于微生物增殖，主要是理化因素引起的酸败。

3. 外界环境条件的影响

外界环境的温度、湿度、阳光、氧气等对食品的各种变化均有一定的作用。

二、食品腐败变质的过程

食品腐变质的过程实质上就是食品中营养成分蛋白质、脂肪、糖类等的分解过程，分解的情况常因食品种类、微生物种类、数量及外界环境条件不同而异。

蛋白质的分解过程：肉、鱼、禽、蛋及大豆制品等食品含蛋白质丰富，其腐败变质主要以蛋白质分解为特征。

食品中的蛋白质受食品动植物酶以及微生物酶作用，往往经过多肽、氨基酸而分解为相应的胺类、有机酸类、硫化氢、硫醇及各种碳氢化合物等。这些物质不但有挥发性，且带有腐臭味及毒性，使食品出现硬度、弹性下降，气味改变，颜色异常等腐败变质现象。

脂肪的分解过程：食用油脂及食品中的脂肪往往会因脂肪的分解而导致酸败。酸败是食品在动植物组织及微生物产生的酶作用下，或由于光照及氧化，使食品中的脂肪分解为甘油和脂肪酸，脂肪酸进一步氧化成具有不愉快气味的酮类、酮酸及具有特臭的醛类、醛酸，构成了酸败时特有的“哈喇味”。

糖类的分解过程（即糖酵解）：含糖类丰富的食品很多，如粮食、水果、糖果等。这些食品在细菌、酵母和霉菌所产生的相应酶作用下的发酵或酵解，而生成各种碳水化合物的低级分解产物，如醇、羧酸、醛、酮、二氧化碳和水，使食品酸度升高、产气和带有甜味、醇类气味，甚至出现酸馊及令人恶心的气味。

三、食品腐败变质的预防

食品腐败变质的预防措施主要是消除和减少微生物的污染和抑制微生物的繁殖。为此，除了在各个环节中做到卫生工作经常化外，及时采取以下方法保藏食品非常重要。

1. 低温保藏

低温能够抑制微生物的生长发育、减缓食品在酶的作用下所发生的各种变化，从而可在一定时间内防止食品腐败变质。但低温只能抑制微生物不能杀灭微生物，也没有使酶失去活性，故食品一旦离开低温环境或低温环境中保藏时间太久，品质仍会受到影响。

低温保藏有冷藏和冻藏两种方法。前者一般将温度控制在0℃～10℃。在此温度下，病原菌及一般腐败菌都停止繁殖，较适宜保藏一些近期内利用或水分含量较高的生鲜食品，如水果、蔬菜、鲜肉、鲜乳、鲜蛋等。后者一般要先经过速冻阶段，要求先在24～48小时内使食品温度降到－25℃～－30℃，深层温度达到－10℃左右，然后再在－18℃左右的冷冻间内贮存，常用于需长期存放或远距离运输的生鲜动物性食品的保藏。

为了更好地保存食品的营养价值，食品宜急速冷冻，但解冻却宜缓慢进行。缓慢解冻的方法是用冷水浸泡食物，或将食物放在6℃～8℃处，让其自然解冻。缓慢解冻过程中食物的冰结晶会缓慢融化，还原成原来食物中的水分，所以营养物质和食物原来的风味基本保持。

值得注意的是一些嗜冷菌和霉菌能够耐受低温，如霉菌孢子一旦进入冷库或冰箱，就会造成食品的霉菌污染。因此，应该及时对冷藏库进行除菌消毒，消毒的方法有乳酸熏蒸、过氧乙酸或漂白粉喷洒以及紫外线照射等。

2. 高温保藏

高温能杀灭食品中的微生物，并且破坏酶活性，故能防止食品腐败变质。高温保藏按采用的温度不同可分为高温灭菌法、巴氏消毒法、超高温处理法和一般煮沸法。

(1) 高温灭菌法：主要用于罐头和蒸煮袋等食品的灭菌，加热温度在100℃～120℃之间，大约20分钟，即可杀灭繁殖型和芽孢型的细菌，达到长期保藏食品的目的。但高温灭菌法对食品的营养成分破坏较大,维生素损失较多。另外,对食品的色、香、味等感官质量也有一定的影响。

(2) 巴氏消毒法:是一种不完全灭菌的加热方法,它只能杀死繁殖或生长期的细菌,不能杀死芽孢型(休眠状态)的细菌。巴氏消毒法的主要目的是保证杀灭食品中诸如结核杆菌、布氏杆菌等致病菌;其次是杀灭诸如大肠杆菌、乳酸菌等能够引起食品腐败变质的细菌,防止食品的腐败变质,达到短期保存食品的目的。巴氏消毒法多用于牛奶、酱油、果汁、啤酒、葡萄酒、蛋液等流质食品,其优点是食品所受到的温度较低,因此能够较好地保存食品原有的品质和风味。

巴氏消毒法在具体操作时又可分为低温长时法和高温短时法两种。低温长时消毒法多用于牛奶消毒,通常加热的温度为67.8℃,消毒时间为30分钟。消毒后应尽快冷却到8℃~10℃以下。该法对牛奶的营养价值改变不大,仅维生素 B_1 和维生素C有所破坏,牛奶的风味也无任何改变。高温短时消毒法,加热的温度为80℃~85℃,消毒时间为1分钟左右,因消毒时间短,故能保持食品原有的品质,并且营养素破坏很少。

(3) 超高温灭菌法:其加热温度在130℃~150℃,消毒时间为2~8秒。该法既杀灭了耐高温的嗜热芽孢梭菌,同时又不影响食品的质量。

(4) 煮沸法:100℃,煮沸5分钟,大部分无芽孢细菌可以被杀灭。100℃,煮沸10分钟,全部无芽孢细菌可以被杀灭,但芽孢细菌不会被杀灭。其营养成分容易被破坏,原有风味也有所改变。

3. 脱水保藏

由于干燥后食品中微生物能利用的水分减少了,从而使微生物不能生长和繁殖,酶的活性也降低,能达到长久储存的目的。干燥法常用于粮食、干果、干菜、茶叶等食品。干燥有自然干燥法和人工干燥法两种。前者通过日晒、阴晾、风吹等自然条件,使食品中的水分减少，方法简便，常用于原粮、干菜、干果、干鱼等的干燥，但耗时多，对食品营养及风味影响较大；后者采用烘干、炒干、喷雾干燥等方法使食品脱水，尽管费用大，但耗时少、效果好、对食品影响小，如乳粉、速溶咖啡等均是喷雾干燥的结果。

升华干燥法是近年来发展起来的一种比较先进的脱水方法。升华干燥法是将蔬菜、水果、鸡鸭等食品先经低温速冻，再放入真空下加温，使食品中已经结成冰的水分由固态直接变成气态而得以挥发。该法的优点是食物的营养成分保存得比较好，特别是维生素损失很少。原因是在真空条件下脱水干燥所需要的温度比其他干燥方法低，而且食品的组织结构破坏得比较少，复水以后食物基本上可以恢复原样。如脱水蘑菇、青豆、菠菜、牛肉等。用升华干燥法脱水的食品可以保存10年以上。但须注意，脱水食品如保管不当返潮，食品照样会滋生细菌，腐败变质。

4. 盐腌和糖渍保藏

食品中加入糖分或盐分，其目的是构成一个高渗环境，使微生物细胞脱水以致死亡，从而保藏食品的一种方法。盐腌和糖渍保藏，可制成腌制品和糖制品，使食品在保藏中形成了新的风味特点。一般盐腌的加盐量以10％～15％为宜，而糖渍时食糖的添加量需65％以上为好。大多数腐败菌和致病菌在含食盐15％的情况下，生长都受到抑制。有些霉菌和酵母菌能够耐受很高的食糖浓度，可以使蜂蜜、果子酱和一些糖果变质。须注意的是，提高糖分和盐分只能抑制细菌生长，何况还有嗜盐菌和耐高渗菌的存在，故盐腌和糖渍食品不能久放。盐腌食品所用的盐必须是食用盐，严禁用工业用盐。

5. 酸渍保藏

在食品中添加食醋或利用乳酸菌发酵产生的乳酸，使食品的pH值处于4以下，可以抑制微生物的生长繁殖，因此可以利用提高酸度来保藏食品，其方法有酸渍法和酸发酵法。酸渍法是利用食用醋酸保藏食物，醋酸浓度在1.7%～2%时，其pH为2.3～2.5，可强烈抑制许多种腐败菌的生长；醋酸浓度在5%～6%时，可杀灭绝大多数繁殖型腐败菌。常见的酸渍食品有醋渍黄瓜、糖醋蒜等。酸发酵法是利用一些能够发酵产酸的微生物，使其在食品中发酵产酸，提高食品的酸度，从而保藏食物。酸发酵中，最常用的是乳酸菌。乳酸菌为蔬菜本身存在的细菌，所以其发酵为自然发酵产酸。我国民间喜欢吃的泡菜就是利用乳酸菌发酵的。乳酸菌一般厌氧，所以在做泡菜的时候，应当防止空气进入。

6. 气调保藏

气调保藏是控制保藏环境的气体组成并结合降低环境温度的一种食品保藏方法，主要用于水果、蔬菜、原粮、鲜蛋、鲜肉等食品。在气调保藏中，主要是降低氧、增加二氧化碳或氮气的含量，使水果、蔬菜等的呼吸作用控制在最低限度，也可以减少氧对各种食品引起的生化和化学变化，配合以低温，保藏的效果更好。

7. 烟熏保藏

这是一种用松枝、柏枝、杉木屑、竹叶等不完全燃烧时产生的烟来熏烤食品的一种方法。由于烟中含有能杀灭微生物的醛、酚、酸等化学物质，因此使烟熏后的食品可以在一定时间内得到保存，并具有一种特殊的烟香。

8. 添加化学防腐剂

化学防腐剂属于食品添加剂。食品中加入化学防腐剂，其作用是制止食物中的微生物生长繁殖，防止食品腐败变质。由于防腐剂中某些成分对人体健康有害，因此使用防腐剂的品种，仅限于国家规定允许的几种且注意使用范围、用量，例如苯甲酸及其钠盐、山梨酸及其钾盐、亚硫酸及其盐类，以及对羟基苯甲酸酯等。

9. 辐射保藏

电离辐射保藏食品也是近年发展起来的一种保藏食品新方法，通过^{60}Co或^{137}Cs产生的γ射线或电子加速器的电子流照射食品，引起瞬间电离和食物分子激发，杀死或杀伤食物中的微生物，同时使食物本身的酶等物质受到抑制，食物中生化过程减慢，以达到食品保鲜以及长期保存的目的。国内外大量研究证实，常规剂量辐照的食物对食用者未见致畸、致突变和致癌现象。世界卫生组织和联合国粮农组织已正式规定 10 kGy 以下可以对马铃薯、小麦、面粉、鸡和草莓使用辐射保藏。我国也颁布了辐照食品的有关卫生标准，包括技术要求、剂量限制、感官指标、理化指标和放射性物质限制量等。

第四节　禽畜疫病的污染

禽畜类食品包括禽畜的肌肉、内脏及其制品，能供给人体必需的多种营养素，且吸收好、饱腹作用强、味美，故食用价值高。但肉类食品可能传播人畜共患传染病和寄生虫病，引起食物中毒，而且容易腐败变质，所以需要加强食品卫生管理。在宰杀前即有细菌侵入，由于细菌的生长繁殖，可使肉类食品迅速分解，引起腐败变质。已经腐败变质的肉类食品不能食用。对人有传染性的牲畜疾病，称为人畜共患传染病，如炭疽、布氏杆菌病和口蹄疫等。有些牲畜疾病如猪瘟、猪丹毒，虽然不感染人，但当牲畜患病以后，可以继发沙门菌感染，同样可以引起人的食物中毒。

一、炭疽

炭疽是对人、畜危害极大的传染病，病原体是炭疽杆菌。炭疽杆菌为粗大的革兰氏阳性杆菌，呈竹节状，牲畜感染炭疽后，潜伏期1～5天。炭疽杆菌在未形成芽孢前，对外界环境的抵抗力很弱，55℃下经 10～15 分钟死亡；但形成芽孢以后，抵抗力增强，140℃下 3 分钟干热或 100℃蒸汽 5 分钟才能杀灭。在土壤中可存活 15 年以上。

炭疽主要是牛、羊和马等动物的烈性传染病。猪一般患局部炭疽。人感染炭疽的主要方式是通过皮肤接触或由空气吸入感染，但食用被炭疽污染的食品可引起胃肠型炭疽。急性炭疽(电击型)的牲畜，突然发病，摇晃倒卧，丧失知觉，天然孔出血，尸僵不全，呼吸困难，血液凝固不全，呈暗黑色沥青样。猪一般患局灶型，以咽喉型炭疽为最多见，主要病变为颌下淋巴结、咽喉淋巴结与肠系膜淋巴结，剖面呈砖红色，并肿胀变硬。炭疽杆菌在空气中经6小时即可形成芽孢，因此屠宰中发现疑似炭疽时，应立即停止屠宰，封锁现场，并将可疑部位采样送检。确诊为炭疽时，肉尸、内脏及毛皮与血等立即用不漏水的工具送往指定地点化制销毁。感染炭疽的饲养圈或车间及其设备用2%漂白粉(有效氯25%)澄清液消毒，亦可用5%NaOH或5%甲醛消毒，并应在发现炭疽8小时内消毒完毕。病畜应就地不放血焚烧，整尸高温化制或在2米下深坑加生石灰掩埋。病畜一律不准解体。屠宰接触者进行医学观察。

二、疯牛病

1. 病原体

疯牛病的正式名称是“牛海绵状脑病(Bovine spongiform encephalopathy，BSE)”，是牛的一种慢性进行性致死性神经系统变性病，是由非常规致病因子(prion 朊粒，亦称朊病毒)引起的一种亚急性海绵状脑病。朊粒是传染性蛋白质颗粒，这种蛋白质颗粒是不含有核酸的感染性蛋白因子，其主要成分是一种蛋白酶抗性蛋白，却能在动物体内复制。该朊粒耐高温，加热到360℃仍有感染力，且还耐甲醛、耐强碱，疯牛病的脑组织能耐受1 mol/L和2 mol/L氢氧化钠达2小时之久。医院常用的福尔马林液，也无法杀死病原蛋白粒。人类用来对付病毒或细菌的工具，一一失效，束手无策。所以，此病又称为英国艾滋病。医学家研究证实，牛患BSE，是痒病传到牛身上所致。痒病是绵羊所患的一种致命性的慢性神经性机能病。

2. 疯牛病的传播途径

现已证实，疯牛病除了受孕母牛传染子牛及健康牛食入含有致病性朊粒的病牛、病羊的脑和脊髓等脏器成分的人工蛋白质饲料两种传播途径外，病牛粪便很可能是传染疯牛病的第三条途径。人的克-雅氏等病则是由于人吃了患疯牛病的牛肉及其制品以及牛脑、脊髓、扁桃体、胸腺、脾脏和小肠而传染发病。可通过孕妇胎盘垂直传播，是典型的遗传病。英国"疯牛病"咨询委员会的科学家首次披露，防皱霜中含有牛脑或胎盘及其他牛内脏的成分，长期使用含有这些成分的化妆品将有可能感染"疯牛病"，特别是面部有疤痕或皮肤破损的人士涂用此类化妆品后感染"疯牛病"的几率就会更高。另外，长期在生产此类化妆品的工厂、车间工作的工人也有极大可能感染"疯牛病"。

3. 症状

BSE 的病程一般为 14～90 天，潜伏期长达 4～6 年。这种病多发生在 4 岁左右的成年牛身上。其症状不尽相同，多数病牛中枢神经系统出现变化，行为反常，容易紧张、激怒，烦躁不安，对声音和触摸，尤其是对头部触摸过分敏感，步态改变，难以站立，身体平衡障碍，运动失调，产奶量减少，体重下降。发病初期无上述症状，进行性加重，后期出现强直性痉挛，粪便坚硬，两耳对称性活动困难，心搏缓慢(平均 50 次/分)，呼吸频率增快，体重下降，极度消瘦，甚至死亡(一般 2 周到 6 个月)。

4. 疯牛病对人的影响

人类新型克-雅氏病可能与疯牛病的传染有关。人类克-雅氏病是一种亚急性老年性痴呆病，又名海绵状脑病，引起早老性痴呆，并伴有肌肉痉挛、视觉障碍和运动失调等，常在发病后 9～18 个月死亡。这些病例与传统的人类克-雅氏病的发病年龄、临床症状和病理变化明显不同，因而被命名为新型(变异型)人克-雅氏病。

5. 疯牛病地理分布和危害

英国于 1986 年 11 月通过对病牛脑组织病理学检查而首次确诊了牛海绵状脑病。10 多年来，英国总共有 161 663 头 BSE 病牛，是全球其他国家的牛海绵状脑病总数的 400 倍。随后，爱尔兰、法国、瑞士、葡萄牙、德国、丹麦、意大利、阿曼和加拿大等国家都报道发生了牛海绵状脑病。

6. 预防措施

勿吃动物脑和脊髓，也不喂家畜；勿从有疯牛病和羊瘙痒病的国家进口牛、羊及其加工制品；进口动物肉骨粉时，注明绝不含山羊、绵羊或是貂产品；进口动物肉时，注明绝不含脑和脊髓；动物饲料加工厂的建立和运作必须加以规范；建立全国性的监测系统，并与世界卫生组织和有关国家建立情报交换网络等。

三、口蹄疫

口蹄疫是由口蹄疫病毒引起的一种急性高度接触性、高死亡率的牲畜传染病，以牛、羊等偶蹄兽最易感染，猪和人也能感染此病。此病变以口腔黏膜和鼻、蹄、乳头等皮肤形成水疱和烂斑为特征，又呈现在畜间传染流行的疫势，故称为口蹄疫。

1. 症状

口蹄疫特征表现为急性经过阶段，分为潜伏期、前驱期和临床期，最终康复或死亡。潜伏期，通常为 2～3 天，有时可达 7 天，特殊病例可短至 12～14 小时或延长至 14～21 天。病畜主要表现是口角流涎呈线状，口腔黏膜、齿龈、舌面和鼻翼边缘出现水池，水泡破裂后形成烂斑。严重病例蹄匣甚至脱落，此时体温升高、抑郁、步态紧凑或者跛行，脉搏和呼吸次数剧增，奶量下降。猪的蹄冠、蹄叉也发生水泡，这是口蹄疫的典型体征。

肉尸检验时，可见口蹄部位有病灶，胃肠有时呈现出血性炎症。牛、羊的胃黏膜有时会出现水泡，偶尔还可见继发性感染、心脂肪变性，呈虎纹状斑纹，心包上有出血点。

凡患口蹄疫的牲畜，应立即屠宰，同群牲畜也应全部屠宰。体温升高的病畜肉、内脏应高温处理；体温正常的病畜，则去骨肉及内脏经后熟处理。后熟作用本身具有杀灭细菌的功能，经过一定时间的存放，如在6℃ 48小时，或大于6℃ 30小时，或10℃～12℃ 24小时存放后方可食用。屠宰场所、工具和衣服应进行消毒。

2. 传染源

患有本病的动物是主要的传染源。在病畜的内唇、舌面水疱或糜烂处，蹄趾间、蹄上皮部水疱或烂斑处以及乳房等处水疱排出病毒最多，其次是流涎、乳汁、粪、尿及呼出的气体。这种病毒在外界的存活力很强，在污染的饲料、饲具、毛皮、土壤中可保持传染性达数月之久；在污染的冻肉中更能长时间存活，造成远距离运输销售传播。而阳光曝晒、一般加热都可杀灭口蹄疫病毒。

3. 人感染途径及症状

人曾因接触口蹄疫病畜及其污染的毛皮，或误饮病畜的奶，或误食病畜的肉品等途径而感染。人一旦受到口蹄疫病毒传染，经过2～18天的潜伏期突然发病，发烧，口腔干热，唇、齿龈、舌边、颊部、咽部潮红，出现水疱。皮肤水疱见于手指尖、手掌、脚趾。同时伴有头痛、恶心、呕吐或腹泻。患者数天痊愈，预后良好。有时可并发心肌炎。患者对人基本无传染性，但可把病毒传染给牲畜、动物，再度引起畜间口蹄疫流行。

4. 防治方法

发现本病或可疑病猪时，应立即采取封锁场地和隔离病猪等措施，并迅速报告上级防疫机构，协助诊断。对病猪除采用对症治疗外，病猪以口蹄疫高度免疫血清治疗有良好效果。受威胁的动物可用口蹄疫疫苗进行紧急预防注射。

四、布氏杆菌病

布氏杆菌病由布氏杆菌引起的一种慢性接触性传染病，主要发生于绵羊、山羊、牛、猪等家畜。经皮肤黏膜、消化道和呼吸道传染给家禽和人，对人危害较大。雌性患畜的主要表现为传染性流产、阴道炎、子宫炎；雄畜为睾丸炎或副睾丸炎。病菌可随患畜的粪、尿、流产物及乳汁等排出，通过破损皮肤及消化道侵入人体，使人得病，降低和丧失劳动力。病人可表现波状热、无力、多汗、关节痛等特征，反复发作，长期不愈。

处理原则：病畜宰前有症状或宰后发现病变者，其肉与内脏应高温处理或盐腌、高温处理使肉内部中心温度达 80℃以上，块腌时肉块重量不超过 2.5 kg，干腌用盐量为肉重的 15%，湿腌的盐水浓度为波美 18～20 度。生殖器官及乳房必须废弃。

五、结核病

结核病是由结核杆菌引起的人畜共患的慢性传染病，以牛、羊和猪等家畜感染为主，特别是牛和羊对人型结核菌易感。人型结核病主要是通过饮用带菌牛乳而引起。病人疲乏无力、低烧、有轻重不等的咳嗽。牲畜患结核的主要症状是全身消瘦、咳嗽、呼吸音粗糙，有啰音、贫血，颌下及体表淋巴结肿大变硬。

病畜肉处理原则：患全身结核的肉部消瘦者销毁，肉部不消瘦病变部位割下销毁、其余部分高温处理后食用。

六、囊虫病

囊虫病的病原体在牛为无钩绦虫，在猪为有钩绦虫。牛、羊、猪是绦虫的中间宿主，其幼虫在猪和牛的肌肉组织内形成囊尾蚴，故本病亦称囊尾蚴病。囊尾蚴多寄生在动物的舌肌、咬肌、臀肌、深腰肌和膈肌内，肉眼可见白色、绿豆大小、半透明的水泡状包囊，包囊一端为乳白色不透明之头节。受感染的猪一般称为“米猪肉”,牛囊虫须经放大才能看到。人吃下未煮熟含囊尾蚴的肉即受感染而得绦虫病并成为绦虫的终末宿主。

病畜肉的处理原则:凡在 40 cm^2 肌肉上发现囊尾蚴少于 3 个,可用冷冻或盐腌法处理。盐腌时将肉切成重 2.5 kg 以下、厚度不超过 8 cm,腌 20 天。冷冻处理时使肉内部温度达到－10℃,然后在－12℃放置 10 天,或达到－12℃后,再于－13℃存放 4 天。肉在 40 cm^2 面积内有 4～5 个囊尾蚴,应采用高温处理;在 40 cm^2 面积内有 6～10 个,做工业用或销毁。

为了检查上述处理后的病畜肉中囊尾蚴是否确被杀灭,可挑取各部位的囊尾蚴,在 37℃加胆汁孵化,如在 30～36 分钟内囊虫头节由囊内伸出,表示仍有存活囊尾蚴;仍须观察 12 小时才能作最后确定。

七、旋毛虫病

旋毛虫病的病原体为旋毛虫。国内多见于寄生猪、狗、狼、猫、熊、野猪、鼠及羊等体内,主要寄生部位为膈肌、舌肌和心肌,而以膈肌最为常见。人食入未煮熟烧透的病畜肉,在 7 天左右幼虫即可发育为成虫,在肠黏膜内寄生并产生大量幼虫。幼虫钻入肠壁经血流向人体肌肉内移行,患者逐渐出现高烧、恶心,呕吐、腹泻、肌肉疼痛、肌肉运动受限制。若幼虫进入脑脊髓,可引起脑膜炎样症状。人患旋毛虫病后临床诊治均较困难,故必须加强肉品的兽医卫生检验而防止人类感染。

猪宰后取二侧膈肌各一块,约 20 g 重,肉眼观察后剪取米粒大小肉块 24 块,在低倍镜下观察,在 24 个切片中发现旋毛虫不超过 5 个,肉可经高温处理后食用,超过 5 个者不能食用。脂肪和内脏因无旋毛虫寄生可以食用。

宰前死因不明畜肉的鉴定与处理:死畜肉可来自病死、中毒或外伤等急性死亡的牲畜，必须确定死因后才决定能否食用。凡是死因不明的死畜肉一律不准食用；如为人畜共患疾病，则不准任意食用；如为一般性疾病或外伤死亡，肉质又未腐败变质，可经高温处理食用，但内脏必须弃去，因致病菌及肠道毒物往往在肝、肾内脏较多。

第八章 化学性污染及预防

第一节 农药对食品的污染

农药的使用，在提高产量、防治农业害虫和发展畜牧业等方面发挥了重要作用。但长期、大量使用农药，也造成了对环境和食品的污染。食品内或食品表面残存的农药，及其代谢物、降解物、衍生物等，统称为“农药残留”。摄入残留农药的食品引起的急性和慢性中毒，称作“农药残留毒性”。农药长期低剂量经口摄入后还可能有致癌、致畸和致突变作用。

一、农药污染食品的途径

进入人体的农药，大约10%是通过污染空气和饮水，而90%左右则是通过污染食物。农药污染食物，一方面可以是喷施农药对食用作物的直接污染；另一方面，也可以通过对空气、土壤和水的污染，间接污染食品。

1. 农药对食用作物的直接污染

有些农药直接喷施于食用作物的叶片上，可先被叶片吸收，并转运到食用作物的各部分。

2. 食用作物从污染的土壤中吸收农药

农田喷施农药后，除一部分直接落于作物上外，大部分降落到土壤中。土壤中的农药先被食用作物的根系吸收，然后转运到块茎，甚至整个食用作物。根系发达的农作物对农药的吸收率较高，如花生、胡萝卜、豌豆等就较茄子、洋葱、辣椒等吸收率高得多。所以土壤也是污染食用作物的重要途径。

3. 通过生物的富集作用污染食物

所谓生物富集，是指处在食物链不同环节上的各种生物，在“大鱼吃小鱼，小鱼吃虾米”的自然觅食过程中，将原本环境中低浓度的化学物质，蓄积达到很高浓度。而这条食物链可以通过多种途径延伸到人，例如鱼→人；虾→人；鱼→鸭→人。

食物链是自然界的正常现象，但由于包括农药在内的有害物质在沿着食物链转移的过程中产生生物富集作用，即每经过一种生物体，其浓度就明显增高一次。所以，位于食物链最高端的人，吃进去的污染物最多，危害当然也最大。特别是某些不易分解却又容易蓄积的农药，如有机氯、汞和砷制剂等，脂溶性强，与酶和蛋白质的亲和力较强，不易被排出体外，在食物链中它们可逐级在生物体内浓缩，使残留量增高到惊人的地步。生物富集作用，以水生生物最为明显。如原来水中仅含杀虫剂 DDT 的量为 4×10^{-5} mg/kg，通过浮游生物、小鱼、大鱼、水鸟等捕食生物逐渐富集，最终在水鸟体内高达 25 mg/kg，为原来水中含量的 833 万倍。陆生生物也有类似现象，但富集程度较小。如土壤被污染，生长其中的作物也受到污染，牛、羊、鸡、鸭等禽畜摄食了这些作物，农药就会在牛、羊、鸡、鸭的体内蓄积(主要在脂肪、肝和肾等组织中)。在动物体内的农药，能随乳汁排出，因此牛奶、羊奶中也会有农药残留。禽类可转移至蛋中，如鸡饲料中 DDT 的含量为 0.05 mg/kg 时，所产蛋中的 DDT 就有 0.06 mg/kg。人长期食用这些含高残留农药的动物性食品，进一步蓄积浓缩，长此下去，也可产生严重的慢性危害。

二、食品农药残留对机体的危害

常用农药按用途可分为杀虫剂、杀菌剂、除草剂、植物生长调节剂等；按化学组成成分可分为有机氯农药、有机磷农药、有机汞农药、有机砷农药、有机氮农药等。

1. 有机氯农药的污染

有机氯农药是一类高效、广谱、化学性质稳定和不易分解的杀虫剂,能在环境和食品上长期残留。我国常用的有机氯农药多为六六六(即六氯环己烷)、滴滴涕(即二氯二苯三氯乙烷,DDT)、氯丹、毒杀芬等,其中以六六六生产及使用最多。由于六六六和DDT能引起动物肿瘤和在体内长期蓄积,其慢性危害作用引起了广泛的关注,许多国家已停止生产和使用。在我国,1983年停止生产,1984年停止使用。由于其化学性质稳定和在脂肪组织中长期蓄积,受日光及微生物作用后分解少,在环境中降解缓慢,因此在食物中残留性强,属于高残毒农药,至今有些水体和动物身上还有DDT的存在。有机氯农药在食品中的残留量与污染程度、食品种类、自然条件和施药时间有关。一般在动物性食品中残留量高于植物性食物,在含油脂多的食品中高于含油脂少的食品,在食物周围部分高于内层。在植物性食品中其残留量的趋势为植物油＞粮食＞蔬菜和水果。人体长期摄入含有机氯农药的食物后,有机氯农药主要蓄积在脂肪组织中,造成急、慢性中毒,侵害肝、肾及神经系统,对内分泌及生殖系统也有一定损害作用。有机氯农药能诱发细胞染色体畸变,并可能有致癌作用。母体中的有机氯农药可以通过胎盘进入胎儿体内,进而对胎儿产生危害。

2. 有机磷农药的污染

有机磷农药是一类高效、广谱、代谢快、易分解的杀虫剂,是目前使用量最大的杀虫剂,常用的主要是高效低毒低残留的马拉硫磷、乐果、敌百虫、敌敌畏(DDV)等。有机磷农药与有机氯农药不同,它们大都性质不稳定、易水解、易氧化、易受热分解,所以使用后,在食用作物中残留时间极短,主要残留于蔬菜、水果、谷类等植物性食品上,不残留或很少残留于动物性食品上,但在块茎类作物(如胡萝卜)中残留时间较长。其残留量随着时间的延长而减少。一般食品中的残留量多在周围部分,内层较少或没有,去皮和洗涤均能减少其残留量，因此由有机磷农药残留引起的慢性中毒较为少见。但若使用不当，药液接触皮肤或随风吸入以及保管不善污染食品或误食等，也可造成急性中毒。有机磷农药属于神经性毒剂，主要抑制生物体内胆碱酯酶活性，部分品种有迟发性神经毒作用。中毒时，引起神经传导功能的紊乱，出现各种急性中毒症状，如出汗、流涎、肌肉颤动、语言失常、呼吸困难等，严重的可发生昏迷、抽搐，最后由于呼吸衰竭而死亡。人长期随食物小剂量摄入有机磷农药可致慢性中毒，主要表现为神经衰弱症候群，如头晕、头痛、食欲降低、睡眠障碍和神经精神异常等；肌电图、脑电图异常，神经传导速度减慢，这些变化可在全血胆碱酯酶活性下降前就出现。多数有机磷农药无明显的致癌、致畸和致突变作用。我国对有机磷农药的残留量作了严格的限制，具体见表 8-1-1。

表 8-1-1　食品中有机磷农药容许残留量标准[mg/kg]

食品名称	甲胺磷	杀螟硫磷	倍硫磷	敌敌畏	乐果	马拉硫磷	对硫磷
粮食	0.02	0.4	0.05	0.1	0.05	3	0.1
蔬菜、水果	不得检出	0.4	0.05	0.2	1.0	不得检出	不得检出
食用植物油	不得检出	不得检出	0.01	不得检出	不得检出	不得捡出	0.1

引自国家食品卫生标准 GB4788－34，5127－S5。

3. 氨基甲酸酯类农药

氨基甲酸酯类农药的优点是药效快、选择性较高，对温血动物、鱼类和人的毒性较低，易被土壤微生物分解，且不易在生物体内蓄积。氨基甲酸酯类农药由于结构和作用的不同可分为杀虫剂、杀菌剂和除草剂。常用的杀虫剂有西维因、害扑威、速灭威和混灭威等，除草剂有禾大壮、哌草丹、丁草特、野麦畏等。

氨基甲酸酯类农药急性中毒的临床症状与有机磷农药中毒基本相同，所不同的是其临床症状出现得更急、更快、在短时间内即可恢复，目前尚未见有迟发性神经毒作用，慢性毒性和三致毒性方面的报道亦不完全一致。近年来有研究表明，此类农药在弱酸条件下在体内或体外可与亚硝酸盐生成亚硝胺，可能有一定的潜在致癌作用。

4. 拟除虫菊酯类

拟除虫菊酯类农药属于高效、中毒或低毒、低残留类农药（其 LD_{50} 为数十到数百 mg/(kg · bw)），可用做杀虫剂和杀螨剂。目前常用的品种有溴氰菊酯（敌杀死，凯素灵）、丙烯菊酯（必那命）、氰戊菊酯（速杀灭丁）、氯氰菊酯（灭百可、安绿宝）、三氟氯氰菊酯（功夫）等，其有效使用量甚至低于 10 g/hm^2。在环境中的降解以光解（异构、酯键断裂、脱卤等）为主，其次是水解和氧化反应。拟除虫菊酯类农药的缺点是高抗性，即昆虫在较短时间内可对其产生抗药性而使其杀虫活性降低甚至完全丧失。多种农药复配使用可延缓其抗药性的发生。

急性中毒多为误服或生产性接触引起，主要是神经系统症状，如流涎、多汗、意识障碍、言语不清、反应迟钝、视物模糊、肌肉震颤、呼吸困难等，重者可致昏迷、抽搐、心动过速、瞳孔缩小、对光反射消失、大小便失禁，可因心衰和呼吸困难而死亡。安定剂、中枢性肌肉松弛剂及阿托品类可缓解症状，但不宜使用解磷定等有机磷中毒的特效解毒剂。拟除虫菊酯类农药对皮肤有刺激和致敏作用，可致感觉异常（麻木、瘙痒）和迟发性变态反应。因其蓄积性及残留量低，慢性中毒较少见。此类农药的诱变试验结果不一，个别品种（如氰戊菊酯）大剂量时疑有诱变性和胚胎毒性，有关其致癌和致畸性方面尚少有报道。

三、食品贮藏和加工过程对农药残留量的影响

1. 贮藏

谷物在仓储过程中农药残留量缓慢降低，但部分农药可逐渐渗入内部而致谷粒内部残留量增高。蔬菜水果在低温贮藏时农药残留量降低十分缓慢。如 0℃～1℃贮藏 3 个月，大多数农药残留

量降低均不到 20%。贮藏温度对易挥发的农药残留量影响很大，如硫双灭多威在−10℃很稳定，在 4℃～5℃时则很快挥发。但水果表皮残留的农药在贮藏过程中亦有向果肉渗入的趋势。

2. 加工

常用的食品加工过程一般可不同程度降低农药残留量，但特殊情况下亦可使农药浓缩、重新分布或生成毒性更大的物质。

(1) 洗涤：可除去农作物表面的大部分农药残留。高极性、高水溶性者容易除去。热水洗、碱水洗、洗涤剂洗、烫漂等能更有效地降低农药残留量。

(2) 去壳、剥皮、碾磨、清理：通常能除去大部分农药残留。如柑橘果皮中甲基嘧啶磷为 0.5～5 mg/kg 时，果肉中小于 0.3 mg/kg；带皮的菠萝用三唑酮浸渍 11 天后，果肉中的残留仅为果皮中的 0.5%～1%。谷物经碾磨加工去除谷皮后，大多数农药残留量可减少 70%～99%。但内吸性的农药经此类处理后减少不显著，如马铃薯去皮后，其甲拌磷和乙拌磷只减少 50%和 35%，而非内吸性的毒死蜱和马拉硫磷几乎可完全去除。蔬菜清理(拣折)后农药残留量亦可大幅度减少，但应注意剔除的外层叶片等用做饲料而引起动物性食品的农药残留问题。

(3) 水果加工：对农药残留量的影响取决于加工工艺和农药的性质。带皮加工的果酱、干果、果脯等农药残留量较高，而果汁中的残留量一般较低，但果渣中含量较高，如苹果汁、果渣、干果渣中双苯三唑醇和氯菊酯的残留系数分别为 1，25 和 75。

(4) 粉碎、混合、搅拌：由于组织和细胞破坏而释放出的酶和酸的作用可增加农药代谢和降解，但亦可产生较大毒性的代谢物。

(5) 罐装：农药残留量的降低程度主要受农药热稳定性的影响。如对硫磷仅降低 13%～14%，而马拉硫磷几乎可完全破坏。

(6) 油脂加工：高脂溶性农药可大量进入油脂，如橘油中对硫磷浓度为柑橘整体的 100～300 倍。植物油精炼工艺尤其是脱臭处理能不同程度地减少农药残留量，如林丹、DDT、敌敌畏、马拉硫磷、毒死蜱等农药残留量均可减少70%～100%。

(7) 发酵酒：生产啤酒的原料大麦、啤酒花等常有草甘膦、杀螟硫磷等农药的残留，但生产过程中的过滤、稀释、澄清等工艺可除去大部分农药，故啤酒中农药残留量较少。葡萄酒生产中因无稀释工艺，其农药残留量较高，尤其是带皮发酵的红葡萄酒。

(8) 烹调：与农药性质、时间、温度、失水量、密闭情况等有关。如白菌清在开放式烹调过程中，85%～98%可挥发，而密闭烹调则50%水解进入汤中。蔬菜中农药残留量在烹调后可减少15%～70%，煮饭、烘烤面包等亦可不同程度地减少农药残留量。

四、控制食品中农药残留量的措施

1. 加强对农药生产和经营的管理

许多国家有严格的农药管理和登记制度。我国国务院1997年发布了《农药管理条例》，规定我国实行农药生产许可证制度，即生产已依法取得农药登记的农药还必须报国务院化学工业行政管理部门批准；未取得农药登记和农药生产许可证的农药不得生产、销售和使用。

2. 安全合理使用农药

农药在出售前必须进行登记，未经批准的农药不准出售。我国已于1971年禁止用有机汞农药。DDT和六六六在国外多为禁用，在我国也已停止使用。凡农药急性毒性很大，属高毒物质，如三九一一、一六〇五、一〇五三等，不准用于蔬菜、水果、茶等食用作物。另外还规定了最高用药量或最低稀释倍数、最多使用次数和施药到收获必须遵守的间隔期等。

3. 制定和严格执行食品中农药残留量限量标准

我国已建立了食品安全性毒理学评价程序，可根据该程序的要求进行一系列动物毒性实验，求出该农药的最大无作用剂量，并在此基础上求出人的每日容许摄入量(ADl)。再根据各种食物中实际农药残留量和人群膳食调查的资料,即可制定出农药容许残留量标准。

4. 发展高效低毒和低残留的新农药,推广综合防治新技术

开发高效低毒低残留的新品种,及时淘汰或停用高毒、高残留、长期污染环境的品种,推广先进的施用技术和喷洒器具,大力提倡作物病虫害的综合防治,包括化学防治、生物防治、物理防治、选育抗虫害良种和加强田间管理等。在综合防治中,要逐步减少化学防治的比重(这是防止食品残留毒性的一项根本措施)、整治农药生产和使用对环境造成的污染等。

5. 加强自我保护意识,尽量消除污染食物的农药

可以采用洗涤、去壳、剥皮、碾磨、清理、加热等方法尽量消除污染食物的农药。如梨与苹果去皮以后残留在上面的 DDT 可全部去除,666 和乐果可大部分去除;小麦磨成白面可去除部分农药。加热对农药残留量的影响,因温度、时间和加热方式而异,如一般加热有机氯农药可消除 10%,在高压下加热 1 小时,可消除 95%。而有机磷农药由于其理化性质不稳定,除了内吸性强的品种以外,食品中的残留量经过烹调加工处理后,都有较大程度的降低。另外,选购新鲜蔬菜时应注意闻一闻是否有农药味,如有明显农药味最好不要选购,以免处理不当产生不良后果。对鸡毛菜、小青菜等绿叶蔬菜食用前最好浸泡一段时间,有利于去除残留农药。

第二节　有害金属对食品的污染

一、有害金属污染食品的途径、毒作用特点和控制措施

随着工业生产的不断发展,工业废水、废渣、废气(简称“三废”)越来越多,而工业“三废”中含有多种有害金属毒物,如不经处

理或处理不彻底任意排放，则可造成严重的环境污染。环境中80余种金属元素可以通过食物和饮水摄入，以及呼吸道吸入和皮肤接触等途径进入人体，其中一些金属元素在较低摄入量的情况下对人体即可产生明显的毒性作用。如铅、镉、汞、砷等，常称之为有毒金属。另外许多金属元素，甚至包括某些必需元素，如铬、锰、锌、铜等，若摄入过量也可对人体产生较大的毒性作用或潜在危害。世界很多地区的食品不同程度地受到金属毒物的污染，有些地区的污染还很严重。如日本熊本县水俣地区的人曾长期食用含甲基汞的鱼贝类，多次发生甲基汞中毒(即“水俣病”)；日本的婴儿奶粉被砷污染，致使数千名儿童中毒等。另外，这些金属毒物的生物半衰期一般都比较长，不易分解，可通过食物链进行浓缩，摄入体内后，又有很强的蓄积作用，因此易于发生远期生物学损害。

1. 有害金属污染食品的途径

金属毒物进入人体的途径，以通过食品从消化道摄入为主。污染食品的金属毒物主要来源如下。

(1) 工业“三废”的污染：含有金属毒物的工业“三废”排入环境中可直接或间接污染食品。特别是污染水以后，通过食物链的生物富集作用，使食品中的金属毒物含量显著增高，这是金属毒物污染食品主要的来源。

(2) 食品生产加工过程的污染：食品在生产加工运输过程中，接触的机械设备、管道、容器、包装材料和运输工具中的有害金属可溶出污染食品，或是机械设备、管道、容器或包装材料先被有毒金属污染，然后再污染食品。

(3) 农药和食品添加剂的污染：某些金属农药(如有机汞、有机砷等)，或农药不纯含有金属杂质，在使用过程中均可污染食品。食品在生产加工过程中，使用含有金属杂质的食品添加剂，也可造成污染。

2. 食品中有害金属污染的毒作用特点

摄入被有害金属元素污染的食品对人体可产生多方面的危害,其危害通常有以下共同特点。

(1) 强蓄积性:进入人体后排出缓慢,生物半衰期多较长。

(2) 可通过食物链的生物富集作用而在生物体及人体内达到很高的浓度:如鱼虾等水产品中汞和镉等金属毒物的含量可能高达其生存环境浓度的数百甚至数千倍。

(3) 有毒有害金属污染食品对人体造成的危害常以慢性中毒和远期效应(如致癌、致畸、致突变作用)为主:由于食品中有毒有害金属的污染量通常较微少,且由于食品食用的经常性和食用人群的广泛性,常导致不易及时发现的大范围人群慢性中毒和对健康的远期或潜在危害,但亦可由于意外事故污染或故意投毒等引起急性中毒。

二、预防金属毒物污染食品及其对人体危害的一般措施

(1) 消除污染源:这是降低有毒有害金属元素对食品污染的主要措施。如控制工业"三废"排放,加强污水处理和水质检验;禁用含 Hg,As,Pb 的农药;容器包装材料、食品加工生产中使用的化学物质和食品添加剂中的有毒金属含量,要符合国家卫生标准和管理办法;发展并推广使用无毒或低毒食品包装材料等。

(2) 制定各类食品中有毒有害金属的最高允许限量标准,并加强经常性的监督检测工作。

(3) 妥善保管有毒有害金属及其化合物:防止误食误用以及意外或人为污染食品。

(4) 对已污染食品的处理:应根据污染物种类、来源、毒性大小、污染方式、程度和范围、受污染食品的种类和数量等不同情况作不同的处理。处理原则是在确保食用人群安全性的基础上尽可能减少损失。可用的处理方法如剔除污染部分、使用特殊理化或

食品加工方法破坏或去除污染物、改作它用、销毁等。

三、几种主要有害金属对食品的污染及毒性

1. 汞(Hg)

(1) 食品中汞污染的来源：食品中的汞除来源于使用含汞农药外，主要是工业废水、废气、废渣排放所致。如氯碱工厂用电解法生产氯气和烧碱时，使用汞电极，结果造成大量含汞废水排出；塑料工业生产氯乙烯、乙醛等过程中使用含汞的无机盐作催化剂，用废的催化剂排放也可造成汞的污染。含汞的废水排入江河湖海后，其中所含的金属汞或无机汞可以在水体(尤其是底层污泥)中某些微生物的作用下转变为毒性更大的有机汞(主要是甲基汞)，并可由于食物链的生物富集作用而在鱼体内达到很高的含量。如日本水俣湾的鱼、贝含汞量高达 20～40 mg/kg，为其生活水域汞浓度的数万倍。

人的甲基汞中毒常常是由于吃了含大量甲基汞的鱼和贝等水产品所引起的，如日本的“水俣病”就是甲基汞中毒的典型病例。鱼体内汞含量可因水体和饲料汞污染程度，以及鱼龄和鱼体大小而异。一般来说，水体和饲料中汞的污染越严重，以及鱼的重量越大，鱼龄越大，其甲基汞的含量亦越高。除水产品外，汞亦可通过含汞农药的使用和废水灌溉农田等途径污染农作物和饲料，造成谷类、蔬菜、水果和动物性食品的汞污染，进而危害人体。

(2) 食品汞污染对人体的危害：食品中的金属汞几乎不被吸收，无机汞吸收率亦很低，90%以上随粪便排出，而有机汞的消化道吸收率很高，如甲基汞 90%以上可被人体吸收。吸收的汞迅速分布到全身组织和器官，但以肝、肾、脑等器官含量最多。甲基汞的亲脂性和与巯基的亲和力很强，可通过血脑屏障、胎盘屏障和血睾屏障在脑内蓄积，导致脑和神经系统损伤。

20 世纪 50 年代日本发生的典型公害病——水俣病，就是由

于日本氮肥公司一家工厂把大量含有汞(水银)的工业废水排入日本的水俣湾,水中的汞先进入水体中的浮游生物体内,然后,小鱼吃了含汞的浮游生物,大鱼再吃小鱼。日积月累,大鱼的汞含量达到海水汞含量的几万倍。当地居民长期大量食用该水域捕获的鱼类而引起的急性、亚急性和慢性甲基汞中毒。我国松花江流域20世纪50年代末至70年代也曾发生因江水被含汞工业废水污染而致鱼体甲基汞含量明显增加,沿岸渔民长期食用被甲基汞污染的鱼类引起慢性甲基汞中毒的事件。慢性甲基汞中毒的症状主要为神经系统的损伤,起初为疲乏、头晕、失眠,而后感觉异常,手指、足趾、口唇和舌等处麻木,症状严重者可出现共济运动失调、发抖、说话不清、失明、听力丧失、瘫痪、肢体变形、吞咽困难、步态不稳、神志痴呆,后来发展到精神失常、全身麻木、时而昏睡、时而兴奋异常,身体如弯弓,最后高声惨叫而死。甲基汞亦可通过胎盘进入胎儿体内,新生儿红细胞中汞的浓度比母体高30%,因此,甲基汞更容易危害胎儿,引起先天性甲基汞中毒,主要表现为发育不良、智力发育迟缓、畸形,甚至发生脑麻痹而死。

(3) 食品中汞的允许限量:FAO/WHO提出的暂定每周可耐受摄入量(PTWI)为0.3 mg(其中甲基汞<0.2 mg),相当于0.005 mg/kg体重(甲基汞相当于0.003 3 mg/kg体重)。我国食品卫生标准(GB2762—94)规定食品中汞容许限量为(mg/kg):鱼和其他水产品0.3(其中甲基汞0.2);肉、蛋0.05;粮食0.02;蔬菜、水果、薯类、牛奶0.01。日本水产品标准为总汞0.4(甲基汞0.3)。

2. 镉的污染

(1) 食品中镉污染的来源:食品中的镉污染主要是工业废水的排放造成的。工业废水污染水体,经水生生物浓集,使水产品中的镉含量明显增高。含镉污水灌溉农田可污染土壤,经作物吸收而使食品中镉残留量增高。如日本镉污染区稻米平均镉含量为1.41 mg/kg(非污染区为0.08 mg/kg);污染区的贝类含镉量可高达 420 mg/kg(非污染区为 0.05 mg/kg)。又如某市郊区用污水灌溉农田,糙米平均含镉量可高达 1.88 mg/kg,而非污染区的米只有0.017 mg/kg,增高了 110 倍。一般而言,海产食品、动物性食品(尤其是肾脏)含镉量高于植物性食品,而植物性食品中以谷类和洋葱、豆类、萝卜等蔬菜含镉较多。另外,因镉盐有鲜艳的颜色且耐高热,故常用做玻璃、陶瓷类容器的上色颜料,并用做金属合金和镀层的成分,以及塑料稳定剂等,因此使用这类食品容器和包装材料也可对食品造成镉污染。尤其是用来存放酸性食品时,可致其中的镉大量溶出,严重污染食品,导致镉中毒。

(2) 食品镉污染对人体的危害:镉主要是通过消化道进入人体的。镉吸收率平均为 5%。低蛋白、低钙和低铁的膳食有利于镉的吸收,维生素 D 也促进镉的吸收。镉的蓄积作用很强,进入体内的镉一般排出很慢,其生物半衰期可长达 10~30 年。镉经血液转运至全身,主要分布于肾和肝。肾脏含镉量约占全身蓄积量的1/3,所以肾脏是慢性镉中毒的一个灵敏的靶器官。镉中毒主要损害肾脏、骨骼和消化系统,尤其是损害肾脏的重吸收功能。临床上出现蛋白尿、氨基酸尿、糖尿和高钙尿,导致体内出现负钙平衡,并由于骨钙析出而发生骨质疏松和病理性骨折。日本神通川流域镉污染区的公害病"疼痛病"(骨痛病)就是由于环境镉污染通过食物链而引起的人体慢性镉中毒。"疼痛病"潜伏期短者 2~8 年,长者10~30年,症状以疼痛为主,初期腰背疼痛,以后逐渐扩至全身,刺痛,安静时缓解,活动时加剧,出现多发性病理性骨折,四肢骨骼屈曲变形以及蛋白尿等,甚至咳嗽都可能导致肋骨骨折。除急、慢性中毒外,国内外亦有不少研究表明,镉及含镉化合物对动物和人体有一定的致畸、致癌和致突变作用。

(3) 食品中镉的允许限量:FAO/WHO 提出的 PTWI 为 6.7~8.3 μg/kg体重,我国暂定允许摄入量为每人每天 150 μg。我国食品卫生标准(GB15201—94)规定食品中镉容许限量为

(mg/kg):大米0.2,面粉0.1,杂粮和蔬菜0.05,肉、鱼0.1,蛋0.05,水果0.03。

3. 砷的污染

(1) 食品中砷污染的来源:砷是一种非金属元素,但由于其许多理化性质类似于金属,故常将其归为"类金属"之列。砷及其化合物广泛存在于自然界,并大量用于工农业生产中,故食品中通常含有微量的砷。食品中的砷污染主要来源有以下几方面。

① 含砷农药的使用:过量使用含砷农药,或未遵守安全间隔期,都可使农作物中砷残留量明显增高。如水稻在孕穗期以后施用有机砷农药,稻米中砷残留量可高达8 mg/kg,而正常稻谷含砷不超过1 mg/kg。

② 工业"三废"的污染:尤其是含砷废水对江河湖海的污染以及灌溉农田后对土壤的污染,均可造成对水生生物和农作物的砷污染。如某地用含砷废水灌溉农田,使小白菜中含砷量高达60~70 mg/kg。而一般蔬菜中的平均含量为0.5 mg/kg以下。水生生物,尤其是甲壳类和某些鱼类对砷有很强的浓集能力,在砷污染的养殖区,贝类含砷量可高达100 mg/kg,小海虾含砷量达10~40 mg/kg,其体内砷含量高出生活水体数千倍,但其中大部分是毒性较低的有机砷。

③ 食品加工过程中原料、添加剂及容器、包装材料等的污染:由于食品加工过程中使用的原料、化学物质和添加剂的砷污染或误用等原因可造成加工食品的砷污染。用被砷污染的容器或包装材料盛装食品也可造成污染。

(2) 食品中砷污染对人体的危害:食品中砷的毒性与其存在的形式和价态有关。元素砷几乎无毒,三价砷化物的毒性大于五价砷化物,无机砷化物的毒性高于有机砷化物。有机砷化物和无机砷化物都可能存在于食物中。海产品含砷量较高,多为11.9~72.00 mg/kg,但海产品中所含的砷大部分为低毒的有机砷。两种砷化物均易于被胃肠道吸收，吸收率为70%～90%，有机砷化物吸收率稍高。食物和饮水中的砷经消化道吸收入血后主要与Hb中的珠蛋白结合，24小时内即可分布于全身组织，以肝、肾、脾、肺、皮肤、毛发、指甲和骨骼等器官和组织中蓄积量较多。砷的生物半衰期为80～90天，大部分由尿排出，少量由粪便排出。

由食品砷污染可引起急性中毒，主要表现为胃肠炎症状，严重者可致中枢神经系统麻痹、四肢疼痛，甚至意识丧失而死亡，并可出现七窍出血等现象。但大多数砷污染引起的中毒是慢性中毒，消化道症状为腹泻、便秘、食欲减退、消瘦。皮肤可出现色素沉着、手掌和足底过度角化。当砷侵犯到血管时出现肢体末梢坏疽，即所谓慢性砷中毒黑脚病，神经系统为多发性神经炎和神经衰弱综合征。接触砷化物的工人发现他们的淋巴细胞染色体畸变率增高。人类长期摄入无机砷化物可引起肺癌和皮肤癌。日本已将慢性砷中毒列为第4号公害病。

(3) 食品中砷的允许限量：WHO暂定砷的ADI为0.05 mg/kg体重，无机砷的PTWI为0.015 mg/kg体重。我国食品卫生标准(GB4810—94)规定食品中砷最高允许限量为(mg/kg)：粮食0.7；蔬菜、水果、肉类、淡水鱼、蛋类、酒类0.5；鲜奶0.2；食用植物油0.1；食盐、食醋、酱、酱油、味精、冷饮食品、红茶、绿茶等0.5。

4. 铅的污染

(1) 食品中铅污染的来源

① 工业“三废”和汽油燃烧：在工业生产中，铅大量用于蓄电池、印刷、涂料、橡胶等的生产，通过“三废”的排放而污染环境及农作物。污染水体的铅可通过食物链污染水产品。环境中某些微生物可将无机铅转变为毒性更大的有机铅。汽油中常加入有机铅作为防爆剂，汽车行驶中随尾气排出，也对环境造成了严重的污染。

② 食品容器和包装材料：食品加工、贮藏使用的某些铅合金、

搪瓷、陶瓷、马口铁等容器含有的铅也会污染食品。如陶瓷食具的釉彩、铁皮罐头盒的镀锡和焊锡含铅，在一定的条件下（如盛放酸性食品时），或是涂料脱落时，铅易溶出污染食品。我国部分地区的调查结果表明，搪瓷食具的铅平均溶出量为 0.095 mg/L，釉下彩陶瓷食具平均溶出量为 0.21 mg/L，釉上彩为 12.3 mg/L，粉彩食具的铅溶出量更高。马口铁和焊锡中的铅可造成罐头食品的铅污染。用铁桶或锡壶盛酒可将铅溶出，使饮酒者发生铅中毒。印刷食品包装材料的油墨和颜料等常含有铅，亦可污染食品。此外，食品加工机械、管道和聚氯乙烯塑料中的含铅稳定剂等均可导致食品铅污染。儿童玩具的涂料也是铅的来源。

③ 含铅农药（如砷酸铅等）的使用：可造成农作物的铅污染。

④ 含铅的食品添加剂或加工助剂：如加工皮蛋时加入的黄丹粉（氧化铅）和某些劣质食品添加剂等亦可造成食品的铅污染。

（2）食品中铅污染对人体的危害：铅随着食物进入体内后，主要由十二指肠吸收，儿童的吸收率高于成人。吸收的铅主要由血液转运，分布于全身。铅主要贮存于骨骼中，骨中的铅约占体负荷的 90%。体内铅主要由尿排出（约占吸收量的 76%），只有极少量的铅经乳汁、汗液、头发和指甲排出。铅的生物半衰期较长，故可长期在体内蓄积。铅对生物体内许多器官组织都具有不同程度的损害作用，尤其是对造血系统、神经系统、胃肠道和肾脏的损害尤为明显。食品铅污染所致的中毒主要是慢性损害作用，临床上表现为贫血、神经衰弱、神经炎和消化系统症状，如面色苍白、头昏、头痛、乏力、食欲降低、口中有金属味、失眠、烦躁、肌肉关节疼痛、肌无力、腹痛、腹泻或便秘等，严重者可致铅中毒性脑病。儿童对铅较成人更敏感，过量铅摄入可影响其生长发育，导致智力低下。接触铅的男子可出现精子活力降低、畸形和发育不全等。妇女接触低浓度的铅，可影响胎儿的生长发育。对于大鼠和小鼠，乙酸铅是致癌的，对人至今尚无致癌的证据。

(3) 食品中铅的允许限量：FAO/WHO 于 1993 年提出铅的 PTWI 为 25 μg/kg 体重。我国食品卫生标准（GB14935—1994）规定食品中铅允许限量为（mg/kg）：粮食、薯类 0.4，豆类 0.8，蔬菜、水果 0.2，肉类、鱼虾类 0.5，蛋类 0.2，鲜奶 0.05。

第三节 食品的亚硝胺污染

一、食品中亚硝胺的形成及其影响因素

亚硝胺对动物有强致癌作用。亚硝胺的最大特点是在体内和体外都能合成，这就造成它同其他致癌物有一个重要的区别：只要有胺和亚硝酸盐这两个前体物质，就可以在适宜条件下进行体外或体内合成亚硝胺。现已证实，在哺乳动物和人的胃、肠和膀胱中，同时存在着亚硝酸盐与仲胺或叔胺，这些物质生成的亚硝胺和外源性给予的亚硝胺有着同样的致癌性和毒性。

二、影响体内外亚硝胺合成的因素

1. 食品中亚硝酸盐及仲胺类物质含量

亚硝酸盐及仲胺是亚硝胺的前体物质，两者在食品中含量越高，形成亚硝胺就越多。亚硝酸盐主要由食品、唾液及饮水中广泛存在的硝酸盐还原而来，或加工肉制品过程中人为加入发色剂而来；仲胺类是蛋白质代谢的中间产物，也常存在于鱼类、肉类及其制品、谷类、烟草、茶叶等食品中。

2. pH 值、加热方法

食品中亚硝酸盐和仲胺类物质同时存在时，在酸性环境下较易形成亚硝胺。研究发现，反应速度最高的 pH 值为 3.4。人和其他许多哺乳动物的胃液 pH 为 1～3，正符合上述合成条件。加热方法对亚硝胺的生成也有一定影响，一般油炸或熏烤的食品中，

都有相当量的亚硝胺，而生鲜食品或用微波加热的食品中基本不含亚硝胺。

3. 微生物的作用

微生物既能通过自身的酶，将食品中硝酸盐还原为亚硝酸盐，也使蛋白质分解导致仲胺类物质的增加，为亚硝胺合成提供了更多的前体物质，故能促进亚硝胺的形成。肠道菌丛能使氨基酸脱去羧基，从而在体内产生仲胺，又能使硝酸盐还原，因此对胺的亚硝化起着重要的作用。口腔、膀胱和胃的微生物也具有类似作用。口腔卫生不好时，可由于食物腐败产生胺类，并造成酸性环境，口腔菌丛尚可直接催化亚硝胺的合成。膀胱被大肠杆菌、奇异变性杆菌等感染时，尿呈酸性，尿中原有的硝酸盐变为亚硝酸盐；尿液中存在着肠道细菌代谢产物二甲胺、哌啶、吡咯烷等仲胺，因此亚硝酸盐能与该仲胺起反应产生亚硝胺。

4. 食品其他成分的影响

食品中脂肪含量高有利于已形成的亚硝胺在食品中保留。某些香料如黑胡椒、辣椒能增加亚硝胺的形成，而抗坏血酸则对亚硝胺的合成有阻止作用。

三、亚硝胺的前体物质及其在食物中的分布

1. 亚硝酸盐

亚硝酸盐存在于加硝的腌肉、蔬菜以及掺杂有硝酸盐的不纯食盐中。肉类在腌制过程中，常加入硝酸盐或亚硝酸盐作为发色剂。蔬菜中的硝酸盐来自肥料。蔬菜腌渍时，因时间、盐分不够，易腐败变质，此时亚硝酸盐含量会升高，原因是腐败菌含硝基还原酶，将硝酸盐还原为亚硝酸盐。

2. 仲胺

鱼、肉、酒、茶叶、食物调料均含有仲胺。鲜鱼贝类经加工烹调时，仲胺增多。肉及鱼本身含有的脯氨酸、精氨酸、羟脯氨酸，容

易生成仲胺。酒中蛋白质在发酵过程中，由于酶的作用，容易分解为二甲胺。茶叶含有吡啶、吡咯生物碱等仲胺。胡椒含胡椒嗪(吡嗪)，花椒含花椒酰胺，胡椒嗪及花椒酰胺均为仲胺。

3. 亚硝胺

天然食品中一般不含亚硝胺或含量甚微，亚硝胺主要存在于一些加工食品中，由亚硝酸盐与胺类物质反应生成。熏鱼、肥肉、酱油、啤酒、酸渍菜、腌菜以及发酵食品均含有一定量的亚硝胺。

熏制的鱼或肉中含有某些致癌性亚硝胺——二甲基亚硝胺、二乙基亚硝胺、亚硝基吡咯烷等，其原因是用燃料木材作熏制剂时，熏制烟中含有氮氧化物，可以与鱼或肉中由氨基酸转化成的仲胺起反应。火腿、腊肉、香肠等肉制品在加工中，常用硝酸盐和亚硝酸作为发色剂，硝酸盐可还原成为亚硝酸盐，腌制用粗盐本身也含有一些亚硝酸盐，这些亚硝酸盐与肉中的仲胺结合，形成亚硝胺。有些品种的腌猪肉含有大量的亚硝基脯氨酸，没有致癌作用。但如将该肉油煎加热后，即可脱去羧基，转化为亚硝基吡咯烷。亚硝基吡咯烷可以引起大鼠肿瘤。蔬菜在腌制时，由于硝酸盐还原菌的作用，可将蔬菜中硝酸盐转变为亚硝酸盐，从而使咸菜或泡菜等食品中出现亚硝胺。啤酒是亚硝胺主要来源。啤酒中检出的二甲基亚硝胺含量一般在几个 μg/L 范围内(个别的为几十个 μg/L)。由于饮用量大，故对其含量应引起重视。啤酒中的亚硝胺来自麦芽。发芽的大麦在烤干过程中，由于直接用火加热，麦芽中的大麦芽碱、芦竹碱等生物碱与火焰中存在的氮氧化物反应，生成二甲基亚硝胺。

食品霉变及经发酵后都会使其中的硝酸盐及胺类含量增加，在适宜条件下即可形成亚硝胺。

四、亚硝胺的危害和控制措施

亚硝胺是一类强致癌物。人们曾用亚硝胺对大量实验动物进行了诱癌试验，结果证明，迄今还没有任何一种动物对亚硝胺的诱癌性有抗力。无论是一次性足够大剂量，还是多次长期少量给予，皆可诱发鼠、鱼、狗、猪及猴等不同组织器官的肿瘤，尤以肝、食管、胃等器官肿瘤多见。还可以通过胎盘致使胎仔致癌，并有致畸及致突变作用。亚硝胺还可能与人类的食管癌、鼻咽癌、胃癌、膀胱癌等肿瘤的发生有关。为预防亚硝胺对人体的危害，应采取以下措施控制食品中亚硝胺的产生。

(1) 严格限量使用发色剂：硝酸盐和亚硝酸盐是加工肉类制品时的一种重要的发色剂，可改善并固定肉的红色，但作为亚硝胺的前体，它的使用对人体健康不利，而目前还没有理想的替代物，所以限制其使用范围及控制使用量非常重要。我国规定只能在肉类罐头及肉类制品中使用，硝酸盐的最大使用量为 0.5 mg/kg，亚硝酸盐的最大使用量为 0.15 mg/kg。

(2) 研制其他肉制品发色剂代替亚硝酸盐：世界各国现已大幅度降低腌肉时亚硝酸盐的用量，有些国家还规定不许添加亚硝酸盐。目前在腌制肉的生产中，人们正在寻找亚硝酸盐的代用品，已开发出一些代用品，如山梨酸酯。

(3) 多吃富含维生素食物：多吃富含维生素 C 的新鲜蔬菜、水果，少吃酸菜、腌菜及霉变食品。我国学者最近发现，大蒜、茶叶、中华猕猴桃及沙棘果汁具有一定的阻断亚硝胺合成作用。各种食品应以吃新鲜为原则，腌制蔬菜要在 1 个月以上才能食用，以减少硝酸盐和亚硝酸盐含量。

(4) 合理贮存，防止蔬菜、鱼肉腐败变质：含硝酸盐高的一些蔬菜，如小白菜、菠菜宜低温贮藏，如在常温条件下，应尽量缩短贮藏时间，以免亚硝酸盐升高。对肉、鱼等富含蛋白质的食物，应注意防腐以减少仲胺的产生。

(5) 改进食品加工方法：食品烘烤、干燥等加工时尽量采用间接加热法，以减少亚硝胺的形成。腌肉及鱼制品等加工时，使用的香料如花椒、胡椒、辣椒等应与食盐分开包装，切勿混放而导致亚硝胺的产生。

(6) 增加维生素 C，E 的使用：维生素 C 能阻断亚硝胺在体内及食品中的合成，维生素 E 也有类似作用。故食品加工过程中加入这些物质，可有效地抑制和减少亚硝胺的产生。

(7) 曝晒污染的食品：由于紫外线可使亚硝胺光解，还可杀灭细菌及霉菌，因此对于已有亚硝胺污染的食品可适当曝晒来减少危害。

(8) 利用钼肥：农业生产中利用钼肥，可使粮食及蔬菜中硝酸盐、亚硝酸盐的含量降低，从而减少亚硝胺的产生。

此外，为防止亚硝胺对人体的危害，还应注意口腔卫生，以减少唾液中亚硝酸盐的生成量。唾液可能含有高浓度的硝酸盐，在口腔细菌作用下很容易被还原为亚硝酸盐，并可能合成亚硝胺。

第四节　多环芳烃类污染

多环芳烃类是指两个以上苯环稠合起来的一系列芳烃化合物及其衍生物，主要由煤炭、石油、汽油、香烟及木炭等不完全燃烧产生，或者是工业上利用这些燃料进行热加工处理时产生。目前已发现的多环芳烃有 200 余种，其中 4 环～7 环的化合物大都有致癌性，特别是由 5 个苯环构成的苯并芘[B(a)P]更是一种普遍存在的致癌物。

一、食品中多环芳烃类的来源

1. 食品加工中的污染

食品在烟熏、烘烤和腊制过程中，食品中的脂肪高温热解或胆固醇受热作用均可产生苯并(a)芘，特别是烤制时，滴于火上的食物脂肪焦化产生热聚合反应，形成苯并(a)芘，附着于食物表面。

有人认为，这是烤制食物中苯并(a)芘的主要来源。有人测新疆烤羊肉，滴落油着火部分，含量为 4.7～95.5 μg/kg(平均量为 31.0 μg/kg)，不着火部分仅为 0.5～0.84 μg/kg。食物炭化时，脂肪因高温呈现热裂解，产生自由基，并相互结合(热聚合)生成苯并(a)芘，例如烤焦的鱼皮，苯并(a)芘可高达 53.6～70 μg/kg。另外食品在烟熏时，因燃料不完全燃烧而生成的苯并(a)芘能与食品直接接触而附着在食品表面，随着保藏时间的延长而逐渐渗入内部，从而造成严重污染。

目前国内外都在推广用己烷或庚烷等有机溶剂提取食品中的油脂，再将溶剂蒸馏脱出，这种方法较旧的压榨法可多出油。但如用不纯的溶剂提取油脂，则多环芳烃可进入油脂。用这种不纯溶剂提取的油炸油条，可测出其含有微量苯并(a)芘。

加工环节中某些设备、管道或包装材料中往往也含有多环芳烃类，会污染食品。如用涂有石蜡的包装纸来包装食品、浸过石蜡的纸箱盛放食品，不纯的石蜡中的苯并芘也可转移到食品中。有些食品包装纸带有油墨，油墨未干时，炭黑里的苯并(a)芘可以污染食品。某些食品加工机械设备中加的润滑油带有苯并(a)芘，一旦滴于食品上即可造成污染。

2. 通过环境污染食品

多环芳烃类主要是煤炭、天然气、木材等不完全燃烧而产生的。一般情况下煤炭燃烧时排出苯并(a)芘的量为 67～136 mg/kg，供氧不足时的燃烧产生得更多。环境中往往由于煤烟、汽车的尾气甚至人们抽烟而带有一定量的苯并(a)芘。与其他毒物一样，排放到大气、土壤、水体环境中的苯并(a)芘可被粮食及其他农作物吸收，从而造成了食品污染，畜禽食用了这些被污染的饲料后体内也会带有苯并(a)芘。如我国一些地方的农民将粮食晒在用沥青铺的马路上，煤焦油沥青中的苯并(a)芘对粮食造成污染。

二、苯并(a)芘的致癌和致突变性

苯并(a)芘污染对人体的主要危害是致癌作用。动物试验表明,苯并(a)芘对兔、豚鼠、大鼠、小鼠、鸭、猴等多种动物,均能引起胃癌。有人用苯并(a)芘给小鼠灌胃,总剂量为 10 mg 时,胃扁平细胞癌的发生率为 85.2%;总剂量为 1 mg 时,发生率为 76.7%;而当剂量在 0.1 mg 以下时,则不引起胃癌。对小鼠及兔,苯并(a)芘还可以通过胎盘,使子代发生肿瘤。苯并(a)芘还有致突变作用。流行病学调查资料的分析认为,经常摄入含苯并(a)芘的食物与人类消化道癌症发病率有关。如调查发现,喜欢吃熏鱼的渔民消化道癌发病率较不吃熏鱼的渔民高 3 倍。

三、防止苯并(a)芘危害的措施

防止苯并(a)芘对人的危害,主要依靠两方面的措施:一是设法减少多环芳烃对食品的污染,二是制订食物中苯并(a)芘的允许限量,并进行监控。

1. 减少多环芳烃对食品的污染

(1) 改进食品的烤熏工艺:熏烤能增进食物的色香味,并具有一定的防腐作用。但烟熏及炭火烤制的食品均含有苯并(a)芘。为了防止苯并(a)芘污染熏烤食品,应提倡改进烟熏工艺,其做法是:① 使用液熏法代替传统的熏烟直接处理法,将木材干馏时生成的液体或熏烟的水溶液经分子筛或尿素处理以去除多环芳烃,然后用该水溶液浸渍或喷撒到食物上,使食物具有烟熏风味。我国山东省研制出一种山楂核烟熏液,经喷雾后即有烟熏效果。② 烤制食物时,选用电炉或微波炉代替炭火。③ 烤制食物时,食物与燃料应保持一定距离,勿使炭火直接接触食物。④ 防止烘烤过程中,食物油脂滴落火上,以免油滴在火上热聚为多环芳烃,附于食品表面。⑤ 熏烤食品时间勿过长,温度勿过高,避免将食物放在浓烟熏染地方长时间地烟熏。据检测，一般烤肉时苯并(a)芘含量为0.17～0.63 μg/kg，用炭火烤肉为2.6～11.2 μg/kg，肉挂在炉边长时间熏烤为107 μg/kg。另据检测，燃料燃烧到400℃时，便出现苯并(a)芘，700℃时量最多。因此，用冷烟(一般指320℃以下)短时间(一般指3小时以内)熏制的食品苯并(a)芘含量少，而热烟长时间熏制，则含量多。⑥ 勿在烟道中直接烘干粮食谷物。我国东北有烟道熏玉米的习惯，应予改进。

(2) 减少加工过程的污染：包装材料所用的石蜡，应当使用纯净的食品用石蜡(事先已除去石蜡中的多环芳烃)，勿用工业石蜡；用浸出法提取油脂时，宜用纯净、不含多环芳烃的油脂浸出溶剂；勿在柏油路上晒粮食，以免沥青中的多环芳烃污染粮食。

(3) 综合治理“三废”：加强环境质量监控，认真治理“三废”，减少多环芳烃对环境的污染，从而降低对食用作物的污染。

2. 去毒

对于已有苯并芘污染的食品，应采取适当的方法去毒。如将烤焦食品的烤焦部分刮去；食油在精炼时加0.3%的活性炭，可使油脂中的苯并芘含量减少90%；用紫外光照射或臭氧等氧化剂处理食品以降低苯并芘含量；烟熏食品，可通过揩去食物表面的烟油去除苯并(a)芘20%左右；粮谷类经碾磨加工去除麸皮的同时减少了苯并芘等等，都是常用的行之有效的去毒方法。

第五节　瘦肉精污染

瘦肉精是一种俗称，化学名叫盐酸克仑特罗，又称氨哮素、克喘素，属于β-肾上腺素兴奋剂，是一种用于治疗哮喘的药物。盐酸克仑特罗是白色或类白色结晶性粉末，无臭，味苦，化学性质稳定，需加热至172℃时才能分解失去毒性，因此一般较低的温度下加热不能将其破坏。胃肠道对瘦肉精吸收较快，人和动物服后

15～20分钟即起作用。

一、对人的危害作用

世界上第一例因食用瘦肉精饲养的动物肉而中毒的案例发生在西班牙，有 43 名家庭成员吃了用瘦肉精饲养的牛的肝脏后发生集体中毒。1988 年 5 月，香港 17 位居民由于食用内地供应的猪内脏而发生瘦肉精中毒。同年，广东省高明市在 1 周内先后发现 7 人由于喝猪肺汤而中毒。广东省某镇食品站在本镇收购了 16 头生猪，于次日凌晨屠宰，当天上午全部销完。午餐后食入者就陆续出现中毒现象，晚餐后中毒人数达到高峰。进食这批猪肉的共有 511 人，都出现了不同程度的中毒症状，其中症状较明显需要治疗者 72 人。经调查该批肉猪中有用瘦肉精饲养过的。一次吃含瘦肉精的猪肉或猪内脏 30 ～ 60 g，甚至吃含瘦肉精的猪肝 15 g 就发生中毒。

瘦肉精具有相当的毒性，用量过大或无病用药均可出现肌肉震颤、心慌、心悸、战栗、头痛、恶心、呕吐等症状，特别是对高血压、心脏病、甲亢、青光眼、前列腺肥大等疾病患者危害性更大，可能会加重病情，甚至发生意外。

二、预防

世界卫生组织（WHO）制定了畜产品中瘦肉精的最高残留限量。自 1997 年以后，我国农业部和一些地方政府就多次下发文件，禁止在饲料中滥用促生长激素、抗生素及一些化学合成药。1999 年 5 月国务院颁布的《饲料和饲料添加剂管理条例》中明文规定，生产饲料和饲料添加剂时不得添加激素类药物。农业部和国家医药监督管理局还联合发出《关于查处非法生产、销售和使用盐酸克仑特罗（瘦肉精）等药品的紧急通知》。该通知特别指出，对未取得药品批准文号而非法生产盐酸克仑特罗的企业，以及向无

《药品生产许可证》、《药品经营许可证》、《医疗执业许可证》的单位和个人销售盐酸克仑特罗的生产或经营企业，要依法查处。

三、中毒后的处理

一般情况下，含有瘦肉精的猪肉特别鲜红、光亮，肌肉纤维比较疏松，时有少量“汗水”渗出肉面，但肉眼较难识别。一旦食用了猪肉、猪肝、猪肺等食物后出现不适，应立即前往就近医院进行对症治疗。若中毒症状轻微，只要停止进食含瘦肉精的肉，平卧在床，多饮水，半小时后就会好转。同时应及时向卫生部门报告疫情，并留样(吃剩的食物或呕吐物)送检。

第六节　二噁英污染

二噁英是在我们身边的十分危险的毒物。倘若我们买回的鱼经过烹调后吃进嘴里仍有一股煤油臭味，那么这些鱼就极可能是被含有“二噁英”的物质污染了。二噁英主要隐身于农药中。环境中的二噁英对热稳定，挥发性低，脂溶性强，一旦进入土壤，对理化因素和生物降解都有极强的抵抗作用，稳定性极高，平均半衰期约 9 年，因而能在环境中持续存在。因此，二噁英的产生备受关注。

一、二噁英的毒性

二噁英的英文名称为 Dioxins，由 2 组共 210 种氯代含氧三环芳烃类化合物组成，包括 75 种多氯代二苯并二噁英和 135 种多氯代二苯并呋喃。它们的毒性与氯原子取代的 8 个位置有关，最受人们关注的是 2，3，7，8 四个共平面取代位置均有氯原子的二噁英同系物异构体共 17 种。其中以 2，3，7，8 四氯代二苯并二噁英(TCDD)毒性最强，以半数致死剂量(LD_{50})表示，为每千克体重 1 微克(百万分之一克),相当于氰化钾毒性的 50～100 倍。更为严重的是二噁英具有极强的致癌性,致大鼠肝癌的剂量为每千克体重 10 ng(1 ng 为十亿分之一克)。1997 年,世界卫生组织国际癌症研究中心将二噁英从致癌物名单的二级致癌物地位提升到一级致癌物(对人肯定致癌物)。1995 年,美国环境保护局公布的对二噁英的重新评价结果指出,二噁英不仅具有致癌性,还具有生殖毒性、内分泌毒性和免疫抑制作用。特别是二噁英具有环境雌激素效应,可能导致男性雌性化。鉴于二噁英有如此之高的毒性,1998 年世界卫生组织制定的人体每日允许摄入量已从极低的每千克体重 10 pg(1 pg 为万亿分之一克)减至每千克体重 1～4 pg。

二、二噁英的来源

二噁英是工业生产过程中的副产物,在农药和化学品的生产、纸浆漂白和工业冶炼等含氯有机化合物的加热过程中的副产物就有二噁英。固体废弃物不完全燃烧可产生大量二噁英,是环境恶化的主要污染来源之一。此外,使用含氯清除剂的汽车尾气也可以产生少量二噁英。

三、二噁英的污染方式

① 食物链的生物富积;② 二噁英在食品包装材料中的迁移;③ 意外事故造成的二噁英污染。如直接吸入空气中含二噁英的气溶胶颗粒;皮肤接触二噁英污染的土壤以及随食物入口等。二噁英 90%以上的接触是通过膳食,而动物性食品又是膳食中二噁英的主要来源。二噁英主要是通过农田里的各种沉积物污染食物。此外,废弃的溢出物,淤泥的使用不当,随意放牧,奶牛、禽及鱼食用二噁英污染的饲料,以及食品加工过程中用氯漂白的包装材料中二噁英的迁移等都可以导致二噁英对食品的污染。

四、二噁英污染事件

自1993年3月以来，比利时的一些养鸡业者发现，他们饲养的母鸡生蛋率下降，蛋壳坚硬，肉鸡生长异常等现象。经调查发现，比利时9家饲料公司生产的饲料中含有致癌物质二噁英，鸡体内二噁英含量高出正常值的1 000倍。含有高浓度二噁英的98吨动物脂肪先后转卖了给德国、法国和荷兰三国的13家饲料厂，用于生产家畜家禽饲料，总共生产了1 060吨污染了二噁英的饲料。不仅比利时受到了二噁英的污染，而且德、法、荷国家的畜禽饲养场也受到了牵连。

五、预防措施

由于人体接触二噁英90%来自食品，而动物性食品又是二噁英的主要来源，因此保护食品供应体系免受二噁英污染显得特别重要。从理论上讲，食用去脂肪的肉类和低脂奶粉，注意平衡膳食，适当增加蔬菜及水果和谷类食品的食用量，减少动物性脂肪的食用量，可以减少二噁英进入人体，但消费者自身减少二噁英摄入量的能力极为有限，政府采取实际行动保护食品供应体系免受二噁英污染才是问题的关键。

第七节　畜禽药物残留

动物用药包括抗生素、抗寄生虫药、激素以及生长促进剂。畜禽的治疗一般用药量大、时间短，而饲料中的添加用药则量虽少，但持续时间长。两者都可能会在畜禽肉类中残留，或致中毒，或使病菌耐药性增强。美国就发生过食用饲以氯霉素的牛肉中毒死亡事件。WHO于1969年建议各国对动物性食品中抗生素残留量提出标准。我国已制定畜禽肉中土霉素、四环素、金霉素残留量的测定方法。

一、抗生素残留

由于每种抗生素都有其毒性谱，因此所有的抗生素都能使人体内原有的正常菌群发生混乱，导致附加的感染。此外，致病性微生物对抗生素的抗药性不断增强，这些具有抗药性的细菌通过人类的肉食途径进入人体，并把抗药性传播给其他细菌。这将严重影响人体患病时应用抗生素的治疗作用。对抗生素有过敏史的人，还可引起过敏反应。美国南达科他州曾在 3 个月的时间里发生了 3 起对抗生素有抗药性的新港沙门氏菌感染。调查结果发现，患者吃的牛肉都来自附近的同一个饲养场，而该饲料场经常在饲料里掺入金霉素。

我国卫生部门曾对市售 135 种鲜奶、60 种奶粉进行了检查，检测结果发现，135 种鲜奶中查出有 30 种含残留抗生素，检出阳性率达 22%；从 60 种奶粉中检测出有抗生素残留的 2 种，检出率为 3.3%。人若长期食用含抗生素的鲜奶、奶粉等，可引起消化道的原有的菌群失调和二重感染。众所周知，人体内除了致病细菌外还有许多非致病细菌，它们不但对人体无害，还参与体内的一系列正常生理活动。如果这些非致病菌被食物中残留的抗生素抑制，就会导致体内正常菌群失调，造成如霉菌和白色念珠菌等细菌的二重感染。美国明尼苏达、亚特兰大等联邦疾病控制中心的流行病学家们发现，对抗生素有抗药性的细菌致使很多人患了胃肠病，而他们的共同之处是都吃了用添加金霉素的饲料饲养的牛的牛肉做的汉堡肉排，正是这种细菌的来源之一。

当一个菌落被施以一定剂量的青霉素后，大多数细菌都死亡了。但出于偶然，一些幸运的细菌的身上带有可使它们免受药物作用的“抗药基因”，细菌突变体则会将这种基因传递给后代。更可怕的是，这些突变体还可将其抗药基因同不相干的细菌分享：在一个变体中细菌渗出一种诱惑性的化学物质，去吸引另一个细菌。当两者接触时，它们身上就各开一个小孔，用来交换一个叫做“质粒”的DNA环。霍乱弧菌就是通过这种方式从人类肠道中的大肠杆菌获得了对四环素的抵抗力。

目前对多种药物抗药的菌株正在增加，抗药菌株的出现甚至使简单感染的治疗也变得十分困难，造成患者用药无效，有些患者因此而死亡。据报道，因具抗药性的结核菌引起的结核病已占新发病的1/7，全球原已下降的结核病及白喉的发病率，如今又急剧回升。

德国的医师已在农场动物及肉制品中发现抗万古霉素菌株，英国科学家则发现了可吞噬抗生素、以抗生素为食的“超级细菌”。这种肠道球菌属的细菌以万古霉素作为稳定的食物来源，如果没有万古霉素，它们反而不能生存。这个新发现使医学界大为吃惊，因为万古霉素是目前用来对付细菌的最强有力的抗生素药物。正是这一现实情况使科学家呼吁，禁止将用于人类医疗的药物用于农牧业。

二、激素残留

激素在基因和环境之间起着调节者的重要作用，在早期发育阶段机体激素含量不正常会留下终生的机能和生育紊乱。己烯雌酚(DES)是一种人工合成的雌性激素，过去很长一段时间，西方国家曾将其作为饲料添加剂掺入牛饲料中，以促进动物生长。据认为，牛吃了含有己烯雌酚的饲料后，其机体可提高饲料转化为蛋白质的效率。

(1) 雌激素对动物生殖系统的影响：著名德国教授德尔纳在雄性老鼠出生前和出生后分别注入大剂量雌激素，导致雄性老鼠精子生产紊乱，并且难以治愈。而雌性老鼠甚至注入小剂量雌激素就足以使雌性幼鼠成年时形成多囊卵巢。

(2) 雌激素对人类的影响：20 世纪 50 年代为了防止流产，美国医生曾让数百万名孕妇服用大剂量雌激素。结果发现，服用过大剂量雌激素的孕妇生下的男孩中有许多长大以后精子的活力和密度下降；而女孩中有许多长大以后月经周期失常。将己烯雌酚当做促进生育的药物给不育症者大量服用，其后代中有相当数量年龄在 18～20 岁的姑娘颈部长出了肿瘤。

(3) 预防残留措施：制定严格条例，在牛屠宰前 10 天停止饲喂含有己烯雌酚的饲料。

第九章　食品容器及包装材料的卫生

食品在生产加工储存运输销售过程中，可能接触各种容器、用具、包装材料以及食品容器的内壁涂料等，包括包装纸和盒、大型贮罐、槽车等等。其所用原料有纸、竹、木、金属、搪瓷、玻璃、塑料、橡胶、天然或人工合成纤维以及多种复合材料等。随着化学工业与食品工业的发展，新的包装材料已越来越多，在与食品接触中，某些材料的成分有可能移行于食品中，造成食品的化学性污染，给人体带来危害，所以应该密切注意它们的卫生质量，防止其中出现有害因素或进入食品，以保证人体健康。

第一节　塑料分类与基本卫生问题

在食品工业中塑料制品的应用非常广泛。由于各种塑料固有的特性，用塑料包装可增加食品的保存性，并对防止食品污染起了重要作用。塑料是由很多小分子单体聚合而成的高分子化合物，加入适量添加剂制成的。塑料添加剂有稳定剂、增塑剂、着色剂、润滑剂、填充剂等。塑料根据其在不同温度下可塑性的变化，可分为热塑性塑料和热固性塑料。前者包括聚乙烯、聚丙烯、聚氯乙烯、聚苯乙烯等；后者有酚醛塑料、脲醛塑料等。塑料一般无毒，但当树脂单体聚合不够完全、加入的助剂选用不当或盛放食物不当时，也会使一些低分子物质以及添加剂等有害物质移行到食物，造成对食物的污染。目前我国可用于接触食品的塑料主要有聚乙烯、聚丙烯、聚苯乙烯等。

一、聚乙烯

聚乙烯是乙烯的聚合物，为半透明和不透明固体，是我国食品工业和家庭食具中使用最多的一种。聚乙烯塑料由于聚合时加压不同，又分高压聚乙烯和低压聚乙烯两种，前者质地柔软，可制成塑料薄膜或食具；后者质地较硬，可制成塑料瓶、塑料桶。聚乙烯化学稳定性高、生物学活性低、耐低温，未完全聚合的乙烯单体含量极微。由于聚乙烯质软，故在制造过程中，不需要加增塑剂，减少了因使用增塑剂而带来毒性的可能性。动物的经口亚急性、慢性、致畸和致癌试验，均未见明显毒性作用，是目前公认较安全的塑料。但用聚乙烯制成的塑料桶长期存放食用油时，由于低分子聚乙烯的溶出，可使油脂具有蜡味。

聚乙烯可回收制成再制品，但由于回收来源复杂，难于保证去除污染物、有害物，加上再生时又人为地加入色素等添加剂，故使用安全性降低，不得用来做食具和食品包装材料。

二、聚丙烯

聚丙烯是由丙烯聚合而成，为透明固体。其性质及毒性试验结果都与聚乙烯相似，但其防潮性、耐热性和耐油性均比聚乙烯好，故更适于加工食品容器，常用于制成薄膜、编织袋和食品周转箱等。聚丙烯本身无毒性，其缺点是易于老化，故生产时加入抗氧化剂和紫外线吸收剂，而有些添加剂对人体有害。

三、聚氯乙烯(PVC)

聚氯乙烯是氯乙烯的多聚物，是当前工业产量最大的塑料品种。聚氯乙烯树脂本身无毒，但是氯乙烯单体有毒。聚氯乙烯的制造过程中，需要加多种添加剂（或称助剂），这些添加剂中有些具有毒性。由于氯乙烯容易从聚氯乙烯中游离出来，对动物产生致癌与致畸作用，并且有害添加剂难被控制，故一般认为聚氯乙烯有可能引起人的中毒，不宜作为食具和食品的容器包装材料。

四、聚苯乙烯(PS)

聚苯乙烯是苯乙烯的聚合物，为无色透明固体，有类似玻璃样光泽，可制成薄膜或聚苯乙烯纸。其特点是质地较脆、易破裂、透湿性大、不能防潮、不耐热、受热易变形，故不可做较热食品的食具，但可用于一次性使用的快餐盘、勺等，亦可制成透明、美观的糖盒、水果盘。苯乙烯加入丙烯脂及丁二烯聚合而成共聚体，则可耐热、质地坚硬、耐溶浸泡，可制成食品工业中用的工具。聚苯乙烯本身无毒，但残留的苯乙烯单体及挥发性成分如甲苯、乙苯、异丙苯等有一定毒性，会影响人体的肝、肾功能及造成生育障碍等，故一般聚苯乙烯不适宜用做食具，但可制成食品工业中的工具，或供一次性使用的快餐餐具。

五、聚碳酸酯塑料(PC)

聚碳酸酯塑料具有无毒、耐油脂的特点，广泛用于食品包装，可用于制造食品的模具、婴儿奶瓶等。美国 FDA 允许此种塑料接触多种食品。

六、不饱和聚酯树脂及玻璃钢制品

以不饱和聚酯树脂加入过氧甲乙酮为引发剂、环烷酸钴为催化剂、玻璃纤维为增强材料制成玻璃钢，主要用于盛装肉类、水产、蔬菜、饮料以及酒类等食品的贮槽，也大量用做饮用水的水箱。

七、聚对苯二甲酸乙二醇脂塑料

可制成直接或间接接触食品的容器和薄膜，特别适合制作复合薄膜。在聚合中使用含锑、锗、钴和锰的催化剂，因此须防止这些催化剂的残留。

八、三聚氰胺甲醛塑料与脲醛塑料

前者又名密胺塑料(melamin),为三聚氰胺与甲醛缩合热固而成,俗称密胺;后者为尿素与甲醛缩合热固而成,俗称电玉。这两种塑料均为热固性塑料,加热不能再软化,可制成食具等,并耐120℃高温。由于此两种塑料加工时,均需使用甲醛,而甲醛是一种细胞原浆毒,对人体毒性很大,故应严格限制该塑料中游离甲醛的含量。

第二节　橡胶的卫生问题

橡胶有天然橡胶和合成橡胶二类,均为高分子化合物。随着食品工业发展,橡胶应用于食品容器及包装材料的范围已越来越广,除制成直接接触食品的奶嘴、瓶盖、垫片、垫圈、高压锅圈等外,还常在食品工业上用做橡胶管道及设备附件等。天然橡胶一般无毒,但合成橡胶与塑料一样,在加工时往往由于使用很多添加剂,如活性剂、硫化剂、防老剂、填充剂、着色剂等,长期与食品接触,特别在高温、水蒸气、酸性、油脂存在下,其中的化学物质有可能向食品中移行,造成食品的污染。因此橡胶的主要卫生问题是单体和添加剂。橡胶中的毒性物质来源有以下几种。

一、橡胶胶乳及其单体

合成橡胶根据单体不同,有很多种类,但大多是由二烯类单体聚合而成。品种有丁二烯橡胶、苯乙烯丁二烯橡胶、氯丁二烯橡胶、丁腈橡胶等。其中,丁腈橡胶(丁二烯丙烯腈)由丙烯腈及丁二烯合成,耐热性与耐油性较好,但其单体丙烯腈毒性较强,大鼠经口 LD50 为 78～93 mg/kg 体重,可引起溶血,并有致畸作用。美国已将其溶出限量由 0.3 mg/kg 降至 0.05 mg/kg。氯丁二烯橡胶(CBR)的单体 1,3-二氯丁二烯,有报道可致肺癌和皮肤癌,但有争论。硅橡胶的毒性很小,可用于食品工业,也可作为人体内脏器官使用。

二、橡胶添加剂

主要的添加剂有硫化促进剂、防老剂以及填充剂。

(1) 硫化促进剂:促进橡胶硫化作用,以提高其硬度、耐热性和耐浸泡性。无机促进剂有氧化锌、氧化镁、氧化钙等均较为安全。氧化铅由于其对人体的毒性作用应禁止用于食具。有机类促进剂多属于醛胺类,如六甲四胺(乌洛托品,又名促进剂 H)能分解出甲醛。硫腮类中乙撑丁硫脲(NA-22)有致癌可能,已被禁用。

(2) 防老化剂:为使橡胶对热稳定,提高耐热性、耐酸性、耐臭氧性以及耐曲折龟裂性等而使用。防老化剂不宜采用苯胺类而应使用酚类,因前者衍生物及其化合物具有明显毒性。如β-萘胺可致膀胱癌已禁用,N-N'-二苯基对苯二胺在人体内可转化为β-萘胺。酚类化合物则应限制制品中游离酚含量。

(3) 充填剂:主要有两种,即炭黑与氧化锌。炭黑为石油产品,在燃烧过程中,由于原料脱氢和聚合反应可产生苯并(a)芘,因此要求炭黑纯度应高,并限制其苯并(a)芘含量。

第三节　涂料的卫生问题

食品容器、工具及设备为防止腐蚀、耐浸泡等常需在其表面涂覆化学成膜物质即涂料。目前应用较广的是罐头内壁涂料,此外大型容器如贮放酒类、食醋、酱油、酱菜以及各种发酵食品的发酵池、贮藏池内壁也常用涂料。

根据涂料的成分,其食品卫生问题主要有以下几方面:

(1) 溶剂挥干成膜涂料。如过氧乙烯漆、虫胶漆等，与食品接触时其单体及增塑剂常可溶出造成食品污染。

(2) 加固化剂交联成膜树脂。主要代表为环氧树脂和聚酯树脂。环氧树脂和聚酯树脂涂料本身不易向食品移行，其毒性主要在于树脂中存在的单体环氧丙烷、增塑剂，以及未参与反应的固化剂，如乙二胺、二乙烯三胺、三乙烯四胺及四乙烯五胺等。目前在食品工业中使用的环氧树脂涂料和罐头内壁环氧酚醛涂料已颁布国家卫生标准，可按此标准进行监督。用环氧酚醛涂料作水果、蔬菜、肉类等食品罐头的内壁涂料时，应控制游离酚的含量不超过3.5%。

(3) 氧化成膜树脂。干性油为主的油漆属于这类。此类漆膜不耐浸泡，故接触酸性液态食品的工具、容器不得涂有干性油涂料，防止催干剂中金属盐类或防锈漆中的红丹(Pb_3O_4)溶入食品。

(4) 高分子乳液涂料。聚四氟乙烯树脂为代表，可耐热280℃，多涂于煎锅或烘干盘表面，以防止烹调食品黏附于容器上。其卫生问题是聚合不充分，可能会有含氟低聚物溶于油脂中。在使用时，加热不能超过其耐热温度(280℃)，否则可使其裂解产生挥发性很强的有毒害的氟化物。

(5) 我国(1990年)规定，不得使用沥青作为食品容器内壁材料。

第四节　陶瓷、搪瓷及其他包装材料的卫生问题

一、陶瓷或搪瓷

二者都是以釉药涂于素烧胎(陶瓷)或金属坯(搪瓷)上经800℃～900℃高温炉烧结而成。为了降低熔点、易于烧结，生产时往往在釉药中加入铅、锌、锑、钡、铬等的金属盐。这样用陶瓷或搪

瓷制品盛装食品时，釉料中铅等金属有毒物质就可能进入食品。特别是劣质的陶瓷制品在盛装醋、果汁、酒等酸性食品时，更易使铅等金属毒物溶出污染食品，从而导致中毒。不同颜料中的元素不尽相同，如红色主要为铁、铬、铜等；蓝色为钴、铜；黄色为铁、锑、铀、乙酸铬等；紫色主要为锰、镍。上釉彩工艺有三种，其中釉上彩及粉彩中的有害金属易移入食品中，而釉下彩则不易移入。其卫生标准：以4%乙酸液浸泡后，陶瓷食具溶于浸泡液中的Pb与Cd量，应分别低于7.0，0.5 mg/L；搪瓷食具溶于浸泡液中的铅、铜、锑的溶出量，应分别低于1.0，0.5和0.7 mg/L。

二、铝制品

主要的卫生问题在于回收铝的制品，由于其中含有的杂质种类常较多，必须限制其锌、镉和砷等金属杂质的溶出量。因此，我国(1990年)规定，凡回收铝，不得用来制作食具，如必须使用时，应仅供制作铲、瓢、勺，同时，必须符合GB11333(铝制食具容器卫生标准)。

三、不锈钢

主要的卫生问题也是有害金属的溶出，以控制铅、铬、镍、镉和砷为主，在4%乙酸浸泡液中分别不高于1.0，0.5，3.0(1.0为马氏体型不锈钢)及0.02，0.04 mg/L。

四、玻璃制品

玻璃制品原料为二氧化硅，毒性小，但应注意原料的纯度，至于在4%乙酸中溶出的金属，主要为铅。而高档玻璃器皿(如高脚酒杯)制作时，常加入铅化合物，其数量有的可达玻璃重量的30%，是较突出的卫生问题。

五、包装纸

卫生问题有① 荧光增白剂；② 废品纸的化学污染和微生物污染；③ 浸蜡包装纸中多环芳烃；④ 彩色或印刷图案油墨的污染等，都必须加以控制管理。我国(1990 年)规定：① 食品包装用原纸不得采用回收废纸作为原料，禁止添加荧光增白剂等有害助剂；② 食品包装用原纸的印刷油墨、颜料应符合食品卫生要求，油墨、颜料不得印刷在接触食品面；③ 食品包装用石蜡应采用食品级石蜡，不得使用工业级石蜡。

六、复合包装材料

为使包装食品可以高温杀菌，延长保存期，并有良好密封性能防止氧、光、水的透过，保持食品的色、香、味而采用复合包装。

复合包装材料品种很多，主要有以下几种：① 可供真空或低温消毒杀菌者，如聚乙烯层压赛珞玢或压聚酯，或聚酰胺等；② 供高温(105℃～120℃)杀菌的包装材料，如高密度聚乙烯层压聚酯，或压聚酰胺，或三层的如聚酯、铝箔、高密度聚乙烯等；③ 可充气者，如聚乙烯层压聚酯，或压拉伸聚酰胺等等。

主要卫生问题是黏合剂，黏合剂除可采用改性聚丙烯直接黏合外，有的多采用聚氨酯型黏合剂，它常含有甲苯二异氰酸酯(TDI)。蒸煮食物时，可以使 TDI 移入食品，TDI 水解可产生具有致癌作用的 2,4-二氨基甲苯(TDA)。所以应控制 TDI 在黏合剂中的含量，按美国 FDA 认可 TDI 在食物中含量应小于 0.024 mg/kg。我国规定由纸、塑料薄膜或铝箔经黏合(黏合剂多用聚氨酯和改性聚丙烯)复合而成的食品包装袋(蒸煮袋或普通复合袋)其 4%乙醇浸泡液中甲苯二胺应小于 0.004 mg/L。

第十章　食品的放射性污染及其预防

凡具有相同核结构的一定种类的原子称为核素。由于外环境与生物进行着物质的自然交换，所以地球上的生物（包括食物）存在着天然放射性核素，也就是说，食品含有自然界本来就存在的放射性核素本底。天然放射性核素有两个来源，一是地球外的外层空间的宇宙射线，另一来源是地球辐射。到目前为止，已确定的食品天然放射性核素超过 40 种，大多属于铀、钍、锕三系。此外，还有^{40}K，^{14}C和^{3}H等。

一般食品中的放射性核素本底含量非常小，基本上对人体不构成危害。如果食品中的放射性高于自然界放射性本底，说明食品有了人为的放射性污染。食品的放射性污染有三个主要来源。

第一节　食品放射性污染的重要来源

一、大气核爆炸试验

核试验爆炸的尘埃是食品放射性污染的一个重要来源。核爆炸时可产生大量的放射性物质，一次空中核爆炸可产生数百种放射性物质，包括核爆炸时的核裂变产物、未起反应的核原料以及弹体材料和环境元素受中子流的作用形成的感生放射性核素等，统称为放射性尘埃。大气中的放射性尘埃以不同速率、在不同范围内向地面沉降。颗粒较大者受重力作用可在短期内沉降于爆炸区附近地面，形成局部性污染；而颗粒较小者可进入对流层和平流层向大范围扩散，数月或数年内逐渐降落于地面，产生全球性的污染。产生数量大,半衰期长、摄取量大和能在体内蓄积的放射性核素具有更大的危险性,如^{90}Sr(锶)、^{137}Cs(铯)、^{95}Zr(锆)、^{95}Nb(铌)、^{103}Ru(钌)、^{131}I(碘)、^{141}Ba(钡)、^{140}La(镧)、^{144}Ce(铈)、^{144}Pr(镨)、^{206}Bi(铋)等。

二、核废物的排放

核废物一般来自原子反应堆、原子能工厂、核动力船以及使用放射性同位素的实验室等处。对核废物的处理,有陆地埋藏和深海投放两种方式。陆埋或向深海投弃固体放射性废物时,如包装处理不严或者贮藏废物的钢罐、钢筋混凝土箱出现破痕时,都可以造成对环境乃至对食品的污染。向深海投放时,如投放地点未达到应有的海洋深度,则由于深海本身并非静止不动,故容易污染海产食品。浮游生物可以从海水中浓集放射性核素,其浓集力可达4 000 倍。某些鱼类能蓄积^{55}Fe,海产软体动物能蓄积^{90}Sr,牡蛎能蓄积大量^{65}Zn,青蟹和海藻累积较多的^{137}Cs。

三、意外事故核泄漏

意外事故造成的放射性核素泄露主要引起局部性污染,可导致食品中含有很高的放射性。1957 年,英国温次盖尔原子反应堆发生事故,大量放射性核素污染了环境,影响到食用作物及牛奶。1988 年,前苏联切尔诺贝利核电站发生重大事故,大量的放射性尘埃飘落到东欧和北欧的一些国家,造成环境及食品的严重污染。瑞典发现食物中^{137}Cs 活性与当地放射性尘埃的剂量间呈密切的正相关。凡吃了受放射性尘埃污染的草的羊以及生长在该尘埃污染水域中的鱼类,其肉中^{137}Cs 的活性均较高,如克罗地亚地区羊肉中^{137}Cs 达 39.4 Bq/kg。

第二节　食品放射性污染对人体的危害

环境中的放射性核素通过各环节的转移进入人体，并在人体内储留，造成多方面的危害。食品放射性污染对人体的危害主要是由于摄入污染食品后放射性物质对体内各种组织、器官和细胞生产的低剂量长期内照射效应，主要表现为对免疫系统、生殖系统的损伤和致癌、致畸、致突变作用。^{90}Sr 吸收入人体后，主要蓄积于骨骼，形成内照射，损害骨骼及造血器官，并可能有致癌作用和生殖毒性。^{137}Cs 在体内参与钾代谢，随血液分布于全身并聚集在肌肉等软组织，在该处造成内照射，还可引起动物遗传过程障碍和生殖功能降低。^{131}I 大量进入体内，浓集于甲状腺中，则有可能损伤甲状腺组织（尤其儿童）或诱发甲状腺癌。

第三节　预防食品放射性污染的措施

食品放射性污染对人体的危害在于长时期体内小剂量的内照射作用，因此应采取措施，预防污染。其主要措施是加强对污染源的卫生防护和经常性卫生监督，定期进行食品卫生监测，严格执行国家卫生标准，使食品中放射性物质的含量控制在允许浓度范围以内。

食品加工厂和食品仓库应建立在从事放射性工作单位的防护监测区以外的地方。对产生放射性废物、废水的单位，应加强监督，对单位周围的农、牧、水产品等都应定期进行对放射性物质的监测。

凡密闭包装的食品，其包装物受到放射性物质灰尘的污染时，可用擦洗或吸尘方式予以去除。如果放射性核素已进入食品内部，则应坚决予以销毁。绝对禁止向食品中加入放射性核素作为食品保藏剂。电离辐射保藏食品时，应该严格遵守对照射剂量和照射源的各项规定。1977 年，我国制定了《食品中放射性物质限量标准》和《食品放射性管理办法》，这些都应作为食品放射性卫生监督的依据。

第十一章　食品中的天然有害物质

食物中天然有害物质系指某些食物本身所固有，可对人体健康产生不良影响的一些物质。这些有害影响，轻重不等，或降低食物的营养价值，或导致人体代谢的紊乱，能引起食源性疾病如食物中毒。有些可造成食源性危害，如产生致突变、致畸及致癌效应。天然有害物质，主要存在于植物性食品中，动物性食品中也可见到，但多集中于海产鱼贝类食物。植物性食品的天然有害物质多属于次生植物物质。这些物质本身没有营养作用，只是提供色、香、味，或者以分泌物形式抵御外界病虫等侵袭。典型的次生植物物质有酚、生物碱、萜类、糖苷以及一些特殊的氨基酸和蛋白质，其中有一些对人体有害。

下面就几种主要的食物中天然物质予以介绍，其中有的将在食物中毒部分详细介绍，此处不再赘述。

第一节　植物性食品中的天然有害物质

根据有毒植物中所含毒素的性质，大致可以分为如下几类。

一、有毒植物蛋白质及氨基酸

1. 有毒蛋白质类

(1) 凝集素。在豆科植物的大豆、豌豆、蚕豆、扁豆、刀豆及大戟科蓖麻的种子中含有一种能使血液中红细胞产生凝集作用的蛋白质，称为植物红血球凝集素，简称凝集素。生食或食用未煮熟的这类植物种子会引起中毒。

大豆凝集素在常压下蒸汽处理 1 小时，或高压蒸汽（1 kg/cm^2）处理 15 分钟，可使其失去活性。菜豆属豆类的凝聚素用高压蒸汽处理 15 分钟可以使凝集素完全失活。蓖麻毒蛋白以 1 kg/cm^2 蒸汽处理蓖麻饼粕 15 分钟，可使其毒性减为原来的 1/2 000。

（2）蛋白酶抑制剂

① 胰蛋白酶抑制剂。胰蛋白酶抑制剂是蛋白酶抑制剂中分布最广的一种，存在于大豆、豌豆等豆类植物以及马铃薯块茎等食品中。胰蛋白酶抑制剂能选择性地与胰蛋白酶结合，形成稳定的复合物，从而使胰蛋白酶失去活性，致使蛋白质水解为氨基酸的过程受到抑制。也有人认为，胰蛋白酶抑制物能促进某些胰腺细胞增殖，使胰腺增大，胰蛋白酶分泌受到抑制。生食上述食物，由于胰蛋白酶受到抑制，不仅蛋白质消化率降低，降低食物的营养价值，而且反射性地引起胰腺肿大。

在加工过程中，可先将大豆浸泡，然后以沸水蒸汽蒸 30 分钟，至大豆蒸熟无腥味，即可使胰蛋白酶抑制物失活。

② 淀粉酶抑制剂。淀粉酶抑制物是一种含糖的蛋白质。存在于小麦、芸豆、豌豆、绿豆、高粱、芋头及未熟的香蕉和芒果中。其不良作用在于抑制唾液及胰液中的淀粉酶，淀粉酶抑制物进入人体后，可被消化液中的胃蛋白酶分解。但在儿童和体弱病人身上，由于胃蛋白酶功能较差，故他们吃下的淀粉酶抑制物常不能被胃蛋白酶充分破坏分解，出现淀粉消化不良及吸收下降。

2. 毒肽类

毒肽在毒蕈中存在最多，鹅膏蕈、鬼笔蕈是含毒肽最多的两种典型毒菌。这两种毒肽的毒性作用机理相仿，都是作用于肝脏。鹅膏蕈毒素作用于肝细胞核，鬼笔蕈毒素作用于肝细胞微粒体。鹅膏蕈毒素的毒性大于鬼笔蕈毒素。100 g 鲜蕈中两者的含量约为 10～13 mg，只要食用 50 g 鲜蕈就可致人死亡。误食毒蕈或在食用蕈中混入毒蕈而引起中毒的事件时有发生，应引起食品工作者和消费者注意。

3. 有毒氨基酸类

在某些豆科植物中存在有毒氨基酸，例如山黎豆含有的α，γ-二氨基丁酸，存在于蚕豆中的β-氰基丙氨酸能引起神经麻痹，存在于刀豆属中的刀豆氨酸，能阻抗体内的精氨酸代谢，存在于蚕豆等植物中的L-3，4-二羟基苯丙氨酸能引起急性溶血性贫血症。人们过多地摄食青蚕豆（无论煮熟或是去皮与否）都可能导致中毒。荔枝果实中含有β-次甲基环丙基丙氨酸（又名低血糖A），是一种具有降血糖作用的氨基酸，未成熟的荔枝果实含量较高。如果人一次吃荔枝量过多，特别是未成熟的荔枝就会中毒，中毒的特点是血糖下降、心悸出汗、有饥饿感，重者可抽搐、昏迷。中毒易发生在营养不良人群中。

二、苷类毒素

1. 氰苷类

氰苷类毒素常存在于可食植物的某些豆类、核果和仁果的果仁、木薯的块根中。氰苷在酸或酶的作用下可水解生成剧毒的氢氰酸，当氰氢酸被机体吸收时，其氰离子即与细胞色素氧化酶的铁结合，从而破坏细胞色素氧化酶递送氧的作用，使组织呼吸不能正常进行，机体陷于窒息状态。人食用苦杏仁5～10粒就可引起中毒，一个成年人只要食用40～60粒就可致死。

2. 皂苷类

皂苷亦称皂素，是广泛分布于植物中的苷类，因溶于水后在搅动时有似肥皂泡沫的产生，故称皂苷。皂苷在试管中有破坏红细胞的凝血作用，对冷血动物极毒，但食物中的皂苷经人、畜口服时多数不表现毒性（如大豆皂苷），而马铃薯中的茄苷（龙葵素、龙葵碱）则有剧毒。龙葵碱主要存在于马铃薯的表皮层中。在正常情况下，马铃薯的茄苷含量为3～6 mg/100 g，但当马铃薯发芽时或经日光照射变绿后的表皮层中，茄苷含量很高（含量高达38～45 mg/100 g）。龙葵素的耐热性很强，一般烹煮很难分解，所以发芽和变绿的马铃薯不可食用，也不可作饲料。茄苷中毒的机理是抑制人体内胆碱酯酶活性。

3. 芥子苷

芥子苷又称芥子油苷。芥子苷在芥苷酶的作用下，水解生成具有香气的芥子油、硫酸和葡萄糖。芥子油又称异硫氰酸酯。芥子苷存在于甘蓝、萝卜、芥菜等十字花科植物的各部分以及葱蒜属植物的根和种子中，其中以油菜籽含芥子苷最多。芥子苷具有辛味，在酶的作用下，分解、环构化为致甲状腺肿素，通过竞争性抑制作用，限制甲状腺摄入碘，从而抑制甲状腺素的合成，使甲状腺代偿性增大。芥苷酶不耐热，当温度迅速升高到70℃以上时，植物体中的芥苷酶被破坏，可避免致甲状腺肿素的形成。

三、酚类毒素及毒有机酸

1. 棉酚毒素

棉酚存在于棉籽中，榨油时随着进入棉油中。棉酚的毒性主要表现为使人组织红肿出血、精神失常、食欲不振，影响生育等。对棉籽中的棉酚可以采用溶剂萃出法去除，粗制生棉油可经加碱加水炼制抽提法去除棉酚。

2. 单宁

单宁又称揉质，是一种多酚物质，存在于植物中，未成熟的食用植物、柿子、柿子的果皮中以及某些品种的高粱含有较多的单宁。单宁能够与胰蛋白酶及淀粉酶结合，降低这些酶在消化道中的作用，对蛋白质及淀粉的消化吸收都有一定的抑制作用。

单宁具有收敛性，与胃中稀盐酸结合，先凝成小块。由于柿子含有的胶质与果胶在胃酸作用下，有一部分凝固，故凝块逐渐扩大，在胃里形成坚固物质，俗称胃柿石。凡食未熟、未去皮的柿子，或空腹吃柿导致柿直接与胃酸凝合，或咀嚼不彻底时，均能促进胃柿石的形成。胃柿石小者如杏核，大者可接近鸡蛋大小。胃柿石严重者，可出现剧烈腹痛、恶心呕吐、厌食，病久时可并发胃溃疡。治疗的方法是服用重碳酸钠等碱性药物以溶解柿石。

有些流行病资料提示，槟榔含大量单宁，咀嚼槟榔，易发口腔癌。

四、生物碱类毒素

生物碱一般是指存在于植物中的含氮碱性化合物，大多数的生物碱都具有毒性。已经发现在一些毒蕈中多含有此类毒素。例如，存在于丝盖伞属和杯伞属蕈类的毒蝇碱；存在于裸盖菇属、花褶伞属、裸伞属等蕈类中的裸盖菇素、脱磷酸裸盖菇素；存在于马鞍章内的马鞍菌素等。人们误食这类毒蕈后，均可发生不同程度的中毒症状，或恶心、呕吐、腹痛，或出现幻觉，或引起呼吸困难、发生惊厥等。

另外，在鲜黄花菜中存在一种秋水仙碱，此类碱本身并没有毒，而是被摄入后能在人体内缓慢氧化转变成剧毒的氧化二秋水仙碱，其致死量为 3～20 mg/kg 体重。

五、亚硝酸盐毒素

小白菜、菠菜、韭菜、芹菜等绿叶蔬菜中常含较多的硝酸盐，尤其是施用硝酸盐氮肥过多或施氮肥不久后就收获的蔬菜中，硝酸盐的含量更多。硝酸盐在人体内能被还原成亚硝酸盐。腌制泡菜、腐败的蔬菜或者存放过久的熟蔬菜都有可能使其中的硝酸盐还原成亚硝酸盐。亚硝酸盐在人体内还可转化成有致癌作用的亚硝胺类化合物。

亚硝酸盐进入血液时，能使血细胞中的低铁血红蛋白转化成高铁血红蛋白，形成高铁血红蛋白症，红细胞因而失去携带氧的功能，而且亚硝酸盐也能阻止血红蛋白的释放功能，因此出现组织缺氧。亚硝酸盐中毒，轻者呼吸困难、循环衰竭、昏迷等，重者可致死。

第二节 动物性食品中的有害物质

动物性食品中的天然有害物质几乎都属于鱼及贝类的毒素，常见的有河豚毒素、贝类毒素、雪卡毒素等。

一、河豚毒素

河豚又名鲀，是一种味道鲜美但含有剧毒的鱼类，产于我国沿海及长江中下游一带。河豚毒素是一种在河豚体内生成的非蛋白质的低分子化合物，其毒性很强。雌河豚的毒素含量高于雄河豚。河豚毒素因部位不同及季节不同而有差异。一般认为，河豚的肝脏和卵巢有剧毒，其次是肾脏、血液、眼睛、腮和皮肤。虽然新鲜洗净的肌肉可认为无毒，但如鱼死后较久，内脏毒素可溶于体液则能逐渐渗入到肌肉中。每年春季为卵巢发育期，毒性很强，6～7 月产卵退化，毒性减弱，肝脏亦以春季产卵期毒性最强。

河豚毒素毒性单位称毒力单位，为原液 1 mL(相当原料 1 g)所能杀死的小鼠的克数，又称小鼠单位，即 1 000 小鼠单位的毒力相当于河豚组织 1 g 能使 1 000 只小鼠致死。对人的最小致死量约为 20 万小鼠单位。凡含毒力 2 万小鼠单位以上则为“剧毒”。如豹纹东方豚在 2 月份卵巢毒力为 2 万～4 万小鼠单位，肝脏毒力可高达 10 万小鼠单位。

河豚毒素比较稳定，不易被一般的物理性处理方法所破坏，盐腌、日晒、一般烧煮都不能解毒。毒素不仅可以经消化道吸收，还可经外表皮吸收。中毒的特点为发病急速而剧烈，最后因呼吸中枢和血管神经中枢麻痹而死，死亡率高达50%。

二、鱼类组胺毒素

一般海鱼中的青皮红肉鱼，如金枪鱼、秋刀鱼、竹荚鱼、沙丁鱼、青鳞鱼、金线鱼、鲐鱼等，活动力强，皮下肌肉、血管比较发达，血红蛋白含量较高，有青皮红肉的特征。在这些鱼的血红蛋白中，有一种叫做组氨酸的氨基酸含量较高。当含有组胺酸脱羧酶的微生物污染鱼体后，在适宜条件下，组胺酸被分解脱羧而产生组胺。一般情况下，环境温度为15℃～37℃，鱼体内盐含量为3%～5%，pH为6～7和在需氧的情况下，最容易产生组胺。若摄入含大量组胺的鱼肉会发生过敏性中毒。

三、海产贝类毒素

食用某些蛤肉和淡菜可能引起中毒，但此类毒素并非贝类代谢产物，而是贝类的食物甲藻中的毒素成分。毒素对热稳定，烹调时不被破坏。该毒素估计对人的致死量为1～4 mg。已毒化的贝体自身生长良好，但被人食用后几分钟即出现中毒症状。有毒的贝类在清水中放养1～3周，并常换水，可将毒素排净。值得指出的是淡水藻类的蓝绿藻也能产生类似的毒素。

泥螺和鲍鱼是人们喜爱的贝类食品，但泥螺和鲍鱼的黏液和内脏中含有一种叫"嗜焦素"的脱镁叶绿素，当人体摄入以后，再经日光照射，会发生日光性皮炎，一般在食后数小时到3昼夜内发病，但个别潜伏期可长达4～14天。症状多在人体暴露部位，在手背、足背、颜面和颈项处发生局部水肿，皮肤潮红、发痒、发胀、有蚁行感，并有灼痛或麻木感，患部还可能出现淤点、水疱、血泡、溃烂，病程一般一周左右。人对泥螺的"嗜焦素"敏感性差异很大，敏感者只要吃几颗就会发作，而且没有免疫力。

四、雪卡毒素

雪卡毒素由绿色藻类产生，通过食物链作用，转移到食藻类的鱼体中，毒素蓄积于鱼的肌肉及内脏中。由于最早发现在古巴一带，有一种名为“雪卡”的海生软体动物能引起人中毒，遂将该中毒命名为雪卡中毒，雪卡毒素也因此而得名。以后凡食用所有热带海域的有毒鱼类引起的中毒，除河豚中毒外，惯称为雪卡中毒，与之有关的毒素则惯称为雪卡毒素。雪卡毒素对人的毒理作用还没有辨明。中毒症状为：最初唇、舌、咽喉有刺激感，继而感到麻木，部分病例初期有呕吐、口干、腹部痉挛、腹泻、头疼、畏冷、高热、肌肉疼痛等，个别可因并发症引起心衰而死亡。

第十二章　食物中毒

第一节　食物中毒的概念、原因、特征和分类

一、食物中毒的概念

食物中毒是由于食用各种“有毒食物”而引起的以急性过程为主的一类疾病的总称。所谓“有毒食物”系指可食状态的、正常数量的、经口摄入而使健康人发病的食物。如摄取非可食状态的(如未熟的水果)、非正常数量的(如暴饮暴食)某些食物虽也可引起疾病,但不能认为是食物中毒。某些疾病与食物中毒类似,但不属于食物中毒,如食用大量脂肪引起的消化不良,特异体质者食后所致变态反应,食用刺激性食品所引起局部刺激症状,经饮食所引起的寄生虫病、人畜共患传染病、营养缺乏病或过多症、急性放射病以及生产性职业中毒、医疗用药中毒等。

二、食物中毒的原因

正常情况下,一般食物并不具有毒性。食物产生毒性并引起食物中毒主要有以下几种原因:

(1) 某些致病性微生物污染食品并急剧繁殖,以致食品中存有大量活菌(如沙门氏菌属)或产生大量毒素(如金黄色葡萄球菌产生的肠毒素)。

(2) 有毒化学物质混入食品并达到能引起急件中毒的剂量(如农药的污染)。

(3) 食品本身含有毒成分(如河豚含有河豚毒素),而加工、烹调方法不当,未能将其除去。

(4) 食品在贮存过程中,由于贮藏条件不当而产生了有毒物质(如马铃薯发芽产生龙葵素)。

(5) 因某些动植物(如食入毒藻的海水鱼、贝;采于有毒蜜源植物酿的蜂蜜)摄入有毒成分。这些动植物起着毒素的转移与富集作用。

(6) 某些外形与食物相似,而实际含有有毒成分的植物,被作为食物误食而引起中毒(如毒蕈等)。

食品从生产加工直到销售食用整个过程中,有很多因素可以使食品具有毒性。例如,使用未经检疫的病死家畜肉加工的肉制品,使用掺假的牛乳加工的奶粉,使用未经消毒的牛乳生产的雪糕,使用不新鲜的鲐鱼生产的罐头,都曾引起食物中毒。使用非食品原料——工业酒精(或甲醇)兑制的“配制酒”造成的甲醇中毒,也曾多次发生。使用不符合食品卫生要求的食品添加剂或加工助剂(含砷等有毒物质)也曾造成食物中毒。生产工艺、设备、容器和包装材料不符合卫生要求也可使食品污染带有毒性。例如,熟肉制品加工制作时,生熟不分交叉污染而引起食物中毒;日本曾发生橘子汁罐头中溶锡过多而引起食物中毒;美国曾发生的由于罐头杀菌冷却时带有病原菌的不洁冷却水侵入罐内造成金枪鱼罐头E型肉毒梭菌食物中毒是内容物二次污染所致。可见能使食品产生毒性的有害物质是多种多样的,食品被污染的途径也异常复杂。因此,应十分重视、严加预防。

三、食物中毒的特征

食物中毒常呈集体性暴发,其种类很多,病因也很复杂,一般具有下列共同特点:

(1) 突然发生,来势急骤,发病曲线呈现突然上升又迅速下降的趋势。

(2) 潜伏期短而集中，一般在 24 或 48 小时以内。短期内大量病人同时发病，有类似的临床表现并有急性胃肠炎的症状。

(3) 患者在相近的时间内都食用过同样食物，发病范围局限在食用该种有毒食物的人群，发病与食物有明显关系。一旦停止食用这种食物，发病立即停止。

(4) 发病率高，人与人之间不直接传染，一般无传染病流行时的余波。

四、食物中毒的分类

按病原分类，食物中毒可分为以下四类：细菌性食物中毒（如沙门氏菌属食物中毒；副溶血性弧菌食物中毒；致病性大肠菌属食物中毒等）；有毒动植物中毒（如河豚、有毒贝类等引起的中毒；毒草、木薯、发芽马铃薯中毒等）；真菌毒素和霉变食品中毒（如赤霉病变、霉变甘蔗中毒等）；有毒化学物质中毒（如砷、亚硝酸盐、甲醇、农药中毒等）。

第二节　细菌性食物中毒

细菌性食物中毒，是最普遍和最常见的一类食物中毒，占有较大的比重。这类中毒多发生在气温较高的季节，往往是由于食品被致病性微生物污染后，在适宜的温度、水分和营养条件下，细菌在食品上大量生长繁殖，食用前对食品不经加热或加热不彻底，或加热后又受到病原性细菌污染时，食用后发生的。

引起细菌性食物中毒的食品大多是动物性食品，如肉、蛋、鱼和乳等；少数是植物性食品，如剩饭、面类发酵食品、豆制品等。

细菌性食物中毒的发生，一般是突然发生，潜伏期短，大多数伴有恶心、呕吐、腹痛、腹泻等急性胃肠类症状。只要及时抢救，预后良好。肉毒中毒除外。

一、沙门氏菌食物中毒

1. 病原菌

沙门氏菌食物中毒是细菌性食物中毒中最常见的一种。沙门氏菌是肠道杆菌科的一个大属，它们是在形态、培养性状、生化特性和抗原构造等方面极相似的一群革兰氏阴性杆菌，包括近 2 000 个血清型，我国有 200 多个血清型。它以体温升高和急性胃肠类为主要特征。引起食物中毒的主要有鼠伤寒沙门菌、猪霍乱沙门菌、肠炎沙门菌等。沙门菌进入肠道后大量繁殖，除使肠黏膜发炎外，大量活菌释放的内毒素同时引起机体中毒。

2. 流行病学特点

(1) 中毒食品以动物性食品为多见，主要是肉类，如病死牲畜肉、冷荤、熟肉等，也可由鱼、禽、奶、蛋类食品引起。

(2) 沙门氏菌食物中毒全年均可发生，多见于夏秋季节，尤以 5～10 月份为最多。

(3) 中毒原因主要是由加工食品用具、容器或食品存储场所生熟不分、交叉污染，食前未加热处理或加热不彻底引起。

3. 中毒表现

(1) 潜伏期为 6～12 小时，一般 12～24 小时。

(2) 中毒初期表现为头痛、恶心、全身乏力、面色苍白，以后出现呕吐、腹泻、腹痛、发热，重者可引起痉挛、脱水、休克等。

(3) 腹泻一日数次至十余次，或数十次不等，主要为水样便，少数带有黏液或血，体温为 38℃～40℃。多数病人发病 2～3 天后，急性中毒性胃肠炎症状消失，病人逐渐恢复健康。

4. 预防措施

(1) 防止食品被沙门菌污染。不食用病死牲畜肉，加工冷荤熟肉一定要生熟分开，防止发生交叉污染。要采取积极措施控制感染沙门菌的病畜肉类流入市场。

(2) 高温杀灭沙门菌。烹调时要烧透煮熟彻底杀死病原菌,如肉块不宜过大、禽蛋煮沸 8 分钟以上等。

(3) 控制沙门菌的繁殖。沙门菌繁殖的最适温度为 37℃,但在 20℃以上即能大量繁殖,因此低温储存食品是一项重要预防措施。低温冷藏食品控制在 5℃以下,并做到避光、断氧,则效果更佳。

二、葡萄球菌肠毒素食物中毒

1. 病原菌

葡萄球菌食物中毒是金黄色葡萄球菌污染食品后,在适宜的条件下,产生肠毒素而引起的食物中毒。葡萄球菌在空气、土壤、水、粪便、污水及食物中广泛存在,主要来源于动物及人的鼻腔、咽喉、皮肤、头发及化脓性病灶。健康人的咽部带菌率可达 40%~70%,手部达 56%。金黄色葡萄球菌耐热性不强,最适生长温度为 37℃,最适 pH 为 7.4,但食物中的肠毒素耐热性强,一般烹调温度不能将其破坏,218℃~248℃高温下才能被破坏。在含有 10%~15%NaCl 的培养基中仍能生存,因此也可在高渗糖、盐食品中生长。

2. 流行特点

(1) 中毒多发生在夏、秋季节,其他季节亦可发生。

(2) 中毒食品主要为乳及乳制品、蛋及蛋制品、鱼类及各类熟肉制品,其次为含有乳制品的冷冻食品,个别也有含淀粉类食品。

(3) 中毒原因主要是被葡萄球菌污染后的食品在较高温度下保存时间过长,如在 25℃~30℃环境中放置 5~10 小时,就能产生足以引起食物中毒的葡萄球菌肠毒素。

3. 中毒表现

(1) 特征是突然发病,来势凶猛,通常在食进有毒素的食品 1~4小时即发病。

(2) 中毒表现为典型的胃肠炎症状，恶心、剧烈而频繁地呕吐(严重者可呈喷射状，吐物中常有胆汁、黏液和血)、腹痛、腹泻(水样便)等。患者体温一般不高，这是与沙门氏菌食物中毒的不同点。

(3) 年龄越小对葡萄球菌肠毒素越敏感，因此儿童发生中毒比成年人多，症状也比成年人严重。

(4) 病程较短，一般在1～3天痊愈，很少死亡。

4. 预防措施

(1) 防止葡萄球菌污染食品，保持食品的新鲜清洁。各种易腐食品，要低温保藏，贮存时间不要过长，且食用前必须充分加热。停止食用可疑中毒食品。

(2) 控制污染来源。食品加工或消费者要养成良好的卫生习惯，饭前便后洗手。定期对食品加工人员、饮食从业人员、保育员进行健康体检。

三、副溶血性弧菌食物中毒

1. 病原菌

副溶血性弧菌是常见的食物中毒病原菌，主要来源于鱼、虾、蟹、贝类和海藻及腌制食品中，海水中可存活47天以上，淡水中可生存2天。其中墨鱼的带染率为93%、带鱼为41.2%～95.4%、黄鱼为29.3%、梭子蟹为79.8%、海蟹为94.1%、蛤为22.5%～93.4%、对虾为43.3%。夏季海产品的平均带染率高达94.8%。该菌在2%～3.5%氯化钠的环境下生长良好，所以又称为致病性嗜盐菌。最适宜生长的温度为37℃，pH为7.0～9.5；对酸和热比较敏感，75℃加热5分钟或90℃加热1分钟即可杀死；pH＜6时即不能生长，普通食醋中1分钟即可死亡。

2. 流行特点

(1) 副溶血性弧菌食物中毒多发生在6～9月份高温季节，海产品大量上市时。

(2) 中毒食品主要是海产品，其次为咸菜、熟肉类、禽肉、禽蛋类、凉拌菜，约有半数为腌制品。

(3) 中毒原因主要是烹调时未烧熟、煮透，或熟制品污染后未再彻底加热。

3. 中毒表现

(1) 发病急，潜伏期短，大多在就餐后10小时左右发病。

(2) 主要症状为上腹部阵发性绞痛、恶心、呕吐、腹泻、发热，尚有头痛、多汗、口渴等症状。病人的体温一般是37.5℃～39.5℃，少数可达40℃。

(3) 腹泻多为水样便，重者为黏液便和脓血便，呕吐、腹泻严重，失水过多者可引起虚脱并伴有血压下降。

(4) 多数病人发病后及时治疗2～4天恢复正常，少数重症病人由于休克、昏迷而死亡。

4. 预防措施

(1) 停止食用可疑中毒食品。

(2) 加工海产品一定要烧熟煮透。

(3) 用海产品做凉拌菜、拼盘时，应在洗净切后放入食醋10分钟后再食用。

(4) 加工过程中生熟用具要分开，食物宜在低温下储藏(该菌在10℃以下低温不能繁殖，在2℃～5℃时逐渐死亡)

四、肉毒梭菌毒素食物中毒

1. 病原菌

肉毒梭菌是一种革兰阳性厌氧菌，具有芽孢，主要存在于土壤、江河湖海的淤泥及人畜粪便中。根据肉毒梭菌产生的毒素性质可将本菌分为A,B,C,D,E,F,G七型。各型菌产生相适应的毒素，对人致病力强的主要有A,B,E,F型。肉毒梭菌对外界的抵抗力同一般细菌，但其芽孢抵抗很大，可耐煮沸1～6小时。肉毒毒素是一种强烈的神经毒素,毒性比氰化钾强 1 万倍,对消化酶、酸和低温稳定,但易被碱和热破坏而失去毒性。

2. 流行特点

(1) 中毒食品与饮食习惯有关,在欧美各国多为火腿、腊肠、鱼、蔬菜及家庭制的水果罐头;在我国主要为家庭自制的发酵豆、谷类制品(面酱、臭豆腐),其次为肉类和罐头食品。

(2) 中毒多发生在冬、春季节。

(3) 中毒原因主要是被污染了肉毒毒素的食品在食用前未进行彻底的加热处理。

3. 中毒表现

(1) 潜伏期一般为 1~7 天。潜伏期越短,病情越严重。

(2) 中毒主要表现为运动神经麻痹症状,如头晕、无力、视物模糊、眼睑下垂、复视、咀嚼无力、走路不稳、张口困难、伸舌困难、咽喉阻塞感、饮食发呛、吞咽困难、呼吸困难、头颈无力、垂头等。体温一般正常,胃肠道症状不明显。

(3) 病人症状的轻重程度可有所不同,重者可引起呼吸困难和心脏麻痹而死亡,死亡率较高。

4. 预防措施

(1) 停止食用可疑中毒食品。

(2) 自制发酵酱类时,原料应清洁新鲜,彻底蒸煮,腌前必须充分冷却,盐量要达到 14%以上,并提高发酵温度。要经常日晒,充分搅拌,使氧气供应充足。不吃生酱。

(3) 罐头食品在生产中要彻底灭菌,防止侵入罐内的微生物存留;造成罐藏食品污染。

(4) 肉毒梭菌毒素不耐热,80℃加热 30 分钟或 100℃加热 10~20分钟,可使各型毒素破坏,所以对可疑食品进行彻底加热是破坏毒素预防肉毒中毒的可靠措施。

五、O_{157}:H_7 大肠杆菌食物中毒

1. 病原菌

O_{157}:H_7 大肠杆菌是致泻性大肠埃希氏菌中肠出血性大肠杆菌的一种最常见的血清型,可寄宿于牛、猪、羊、鸡等家畜家禽的肠内,一旦侵入人的肠内,便依附肠壁产生类志贺样毒素和肠溶血毒素,导致人类发生出血性结肠炎和溶血性尿素综合征。我国早在1987 年就从腹泻病人粪中分离出 O_{157}:H_7 菌株,但一直未发生暴发流行。美国于 1982 年以后频频出现由 O_{157}:H_7 菌株引发的食物中毒,至今已记载了 60 多起。1996 年 5～8 月日本发生了迄今为止世界上最大规模的 O_{157}:H_7 暴发流行,9 000 多名儿童感染,11 名死亡。O_{157}:H_7毒力极强,很少量的病菌即可使人致病,对细胞破坏力极大,主要侵犯小肠远端和结肠,引起肠黏膜水肿出血,同时可引起肾脏、脾脏和大脑的病变。该菌耐低温怕高温,60℃经20 分钟可灭活;耐酸不耐碱;对氯敏感。

2. 流行特点

(1) 流行地区以欧美日等发达国家多见,北方较南方多见,提示感染流行与饮食习惯有关。病菌基本上是通过食品和饮品传播,且多以暴发形式流行,尤以食源性暴发多见。

(2) 常见中毒食品和饮品是肉及肉制品、汉堡包、生牛奶、奶制品、蔬菜、鲜榨果汁、饮水等,传播途径以通过污染食物经口途径感染较为多见,直接传播较罕见;

(3) 中毒多发生在夏秋季,尤以 6～9 月多见。人类对此菌普遍易感,其中小儿和老人最易感。

3. 中毒表现

(1) 起病急骤,潜伏期为 2～9 天,最快仅 5 个小时。

(2) 中毒表现主要为突发性的腹部痉挛,有时为类似于阑尾

炎的疼痛。有些病人仅为轻度腹泻，有些有水样便，继而转为血性腹泻，腹泻次数有时可达每天10余次，低热或不发热；许多病人同时有呼吸道症状。

(3) 严重者可造成溶血性尿毒综合征、血栓性血小板减少性紫癜、脑神经障碍等多器官损害，危及生命，尤其是老人和儿童病人病死率很高。

4. 预防措施

(1) 停止食用可疑中毒食品。

(2) 不吃生的或加热不彻底的牛奶、肉等动物性食品，不吃不干净的水果、蔬菜。剩余饭菜食用前要彻底加热。防止食品生熟交叉污染。

(3) 养成良好的个人卫生习惯，饭前便后洗手。避免与病人密切接触，或者在接触时应特别注意个人卫生。

(4) 食品加工生产企业尤其是餐饮业应严格保证食品加工、运输及销售的安全性。

(5) 大力提倡体育锻炼，提高身体素质，增强机体免疫力，以抵御细菌的侵袭。特别要注意保护年老体弱等免疫力低下的人群。

第三节　有毒动植物食物中毒

有毒动植物食物中毒是指某些动植物中含有某些天然有毒的成分，而其外形往往又与无毒的品种类似，容易混淆而误食(如毒蕈)，或者由于食用方法不当引起中毒(如木薯、河豚)。还有些动植物食品由于储存不当(如马铃薯发芽)，或在微生物及酶的作用下(如某些鱼类)形成某种有毒物质，积累到一定数量，食用后也可以引起中毒。

一、有毒动物食物中毒

1. 河豚中毒

河豚中毒是指食用了含有河豚毒素的鱼类引起的食物中毒。河豚毒素是一种神经毒，可引起中毒的河豚毒素有河豚素、河豚酸、河豚卵巢毒素及河豚肝脏毒素。

（1）中毒表现：

① 发病急速而剧烈，潜伏期很短，一般在食后10分钟至5小时即发病。

② 先感觉手指、口唇、舌尖刺痛发麻，然后出现恶心、呕吐、腹痛、腹泻等胃肠道症状，并有四肢无力、口唇、舌尖及肢端麻痹，进而四肢肌肉麻痹，以致身体摇摆、行走困难，甚至全身麻痹呈瘫痪状。

③ 严重者眼球运动迟缓，瞳孔散大，对光反射消失，然后言语不清、发绀、血压和体温下降，呼吸先迟缓、浅表，而后呼吸困难，最后因呼吸中枢麻痹造成呼吸困难窒息死亡。

（2）预防措施：

① 加强市场管理，水产供销部门严格把关，防止河豚流入市场。

② 水产部门必须严格执行《水产品卫生管理办法》，严格出售鲜河豚。如捕获发现河豚，拣出集中后统一加工，加工干制品必须严格按规定操作程序操作。

③ 禁止食用河豚，加强对群众宣传教育，普及河豚中毒的知识，提高识别能力。不擅自吃沿海地区捕捞或捡拾的不认识或未吃过的鱼。

④ 严禁饭店、酒店自行加工河豚。

2. 鱼类组胺中毒

鱼类组胺中毒是食用含有组胺的鱼类而引起的过敏性食物中

毒。食用不新鲜或腐败的青皮红肉类鱼时易于引起中毒。腌制咸鱼时，原料不新鲜或腌得不透，含组胺较多，食后也可引起中毒。每克鱼可产生 1.6～3.2 mg 组胺。一般成年人摄入的组胺量超过 100 mg 就可能中毒。据报道，当鱼中组胺含量超过 200 mg/100 g 时，即可产生毒性作用。国家标准 GB2733—94（海水鱼类卫生标准）规定，鲍鱼中组胺＜100 mg/100 g，其他鱼类中组胺＜30 mg/100 g。

(1) 中毒表现：

① 潜伏期一般为 0.5～1 小时，最短可为 5 分钟，最长达 4 小时。

② 中毒表现为以局部或全身毛细血管扩张、通透性增强、支气管收缩为主，主要症状为面部及全身皮肤潮红、眼结膜充血、头痛、头昏、脉快、胸闷、呼吸加快和血压下降等。有的还出现荨麻疹、口渴、喉咙烧灼感和口唇水肿等。部分病人还伴有恶心、呕吐、腹痛、腹泻，或口、舌及四肢发麻、全身乏力和烦躁不安等。个别病人可发生哮喘、眼结膜充血、瞳孔散大、视物模糊，甚至晕厥。病人一般体温不高，多在 1～2 天内恢复，不留后遗症。

③ 中毒特点是发病快、症状轻、恢复迅速，发病率可达 50%左右，偶有死亡病例。

(2) 预防措施：

① 不吃腐败变质的鱼，特别是青皮红肉的鱼类。市售鲜鲐鱼等青皮红肉鱼类应冷藏或冷冻，要有较高的鲜度，其组胺含量应符合 GB2733 规定。

② 捕捞、运输和贮藏过程中要做到冷藏。

③ 选购鲜鲐鱼等要特别注意其鲜度，如发现鱼眼变红、色泽不新鲜、鱼体无弹力时，则不应选购，亦不得食用。购后应及时烹调，如盐腌应劈开鱼背并加 25%以上食盐腌制。

④ 烹调方法，可红烧或清蒸、酥闷，不宜油煎或油炸。组胺是

碱性物质，可在烹调时加醋降低其含量。

⑤ 有过敏性疾病病人，以不吃此类鱼为宜。

3. 藻类毒素中毒——赤潮

赤潮是由于海水中一些藻类等浮游生物暴发性繁殖、聚集，引起局部海域水色异常的一种自然现象。由于夜光藻引起这种现象时海水呈桃红色，因而得名“赤潮”。赤潮主要发生于沿岸水域，面积从数百平方米至上万平方千米不等，厚度约 3 米左右。赤潮是一种局部海域灾害性生态破坏现象，不仅会使海水酸碱度变化，黏稠度增大，改变浮游生物的生态系统群落结构，而且因其疯狂增殖、大量耗氧、阻断阳光照射，使海洋环境恶化，导致大量鱼、虾、贝类等海洋生物窒息死亡。例如 1987 年美国马塞诸塞州某海湾一次赤潮使 14 条巨鲸死亡。赤潮中的许多藻类分泌的毒素，能直接毒死海域水生动物，并通过食物链富集于鱼、贝等海水动物体内，人类食入后可引起食物中毒甚至死亡。

（1）赤潮形成的原因：古代即有赤潮现象存在，《圣经》中就有关于赤潮的记载，达尔文也曾报道过智利外海发生的赤潮现象，但赤潮发生的确切原因至今尚未完全阐明。目前从理化环境变化分析初步认为，工业废水和生活污水倾注入海引起海水环境污染，沿海陆地化肥、农药广泛超量使用和近海网箱养殖业大力发展（向水域中投放大量饵料）引起海水中磷酸盐、无机氮等营养物质富集，铁、锰等元素浓度提高，促进藻类大量繁殖，从而成为赤潮现象的主要人为因素。此外，赤潮还与海水温度、气候，包括厄尔尼诺现象等自然条件的变化有关。一般赤潮多发生于雨量少、气温高、光照充足的 20℃～30℃的海域中。

（2）赤潮对人体健康的危害：赤潮对人体健康的威胁主要来自赤潮毒素。已知我国沿岸海域能引起赤潮的生物有 260 余种，其中能产生赤潮毒素的有 78 种。赤潮毒素多由引起赤潮的海洋藻类所分泌，鱼、虾、贝类摄入藻类后毒素即在体内蓄积，人若误食即可引起中毒。人类最常见的赤潮毒素中毒是食用牡蛎等贝类引起的，故习惯上称赤潮毒素为贝类毒素。目前已知的贝类毒素主要有以下三种。

① 腹泻性贝类毒素：引起我国 1998 年渤海湾大赤潮的倒卵形藻即产生这种贝毒。腹泻性贝毒中最主要的毒素是软海绵酸，它主要作用于人体的酶系统，为肿瘤促进剂。引起急性食物中毒的主要症状是恶心、呕吐、腹泻、寒战和腹绞痛等，极易与细菌性肠炎相混淆。尽管还没有对人类致死的报道，但在海洋毒素中腹泻性贝毒的分布范围最广，发病率也最高。其主要蓄积于贝类动物的肠腺内，此处含毒量约为可食肉部分的 10 倍。

② 麻痹性贝类毒素：麻痹性贝毒引起的主要症状是唇、舌、指端麻木，同时伴有头痛、头晕、无力，并可出现恶心、呕吐，进而麻痹，严重者还会引起心肌损害、呼吸中枢麻痹和心脏骤停而死亡。1987 年，美国北卡罗来纳州首次发生短裸甲藻赤潮，48 人进食染有麻痹性贝毒的牡蛎中毒。因进食量不多，故神经毒症状较轻，也无人死亡，但同时都伴有消化系统症状。

③ 亲肝性贝类毒素：主要毒素为微囊藻毒素，是一种亲肝性促癌剂，可引起肝细胞框架破坏，并可导致肝细胞坏死和肝内出血。一般引起急性中毒的剂量较大，往往超过自然界水体中的水平。亲肝性贝毒能抑制蛋白磷酸酶，相对增加蛋白激酶 C 的活力，成为强促癌剂。一些研究认为，厦门市同安地区肝癌高发可能与该地区饮用水中藻类污染造成亲肝性贝毒增高有密切关系。常规饮水消毒并不能完全消除饮用水中的亲肝性贝毒。

④ 其他影响：美国 1994 年曾报道赤潮毒素对人呼吸道黏膜有明显刺激作用，可引起成年人哮喘。荷兰学者通过动物实验证实，赤潮毒素可经皮肤和口腔黏膜快速渗透吸收。

(3) 赤潮的防治：目前人类对赤潮的发生尚难及时预报，科学治理方法仍然是以预防为主。我国赤潮多发区为辽宁、河北、山东沿海以及长江口、杭州湾、珠江口邻近海域。基本防治方法如下：

① 加强治理：加强监测、监视及预报研究；强化海洋排污的综合治理；严格控制抵岸货运船只排放压舱水，以防外来赤潮生物种类引入本地海域；利用细菌杀藻现象积极开展微生物防治赤潮的实验研究，并力争及早用于赤潮海域杀藻。目前比较安全可靠的方法是用甲醛和高锰酸钾溶液杀藻。

② 人体赤潮毒素中毒的防治：对赤潮发生后的死鱼、虾、贝类必须销毁或作为工业原料，不得食用；食用来自赤潮海域的贝类水产品前必须摘除贝类体内的肠腺，并冲洗干净；加强对赤潮海域水产品的贝毒检测和卫生监督。

③ 研究制定水产品中贝类毒素含量的安全标准；加强对作业人员的卫生宣传教育，尽量减少与赤潮水域藻类的直接接触；培训赤潮海域沿岸基层卫生工作人员，使其掌握贝毒中毒症状的识别，中毒患者的正确诊断、处理技能；积极开展对赤潮毒素的毒性、毒理及解毒方法的基础实验研究，力争早日有所突破。

二、有毒植物食物中毒

1. 毒蕈中毒

蕈类又称蘑菇，属于大型真菌。蕈类通常分为食用蕈、条件可食蕈和毒蕈。食用蕈在我国有300多种，有一定的营养价值，烹调后味道鲜美。条件食用蕈是通过加热、晒干等方法处理后可食用。毒蕈所占比例较小，有100多种，据资料记载可致人死亡的至少有10种，它们是褐鳞小伞、肉褐鳞小伞、白毒伞、褐柄白毒伞、毒伞、残托斑毒伞、毒粉稻蕈、秋生盔抱伞、包脚黑褶伞、鹿花蕈。其形态特点往往与食用蕈难区别，误食后可引起食物中毒。

（1）毒蕈中毒特点：毒蕈中毒多发生于气温高多雨的夏秋季节，以家庭散发为主，且常常是由于人们误食了采集的野生毒蕈而中毒。由于生长条件的差异，不同地区发现的毒蕈种类、大小、形态不同，所含毒素亦不一样。毒蕈的有毒成分较为复杂，据目前所知，毒蕈所含的毒素主要有毒蝇碱、毒伞肽、毒蕈溶血素和毒蕈阿托品等。一种毒蕈可能含有多种毒素，同一种毒素也可能存在于多种毒蕈之中。几种毒素成分同时存在时，有的互相协同，有的互相拮抗，因而症状较为复杂。毒蕈含有毒素的多少与生长地区、季节、饮食习惯、烹调方法有密切关系。

(2) 中毒表现：由于毒蕈中所含有毒成分，必然对人的机体造成损害，在临床可出现不同的中毒症状，目前，一般分为五种类型。

肝肾损害型：此型中毒最为严重，病情凶险，如不及时抢救，死亡率极高。主要有毒成分为毒肽类和毒伞肽类，存在于毒伞属蕈(如毒伞、白毒伞、鳞柄白毒伞)、褐鳞小伞蕈及秋生盔孢伞蕈。潜伏期一般较长，以24小时内发病较多见。也有的发病快，食后半小时内即可出现强烈的胃肠道症状，表现为恶心、呕吐、腹痛和腹泻等。以后为假愈期，数天内无明显症状，表面上似乎已经病愈，实际上正是侵害内脏器官的时期。随后即发生肝脏肿大或萎缩(肝细胞坏死和脂肪变性)，出现黄疸、心肌炎、皮下出血和肝性昏迷等。严重者可表现为烦躁不安、昏迷不醒，最后抽搐、休克甚至死亡。

胃肠毒素型：潜伏期为0.5～6小时，以剧烈恶心、呕吐、腹痛和剧烈腹泻为主，腹泻为水样便，每日可多达10余次，体温不升高。严重者腹部痉挛引起剧痛。病程短，经过适当对症处理可迅速恢复，预后良好，死亡率低。

神经精神型：此型在临床表现除有胃肠症状外，主要是精神兴奋或抑制、精神错乱等。潜伏期短，有流泪、流涎、多汗、脉搏缓慢、瞳孔缩小、出现幻觉等症状。病死率低，预后良好。

溶血毒素型：潜伏期2～24小时，一般为6～12小时。病初为恶心、呕吐、腹痛、腹泻等胃肠症状。3～4天后出现溶血性黄疸、肝脾肿大、肝区疼痛，少数病人出现血红蛋白尿。有的出现心律不齐、谵妄、抽搐或昏迷。有的出现痉挛、昏迷和呼吸衰竭，甚至引起死亡。

日光性皮炎型：引起该型中毒的毒蕈是胶陀螺（猪嘴蘑），潜伏期一般为24小时左右，开始多为颜面肌肉震颤，继之手指和脚趾疼痛，上肢和面部可出现皮疹。暴露于日光部位的皮肤可出现肿胀，指甲部剧痛、指甲根部出血，病人的嘴唇肿胀外翻，形似猪嘴。少有胃肠炎症状。

（3）预防措施：为了防止毒蕈中毒，应在野蕈生长的季节和地区广为宣传，以提高广大群众的识别能力。凡认识不清或未曾食用的蕈类不可食用。在野蕈收购、销售时要请有经验者进行检查。干燥后可以食用的蕈种，要明确规定其加工处理方法。如马鞍蕈要等到干燥2～3个星期以上才能出售。对于新鲜蘑菇，则需要先在沸水中煮沸5～7分钟，弃去汤汁后，方可食用。

2. 含氰苷类植物中毒

许多高等植物中含有氰苷，引起食物中毒的往往是杏、桃、李和枇杷等核仁和木薯。杏仁中含有苦杏仁苷，苦杏仁苷在苦杏仁中含量比甜杏仁高20～30倍；苦桃仁以及其他核仁中也含有氰苷。以苦杏仁引起的中毒最为多见，后果最为严重，此外还有苦桃仁、枇杷仁、李子仁、樱桃仁和木薯等。有毒成分氰苷，在酶或酸的作用下释放出氢氰酸。

（1）中毒表现：苦杏仁中毒潜伏期为半小时至数小时，一般为1～2小时。主要症状为口内苦涩、头晕、头痛、恶心、呕吐、心慌、脉频、四肢无力，继而出现不同程度的呼吸困难、胸闷，有时可闻到苦杏仁味。严重者意识不清、呼吸微弱、四肢冰冷、昏迷，常发出尖叫，继之意识丧失、瞳孔散大、对光反射消失、牙关紧闭、全身阵发性痉挛，最后因呼吸麻痹或心跳停止而死亡，也可引起周围神经症状。空腹、年幼及体弱者中毒症状重，病死率高。

（2）预防措施：加强宣传教育，不生吃各种苦味果仁，也不能食用炒过的苦杏仁。若食用果仁，必须用清水充分浸泡，再敞锅蒸煮,使氢氰酸挥发掉。不吃生木薯,食用时必须将木薯去皮,加水浸泡2天,再敞锅蒸煮后食用。

3. 四季豆中毒

四季豆种类很多,如豆角、芸豆、扁豆等。四季豆中毒是由所含皂素和植物血球凝集素所引起。皂素存在于豆荚外层,进入人体,对消化道黏膜有强烈的刺激作用,可引起局部充血、肿胀及出血性炎症,导致恶心、呕吐和腹痛、腹泻等胃肠道症状。皂素还可能破坏红细胞,引起溶血。另外,某些四季豆的种子中还含有一种叫做植物血球凝集素的物质,具有凝血作用。人若吃了贮存过久、炒不烂煮不透的四季豆,即有可能发生中毒。不过,四季豆中所含的这两种有毒物质都不耐热,只要将四季豆彻底加热熟透,这两种有毒物质即可被彻底破坏,尽管放心大胆吃,不必担心中毒。

4. 发芽马铃薯中毒

马铃薯中含有一种叫做龙葵素的物质。一次食入0.2～0.4 g龙葵素即可引起中毒。龙葵素对人的胃肠道黏膜有较强的刺激作用,对呼吸中枢有麻痹作用,对红细胞有溶血作用,并可以引起脑充血和水肿。

(1) 中毒表现:潜伏期为数十分钟至数小时,出现咽部、舌部麻痹,上腹部灼痛,恶心,呕吐,腹痛,腹泻等胃肠炎症状。可发生脱水、血压下降、瞳孔散大、耳鸣、呼吸困难等。严重者抽搐、意识丧失而导致死亡。急性龙葵素中毒若不及时救治,往往会引起严重后果。

(2) 预防措施:收获后的马铃薯应贮存在干燥阴凉处,防止发芽。发芽后应去皮,并将芽及芽眼周围挖掉,煮熟煮透。烹调时可加些醋,以破坏龙葵素。

5. 鲜黄花菜中毒

鲜黄花菜又名金针菜,是人们常用的一种蔬菜类。鲜黄花菜中含有秋水仙碱,秋水仙碱本身无毒,但在体内被氧化成二秋水仙碱。该物质有剧毒，对组织有刺激作用。在烹调时急炒加热不彻底，容易引起中毒。鲜黄花菜中毒潜伏期一般为0.5～4小时，主要为恶心、呕吐、腹痛、腹泻，还伴有头痛、头晕、口渴喉干等症状。在食用鲜黄花菜时，先用水浸泡或用开水热烫，捞出后再烹调。干黄花菜食用较安全。

第四节　化学性食物中毒

食用化学物质污染的食品所引起的食物中毒即为化学性食物中毒。

一、亚硝酸盐中毒

亚硝酸盐食物中毒系指食用了含硝酸盐及亚硝酸盐的蔬菜或误食亚硝酸盐后引起的一种高铁血红蛋白血症，也称肠源性青紫症。硝酸盐在自然界中分布很广，食物及饮水特别是蔬菜中常含有较多的硝酸盐。在一定的条件下，由于硝酸盐还原细菌生长，促使硝酸盐还原为亚硝酸盐。当食品中亚硝酸盐大量集聚后便可引起中毒。亚硝酸盐的中毒量为0.3～0.5 g，致死量为3 g。

1. 亚硝酸盐的来源

(1) 新鲜的叶菜类，如菠菜、芹菜、大白菜、小白菜、圆白菜、生菜、韭菜、甜菜、菜花、萝卜叶、灰菜、芥菜等，几乎不含亚硝酸盐，但含有较多的硝酸盐，能在肠道内硝酸盐还原菌的作用下转化为亚硝酸盐。新鲜蔬菜贮存过久，腐烂蔬菜及放置过久的煮熟蔬菜，亚硝酸盐的含量明显增高。

(2) 刚腌不久的蔬菜(暴腌菜)含有大量亚硝酸盐，尤其是加盐量少于12%、气温高于20℃的情况下，可使菜中亚硝酸盐含量增加，第7～8天达高峰，一般于腌后20天消失。

(3) 苦井水含较多的硝酸盐，当用该水煮粥或食物，再在不洁的锅内放置过夜后，则硝酸盐在细菌作用下可还原成亚硝酸盐。

(4) 食用蔬菜过多时，大量硝酸盐进入肠道，对于儿童胃肠功能紊乱、贫血、蛔虫症等消化功能欠佳者，其肠道内的细菌可将蔬菜中硝酸盐转化为亚硝酸盐，且在肠道内过多过快的形成以致来不及分解，结果大量亚硝酸盐进入血液导致中毒。

(5) 腌肉制品加入过量硝酸盐及亚硝酸盐，如香肠、咸肉等常用硝酸盐或亚硝酸盐作为发色剂，使肉呈红色。如果加入数量过多，食后可引起中毒。

(6) 误将亚硝酸盐当做食盐。

2. 中毒表现

食用大量青菜而引起的亚硝酸盐中毒，潜伏期一般为 1～2 小时，长者可达 20 余小时。中毒的表现为口唇部、指甲以及全身皮肤出现紫绀等组织缺氧特点，同时还有头晕、头痛、心率加速、烦躁不安、呼吸急促等症状。也伴有消化道症状。严重者还出现心律不齐或减慢、昏迷等，常死于呼吸衰竭。

3. 预防措施

(1) 保持蔬菜新鲜，禁食腐烂变质蔬菜。短时间不要进食大量含硝酸盐较多的蔬菜；勿食大量刚腌的菜。腌咸菜要腌透，至少要腌一个月以上再食用。

(2) 肉、鱼等食品加工中，硝酸盐和亚硝酸盐的用量应严格按国家卫生标准规定的使用范围和剂量添加。

(3) 不喝苦井水，不用苦井水煮饭、煮粥，尤其勿存放过夜。

(4) 妥善保管好亚硝酸盐，防止错把其当成食盐或碱而误食中毒。

二、有机磷农药中毒

有机磷农药是当前使用最广、品种最多的农药之一，其具有杀虫效率高、应用范围广、成本低、在植物内残留时间短、残留量较少的优点。有机磷农药遇碱易分解。但是，有机磷农药具有毒性，在生产和使用过程中如不注意防护，或者由于误食均可引起食物中毒。

1. 中毒原因

（1）水果、蔬菜等食品中的农药残留。

（2）误食用装过农药的容器、包装袋等盛放的食品。

（3）因农药保管不善、管理不严而误食。

2. 中毒症状

潜伏期 0.5～10 小时，中毒表现为头晕、头痛、腹痛、流涎、痉挛、呼气有大蒜味。重者惊厥、昏迷、肺水肿及呼吸突然停止而死。

3. 预防措施

（1）加强农药管理，必须专人、专库、专柜保管。喷药及拌种用的容器应专用。严禁农药与食物一起存放或装运。装运农药的车、船用后必须彻底洗刷消毒。

（2）不得用盛过有机磷农药的容器盛放食物。禁止食用因剧毒农药致死的各种畜禽。

（3）严格遵守农药使用的有关规定。严禁将刚喷过有机磷农药的水果、蔬菜等供应市场。

三、“TOCP”中毒

TOCP 学名为“磷酸三邻甲苯酯”，是一种无色无味的化学油状流体，主要用于塑料、橡胶、树脂、合成纤维、涂料工业，常被混入食品加工机械用的润滑油中，从而污染被加工的面粉和谷物。TOCP 属有机磷酸酯类化合物，是高残留有毒农药的同类物质，其中毒症状主要表现为弛缓或弛挛型瘫痪，因此 TOCP 又被称为致瘫剂。当人体摄入量达每千克体重 10～300 毫克剂量后，部分患者有短暂轻度的恶心、呕吐等消化道症状。多数患者经 1～2 周无症状期后，开始出现下肢无力和排肠肌疼痛，继之步行困难，可见肌无力、垂足、肌肉萎缩及感觉障碍等症状。严重者可出现下肢损伤。

1930 年和 1975 年，在美国和摩洛哥两国曾分别发生过万人以上的食源性致瘫剂——“TOCP”中毒的惊人事件。1990 年以来，我国也发生过数起食源性“TOCP”中毒，其中 1995 年在西安市未央区谭家乡发生的“TOCP”中毒造成 66 人致残。若治疗及时，服用 B 族维生素和按摩、理疗配合治疗，大多数患者可在 2 年内恢复肢体功能，但严重者可留下终身残疾。

四、甲醇中毒

近年来国内因饮用含甲醇的工业酒精加水兑制仿冒白酒造成中毒的事件时有发生，如 1996 年震惊全国的云南会泽假酒案，造成 36 人死亡、100 余人致伤；1998 年春节期间发生在山西省朔州、大同等地的假酒案危害地域涉及中国北方许多省市，有多人中毒乃至死亡。工业酒精的主要成分为乙醇，但因工业酒精是非食用化工原料，其中含有甲醇，严格禁止饮用。工业酒精 1 L 含甲醇为 0.08～0.2 g。甲醇是一种有毒的化学试剂，无色易燃、有酒精气味，常温下呈液体状态。可直接侵害人的机体，特别是侵害视神经，致使失明。甲醇在人体内氧化分解速度很慢，有蓄积作用；其在体内氧化产生的甲醛、甲酸的毒性分别比甲醇高 30 和 60 倍。据文献记载，正常人一次食用 4～10 g 纯甲醇可产生严重中毒，食入 7～8 g 可导致失明，食用 30～100 g 就会死亡。

中毒症状：最初为头痛、恶心、胃疼痛和视力模糊等，继之可发展到呼吸困难、呼吸中枢麻痹、发绀、昏迷，甚至死亡。全身状态已恢复者也常发生视力障碍，甚至失明。

预防措施：控制酒类中甲醇含量，经化验符合国家食品卫生标准规定，方可出售。严禁使用非食用酒精兑制配制酒。

第五节　毒米中毒

一、毒米的毒性及毒性成分

毒米是由过期储备米掺入矿物油加工制成的。矿物油是石油提炼过程中的副产品——烃类混合物的总称，其中所含的多环芳烃、苯并芘、荧光物质及硫和有害重金属等杂质对人体均有很强的致畸、致癌和致基因突变作用。白油又称白色油或液体石蜡，是由矿物油经脱蜡、脱沥青、吸附等工艺除去不饱和成分精炼而成的。目前国际上所指的矿物油多为该类白油(white mineral oil)。

据日本国立卫生研究所文献记载，如果长期连续摄入白油，可引起消化系统功能障碍和脂溶性维生素吸收障碍。一次性进食较大量含矿物油的食物后，可出现不同程度的腹部不适和腹泻，偶有恶心和呕吐。腹泻次数为每天 3～10 次不等，为黄色或棕黄色油状便，经常不经意流出(油)，难以自控。停止进食该类食物几天后可自愈。全身症状不明显，容易被忽视。另外，淘米可去除大部分“油”，除非掺入量大或一次进食量很大，一般不表现出急性中毒症状。

二、掺入矿物油的毒米的简易识别方法

(1) 用洗净的手插入米袋中，上下反复搅动 4～5 下，手上沾有米粉、糠皮等粉末的是正常米；手上不沾粉尘，而被蹭得光滑、油腻、发亮的可能是掺入矿物油的毒米。

(2) 成堆比较两种以上的大米时，各抓一把放在白纸上，若见六成以上米粒有露白头的是正常米；露白头的米粒很少或看不出有露白头的，可能是掺油米。

(3) 取两种以上比较完整的大米各 10 粒，观察大米芽胚根部

白色凹陷部分，若7粒以上为白色粉状、边缘清楚的是正常米；若仅3粒以下为白色，其余皆颜色暗淡、边缘不清或有黑黄色污点，则不是陈米就是掺油米。

(4) 做饭前用清水淘洗一下，淘米水混浊，3～5遍淘不净，仍有米糠、粉尘漂浮物以及气泡者为正常米；若仅淘1～2遍就干净了，不见混浊，不起气泡，搅米的手上有油腻感，可能是掺油米。

(5) 观察米粒。具备以下特征的可能是掺油米：米粒有光泽，纵向纹理不清晰，光线底下有反光；米粒呈青绿色，色泽暗淡，晶莹透明无粉末；米粒饱满，立体感强，横断面纹理清晰像玛瑙纹状；芽胚部白色成分少，凹陷处有暗黄色或淡黑色污点。

(6) 用鼻子闻一闻，如没有大米固有的气味，无味或略带油脂味，放得时间长了有哈喇味者，可能是掺油米。

凡符合以上特征3～4项者，就应怀疑可能为掺油米；符合5～6项者，可以肯定是掺油米。凡经简易识别法提示疑为毒米者，应送有关部门确认。

第六节　毒油中毒

一、毒油的种类及来源

(1) 氧化变质的酸败油。油脂的酸价、过氧化值均升高，同时生成具有挥发性的低分子醛、酮等物质，并产生哈喇味。来源主要有：① 从饮食残渣泔水中提取的油脂加工成的食用油。其油质量极差，过氧化值、酸价和水分含量都高。因为是反复使用的油，很不卫生，极易传播病菌。② 反复使用的煎炸油。油脂的黏度增大，色泽加深，过氧化值升高，并产生一些挥发物，饱和与不饱和的醛、酮和内酯等具有刺激性气味的物质。③ 贮存时间过长或贮存不当发生氧化酸败的油脂。

（2）毒猪油。用盛装过有机锡化合物的工业废桶盛猪油，导致猪油污染。

二、对人的毒害作用

（1）酸败油脂中毒。潜伏期 30 分钟至 12 小时，主要表现为胃部不适、恶心、呕吐.腹痛、腹泻、无力、头痛、发热、喉疼，病程 1～4 天，无死亡。酸败油脂中的过氧化脂质会诱发人体发生癌变（如胃癌和肝癌等）以及动脉粥样硬化、心脑血管疾病、脱发和老年性白内障等疾病。

（2）毒猪油中毒。以神经系统损害症状为主，主要表现为头昏、头痛、乏力，随着病程的进展而出现多语、记忆力减退、意识障碍、昏迷、抽搐等，严重者甚至死亡。

三、预防措施

不食用已酸败的油脂；油脂一定要在密封、避光和温度较低的条件下贮存，不要存放在铁、铜等容器中，以防止油脂酸败后产生的有害物质进入油脂；使用抗氧化剂等避免油脂氧化酸败。严禁使用有机锡污染的材料制作食品包装容器，更不允许回收盛装过有机锡的容器包装食品。

第七节　霉变食品食物中毒

霉变食品食物中毒是由于霉菌及其毒素污染食品而引起的。引起中毒的食品大多是粮谷类及其制品。食品被霉菌及毒素污染发生霉变，在外观上会出现生霉、变色、霉味等。其毒素耐热性很强，不易被烹调时的加热所破坏，食用后就会引起中毒。

一、霉变甘蔗中毒

霉变甘蔗中毒是食用了在不良条件下长期贮存而变质的甘蔗所引起的中毒。

1. 中毒特点

甘蔗在不良条件下，经过冬季的长期贮存，由于大量微生物的繁殖引起霉变；此外，在未完全成熟时即收割的甘蔗，因其含糖量较低，而更有利于霉菌生长繁殖产生霉变。变质甘蔗质软，外观色泽不好，有霉斑，剖面呈浅黄色或暗褐色，结构疏松，有酸霉味及酒糟味。从霉变甘蔗中分离出的产毒真菌是为甘蔗节菱孢霉，其产生毒素为3-硝基丙酸（3-NPA），主要损害中枢神经，是一种神经毒。长期贮藏的甘蔗是节菱孢霉发育、繁殖、产毒的良好培养基。因此我国北方霉变甘蔗中毒多发生在初春季节。

2. 中毒表现

霉变甘蔗中毒潜伏期较短，最短者仅10分钟，也有长达几小时者，一般潜伏期愈短，其症状愈严重。发病初期为一时性消化道功能紊乱，出现恶心，呕吐、腹痛与腹泻，有的大便为黑色。随后出现神经系统症状，如头晕、头痛、眼发黑出现复视。轻症者可恢复，重症者则出现眼球侧向凝视、抽搐，抽搐时四肢强直、屈曲、内旋，手呈鸡爪状，大小便失禁，牙关紧闭，瞳孔散大，口唇及面部紫绀、口吐白沫或呈去大脑强直状态。每日发作可多达数十次。每次发作可持续1～2分钟，随后可进入昏迷。体温初期可正常，几天后升高。患者常死于呼吸衰竭。幸存者则留下终生残疾。出现后遗症及病死率可达50%左右。后遗症主要为锥体外系神经损害，多见于昏迷时间超过1周，且急性期脑水肿严重的病例。

3. 预防措施

不吃霉变甘蔗。甘蔗必须于成熟后收割，收割后需防冻、防霉菌污染繁殖。贮存期不可过长，并定期对甘蔗进行感官检查，严禁出售已变质的霉变甘蔗。

二、霉变甘薯中毒

甘薯又名红薯、甜薯、地瓜等。由于贮存不好，在霉菌作用下使甘薯的表面出现黑褐色斑块、变苦、变硬等，称为甘薯黑斑病，食用后，可引起中毒。霉变甘薯的毒性成分为甘薯醇、甘薯宁、4-薯酶和1-薯醇等毒素，这些毒素在中性中很稳定，遇酸和碱都能被破坏。大都对肝、肺等脏器有毒害作用，主要引起肝脏病变和肺的非典型间质性肺炎，慢性病变可造成肾坏死。霉变甘薯中毒潜伏期数小时至24小时，病初为食欲降低、呼吸困难，有阵发性痉挛、心跳加快及胃肠炎症状。严重者神志不清、昏迷、瞳孔散大。体温升高，病的末期体温可降低。人患此病的很少见，但动物(如猪)发生此病报道较多。预防霉变甘薯中毒主要是做好甘薯贮藏工作，防止霉变。对已发生霉变的甘薯，应不再食用，也不可作饲料喂养动物。

第十三章 食品的加工卫生

在现代社会中，人类食品的绝大部分是经过各种形式的加工处理的。食品经过加工处理，改善了食品的色香味、增加了适口性，便于运输和保藏，保证了食品的食用安全；带来了一定的经济效益。但如果不能进行合理的食品加工，必然会造成某种程度的食品污染，使其营养价值和卫生质量下降，甚至造成食物中毒。常见的食品加工中有害物质的污染有有害金属污染、农药残留、过量或不合理使用食品添加剂以及容器包装材料污染食品。

第一节 食品加工中有害物的污染

一、金属污染食品的途径、危害和预防

自然环境中 80 余种金属元素可以通过食物和饮水摄入人体。进入人体的金属元素有些是人体生长代谢所必需，一般膳食情况下不致造成对机体的损害，但有些金属元素在较低摄入量的情况下对人体即可产生明显的毒性作用，如铅、镉、汞等，称为有毒元素。另外许多金属元素，甚至包括某些必需元素，如镉、锰、锌、铜等，若摄入过量也可对人体产生较大的毒性作用或潜在危害。

1. 有害金属污染食品的途径

(1) 某些地区特殊自然环境中的高本底含量。生物体内的元素含量与其所生存的大气、土壤和水环境中这些元素的含量成明显正相关关系。由于不同地区环境中元素分布的不均一性，可造成某些地区某种和某些金属元素的本底值相对高于或明显高于其他

地区，而是这些地区生产的食用动植物中有害金属元素含量较高。

（2）由于人为的环境污染而造成有毒有害金属元素对食品的污染。随着工农业生产的发展，使用的化学物，包括含有毒有害金属元素的物质日益增多，对环境造成的污染亦日趋严重，对食品可造成直接或间接的污染。

（3）食品加工、储存、运输和销售过程中使用或接触的机械、管道、容器，以及添加剂中含有的有毒有害金属元素导致食品的污染。

2. 影响金属毒物作用强度的因素

（1）金属元素的存在形式：以有机形式存在及水溶性较大的金属盐类，因消化道吸收较多，故毒性较大。

（2）机体的健康和营养状况以及食物中某些营养素的含量和平衡情况：尤其是蛋白质和某些维生素（如维生素 C）的营养水平对金属毒物的吸收和毒性有较大的影响。

（3）金属元素间或金属与非金属元素间的相互作用：如铁与铅竞争肠黏膜载体蛋白和其他相关的吸收及转运载体，铁可拮抗铅的吸收，锌可与镉竞争含锌的金属酶，故锌可拮抗镉的毒性。另一方面，某些有害金属元素间也可产生协同作用，如砷和镉的协同作用可造成对巯基酶的严重抑制而增加其毒性。

第二节　食品添加剂的过量使用

食品添加剂（food additives）是指为改善食品品质和色、香、味以及防腐和加工工艺的需要，加入食品中的化学合成或天然物质。其本身不一定有营养价值，使用的目的是：① 改善食品的感官性质，如香料、色素、人工甜味剂等；② 控制食品中微生物的繁殖，防止食品腐败，如防腐剂；③ 防止食品在保管过程中变色、变味，如抗氧化剂；④ 满足食品加工中某些工艺过程的需要，如漂白剂、增稠剂、品质改良剂等。这些食品添加剂，广泛存在于各类成型或非成型食品中，一旦食入过多，将对人体产生危害。

据统计，国际上目前使用的食品添加剂种类已达 14 000 多种，其中，直接使用的 4 000 余种，香精、香料占 80%左右。由于各国和联合国所规定的食品添加剂的含义不同，故容许的种类也不同，FAO/WHO 已公布的约 700 种，美国为 2 700 多种，欧共体为 400 余种，日本 350 多种。我国 GB2760—1996 规定的为 1 460 种，其中香料有 936 种。

一、食品添加剂的分类

食品添加剂按其来源、功能和安全性评价可划分为不同的种类。按来源分为天然食品添加剂和人工合成食品添加剂。前者主要由动植物提取制得，也有一些来自微生物的代谢产物或矿物。后者则是通过化学合成的方法制得，其中，可分为一般化学合成与人工合成的天然等同物，如天然等同香料、天然等同色素。按功能来区分食品添加剂可有很多类别，各国亦有不同。如美国《食品药品和化妆品法》将其分为 32 类，以后又分为 45 类；联合国 FAO/WHO 于 1984 年曾将其细分为 95 类，而 1994 年则将其分为 40 类；日本分为 25 类。我国 1990 年颁布的《食品添加剂分类和代码》，按主要功能的不同，其分类和代码分别为：酸度调节剂(01)、抗结剂(02)、消泡剂(03)、抗氧化剂(04)、漂白剂(05)、膨松剂(06)、胶姆糖基础剂(07)、着色剂(08)、护色剂(09)、乳化剂(10)、酶制剂(11)、增味剂(12)、面粉处理剂(13)、被膜剂(14)、水分保持剂(15)、营养强化剂(16)、防腐剂(17)、稳定和凝固剂(18)、甜味剂(19)、增稠剂(20)、其他(00)共 21 类，另有食用香料、加工助剂。

二、食品添加剂的使用要求

(1) 经过食品安全性毒理学评价证明在使用限量内长期使用

对人体安全无害。

(2) 不影响食品的感官理化性质，对食品营养成分不应有破坏作用。

(3) 食品添加剂应有严格的卫生标准，并经中华人民共和国卫生部正式批准、公布。

(4) 食品添加剂在达到一定使用目的后，经加工、烹调或贮存时，能被破坏或排除。

(5) 不得使用食品添加剂掩盖食品的缺陷或作为伪造的手段。不得使用非定点生产厂、无生产许可证及污染或变质的食品添加剂。

三、常见的食品添加剂

1. 抗氧化剂(antioxidant)

抗氧化剂系指能防止食品成分因氧化而导致变质的一类添加剂。我国允许使用的抗氧化剂品种有丁基羟基茴香醚(butylated hydroxyanisole，BHA)、二丁基羟基甲苯(butylated hydroxytolene，BHT)、没食子酸丙酯(propyl gallate，PG)等。抗氧化剂主要应用于防止油脂及富脂食品的氧化酸败，脂肪氧化也是动脉粥样硬化等病因的研究重点。特丁基对苯二酚(tertiary buty lhydroquinonoe，TBHQ)是较新的一种酚类抗氧化剂，对多数植物油有更为有效的抗氧化稳定性。

由于近年来人们对化学合成品的疑虑，随之而来的便是对天然抗氧化剂的重视，一种由微生物发酵制成的异抗坏血酸的用量有了较大提高，可用于蔬菜、水果、罐头、果酱等。茶多酚是近年来开发的天然抗氧化剂，其抗氧化活性比维生素 E 高 20 倍，并具有一定的抑菌作用。

2. 防腐剂(preservative)

防腐剂是指为防止食品腐败、变质、延长食品保质期、抑制食品中微生物繁殖的物质。防腐剂可分为酸型防腐剂、酯型防腐剂和生物防腐剂等。

(1) 苯甲酸(benzoic acid)及其钠盐。苯甲酸别名安息香酸，属酸性防腐剂。由于其在水中溶解度较低，故多使用其钠盐。在酸性环境中苯甲酸对多种微生物有明显的抑制作用，但对产酸菌作用较弱，pH 为 5.5 以上时，对很多霉菌和酵母的效果也较差，其抑菌作用的最适宜 pH 为 2.5～4.0，一般 pH 以 4.5～5.0 为宜。其抑菌机制是它的分子能抑制微生物呼吸酶系统的活性，特别对乙酰辅酶 A 缩合反应具有较强的抑制作用。苯甲酸进入机体后，在生物转化过程中与甘氨酸结合形成马尿酸或与葡萄糖醛酸结合形成葡萄糖苷酸，并由尿排出体外。我国允许用于酱油、酱菜、面酱、水果汁、琼脂软糖、汽水、蜜饯等食品中。人体每日容许摄入量(ADI)为 0～5 mg/(kg・bw)(以苯甲酸计)。

(2) 山梨酸(sorbic acid)及其盐类。山梨酸别名为花楸酸，属酸性防腐剂。由于其在水中溶解度较低，故多用其钾盐，是近年来各国普遍使用的一种较安全的防腐剂。山梨酸抗菌力强，当溶液 pH＜4 时，抑菌活性强，而 pH＞6 时，抑菌活性降低。能抑制细菌、霉菌和酵母的生长，防腐效果好。山梨酸分子能与微生物系统中的巯基结合，从而破坏酶的活性，达到抑菌的目的。但对食品风味无不良影响。由于山梨酸是一种不饱和脂肪酸，可参与体内正常代谢并被同化而产生 CO_2 和水，对人体无害。人体的 ADI 为 0～25 mg/(kg・bw)(以山梨酸计)。

(3) 丙酸及其盐类。属酸性防腐剂，主要用于面包、糕点类食品，其解离常数较低，对 pH 较高的面包制品有较好的抑霉作用。能对引起面包黏丝状物质的需气性芽孢杆菌有抑制作用，但对酵母无效，故不影响面包的正常发酵。

(4) 对羟基苯甲酸酯类。该类包括对羟基苯甲酸乙酯、对羟基苯甲酸丙酯和对羟基苯甲酸丁酯等，属酯型防腐剂。对羟基苯甲酸酯类是苯甲酸的衍生物，对霉菌及酵母有广泛的抑菌作用，其作用是抑制微生物细胞呼吸酶与电子传递酶系的活性，破坏微生物的细胞膜结构，抑菌能力随烷基链的增长而增强，对细菌特别是革兰氏阴性杆菌和乳酸菌的作用较弱。对羟基苯甲酸酯的毒性低于苯甲酸，高于山梨酸。我国目前仅限用对羟基苯甲酸乙酯和对羟基苯甲酸丙酯，人体的ADI为0～10 mg/(kg·bw)(指对羟基苯甲酸的甲、乙、丙酯的和)。

(5) 乳酸链球菌素(nisin)。属生物性防腐剂，是乳酸链球菌属微生物的代谢产物，可用乳酸链球菌发酵提取制得。该品对肉毒杆菌等厌氧芽孢杆菌及嗜热脂肪芽孢杆菌有很强的抑菌作用，但对霉菌和酵母的影响很弱，且需在酸性条件下方能保证其稳定，一般用于乳制品、罐装食品、植物蛋白食品的防腐。乳酸链球菌素的优点是能在人的消化道中被蛋白水解酶所降解，是一种比较安全的防腐剂，并不会改变肠道正常菌群。ADI值为0～33 000 IU/(kg·bw)。

(6) 双乙酸钠(sodium diacetate)。它既是一种防腐剂，又是一种螯合剂。对谷类及豆类制品有防止霉菌繁殖的作用。ADI值为0～15 mg/(kg·bw)。

(7) 仲丁胺(sec-butylamine)。本品只在水果、蔬菜贮藏期防腐使用。市售的保鲜剂如克霉灵、保果灵等均是以仲丁胺为主要有效成分的制剂。

3. 护色剂(colour fixative)

护色剂又称发色剂，是指在食品加工过程中，添加适量的化学物质与食品中的某些成分作用，而使制品呈现良好色泽的物质。在肉类及其制品加工过程中我国规定允许添加硝酸钠(钾)与亚硝酸钠(钾)，它们可以使肉色鲜红，其机制是原料肉的红色是由肌红蛋白(Mb)及血红蛋白(Hb)所呈现的一种感官性状，由于肉的部位不同与家畜品种的差异，其含量不同。一般来讲，肌红蛋白是表现肉颜色的主要成分，新鲜肉中还原型肌红蛋白不稳定易被氧化，其中的铁离子由二价被氧化为三价，变成高铁肌红蛋白，色泽变褐。为了使肉制品呈鲜艳的红色，在加工过程中常适量加入硝酸盐和亚硝酸盐。硝酸盐在亚硝酸基化菌的作用下变成亚硝酸盐，亚硝酸盐与肌肉中的乳酸作用，产生游离的亚硝酸。亚硝酸不稳定，尤其是在加热时分解产生 NO，NO 与肌红蛋白结合形成稳定的亚硝基肌红蛋白（MbNO）。MbNO 是一种红色化合物，赋予肉制品以鲜红的颜色。

亚硝酸盐在肉制品中除了护色作用外，对抑制微生物的增殖也有一定的作用，其效果受 pH 的影响，当 pH 为 6 时，添加 0.1～0.2 g/kg，对细菌有显著的抑制作用；pH 为 6.5 时，作用降低；pH 为 7 时，则完全不起作用。亚硝酸盐对肉毒梭状芽孢杆菌也有特殊抑制作用。由于亚硝酸盐可使血红蛋白变成高铁血红蛋白，使血红蛋白失去携氧能力，引起肠源性青紫症；又由于亚硝酸盐也是形成亚硝胺的前体物，亚硝胺的致癌性值得注意。因此，在使用护色剂时应注意：在保证发色的条件下，严格把握添加量；我国规定硝酸钠（钾）和亚硝酸钠只能用于肉类罐头及其制品，最大使用量分别为 0.5 g/kg 及 0.15 g/kg；亚硝酸钠的残留量：肉类罐头不得超过 0.05 g/kg，肉制品不得超过 0.03 g/kg。

4. 着色剂（colour）

着色剂又称色素，是使食品着色后提高其感官性状的一类食品添加剂，可分为天然食用色素和合成食用色素两大类。前者一般较为安全，后者有些相对具有一定毒性，但由于其成本低廉、色泽鲜艳、着色力强、色调多样，仍被广泛应用。

（1）食用天然色素。食用天然色素大多是来自天然物的可食资源，利用一定的加工方法所获得的有机着色剂。品种较多，多是由植物组织中提取或动物和微生物的一些色素。食用安全性比人工合成色素高，近年来发展较快，各国允许使用的品种和用量均有不断增加。国际上已开发的天然色素达百余种，我国年总产量达10 000吨左右，其中焦糖色素 6 000 多吨，其次为红曲红、辣椒红、栀子黄、叶绿素及其衍生物、姜黄、红花黄、高粱红、紫胶红和可可壳色素等。

（2）食用合成色素。食用合成色素主要指用人工合成方法所制得的有机色素。目前，我国许可使用的食用合成色素有苋菜红、胭脂红、赤鲜红、新红、柠檬黄、日落黄、亮蓝、靛蓝和它们各自的铝色淀（指由水溶性色素沉淀在许可使用的不溶性基质上所制备的特殊着色剂），以及合成的 β-胡萝卜素、叶绿素铜钠和二氧化钛。许多合成色素除本身或其代谢产物具有毒性外，在生产过程中还可能混入有害金属或由毒的中间产物，因此，对食用合成色素应严格管理。有关食用合成色素 ADI（mg/（kg · bw））值如下：苋菜红及其铝色淀 0～0.5；新红及其铝色淀 0～0.1；胭脂红及其铝色淀 0～4；柠檬黄及其铝色淀 0～7.5；日落黄及其铝色淀 0～2.5；亮蓝及其铝色淀 0～12.5；靛蓝及其铝色淀 0～5；叶绿素铜钠盐0～15；合成β-胡萝卜素 0～5。

5. 漂白剂（bleaching agent）

漂白剂指能破坏或抑制食品中所含有的呈色组分成为无色的一类物质，可使食品免于褐变并提高食品质量，分为氧化型和还原型两类。

氧化型漂白剂是通过本身强烈的氧化作用使着色物质被氧化破坏，从而达到漂白的目的。主要用于面粉处理漂白，如过氧化苯甲酰，其用途及用量均有限制。

还原型漂白剂，大都属于亚硫酸及其盐类化合物，如焦亚硫酸钾（或钠）、亚硫酸钠、低亚硫酸钠、硫磺等。它们通过其所产生的二氧化硫的还原作用而使物质褪色。该类化合物不适用于动物性食品，以免产生不愉快气味。ADI 值为 0～0.7 mg/（kg · bw）。

6. 甜味剂(sweetener)

甜味剂是指赋予食品甜味的食品添加剂。按其来源甜味剂可分为天然甜味剂和人工合成甜味剂;以其营养价值分为营养性和非营养性甜味剂。天然提取甜味剂有木糖醇、山梨糖醇、甘露糖醇、乳糖醇、麦芽糖醇、异麦芽醇等,非糖类包括甜菊糖甙、甘草、奇异果素、罗汉果素等,人工合成甜味剂有糖精、环己基氨基磺酸钠、阿斯巴甜、阿力甜等,蔗糖衍生物有三氯蔗糖、异麦芽酮糖醇(又称帕拉金糖)等。

(1) 糖精(saccharin)。是世界各国广泛使用的人工合成甜味剂,甜度相当于蔗糖的300~500倍,由于其溶解度低,常使用其钠盐(糖精钠)。糖精在体内不能被利用,大部分从尿中排出,无营养价值。因其价格低,应用较为普遍,安全性是人们普遍关注的问题。对于人的毒性及其与膀胱癌的关系目前尚无定论。ADI值为0~5 mg/(kg·bw)。

(2) 甜蜜素(sodium cyclamates)。又称环己基氨基磺酸钠,ADI值为0~11 mg/(kg·bw)。

(3) 阿斯巴糖(aspartame)。又称天门冬酰苯丙氨酸甲酯,本品甜度高,味感接近于蔗糖。我国规定除罐头食品外,可用于各类食品,其用量按生产需要适量使用。ADI为0~40 mg/(kg·bw),但对患有苯丙酮酸尿症者不能应用,需在食品的标签上标明苯丙氨酸的含量。

(4) 帕拉金糖(palatinose)和三氯蔗糖(sucralose)。帕拉金糖又称异麦芽酮糖醇。二者均是与蔗糖非常接近的高质量的甜味剂,前者ADI不作特殊规定,对用量不作限制性规定。后者ADI为0~15 mg/(kg·bw)。

(5) 糖醇类甜味剂。品种很多,由于它们不影响血糖值升高,不产酸,故常用做糖尿病、肥胖患者的甜味剂和具有防龋齿作用。该类物质多数具有一定吸水性,对改善脱水食品复水性、控制结晶、降低水分活性有一定作用。使用较多的有木糖醇，在大量使用时具有缓泻作用，有的还有腹胀、产气作用。木糖醇、麦芽糖醇、山梨糖醇及乳糖醇 ADI 值均不作特殊规定。

（6）甘草。甘草、甘草甜素及其衍生物是天然甜味剂，甜度约为蔗糖的 200 倍，安全，可按生产需要量使用。

第三节　加工烹调过程中产生的有害物质

一、加热过度引起的油脂劣变

食品在煎、炸、炒等烹饪时，需将油熬热以驱除油脂中一些有异味的物质。在日常生活中，加热油脂一般不超过 180℃～200℃。在此温度下，油脂不致出现过热劣变产物；但在特殊情况下，局部油温可超过 200℃，此时油脂会出现有害的热聚合物。

所谓热聚合物，指的是在 200℃～300℃的高温下，脂肪酸聚合成环状物。这种聚合可以是同一分子甘油酯中的脂肪酸聚合或一个分子甘油酯中的脂肪酸与另一个分子甘油酯中的脂肪酸相互聚合。聚合物对机体的有害作用目前主要是环状单聚体对机体的影响，如肝脏毒性；生殖毒性；降低营养素的吸收，降低营养价值；减低体重，影响食欲等。

防止高温加热引起的油脂劣变应注意：控制油温，使保持在 180℃～200℃之间；煎炸用油加热时间不宜过长，尽量减少反复使用煎炸油的次数。

二、加热过度引起的蛋白质劣变

蛋白质过度加热与一般加热不同。一般加热时，蛋白质分子的内部由于获得热量，发生变性、凝固等，在体内消化道内容易接受蛋白质分解酶的作用，提高消化率。蛋白质在过度加热时，产生的劣变产物主要是杂环胺，多属于氨基咪唑喹啉或氨基咪唑喹噁啉。在哺乳动物体内，这些杂环类化合物被代谢酶转化为杂环羟胺。有些N-杂环羟胺的衍生物本身可与DNA分子形成复合物而干扰DNA自身复制。还有些羟胺的酰化或硫酸酯化物是终末致癌物质。

杂环胺化合物的产生与烹调方式有关，烧焦、烤煳的肉、鱼等富含蛋白质的食物容易产生杂环胺。一般情况下，蒸或煮食物时，温度不会超过200℃，煎或炒时有可能超过200℃并引起食物焦煳，应注意油温。

为了防止杂环胺的产生，在烹调食物的过程中应避免食物与明火直接接触，或在灼热的金属表面局部过热处理。采用煎炸法烹调富含蛋白质的食物时，如肉类和鱼类宜将食物外层挂上淀粉，以防止食物焦煳。

第四节　转基因食品

一、转基因食品的定义

转基因食品(genemodifiedfood，GM Food)又称基因改性食品，系指利用基因工程技术改变基因组构成的动物、植物和微生物生产的食品和食品添加剂。从狭义上说，是利用分子生物学技术，将某些生物(包括动物、植物及微生物)的一种或几种外源性基因转移到其他的生物物种中去，从而改造生物的遗传物质使其具有产量高、营养丰富和抗病能力强的优势。

二、转基因食品的分类

(一) 按生物种类分

1. 植物性食物

主要培育延缓成熟、耐极端环境、抗虫害、抗病毒、抗枯萎等性能的作物，提高生存能力；培育不同脂肪酸组成的油料作物、多蛋白的粮食作物等以提高作物的营养成分。目前国内外已研究开发并商品化生产的主要转基因植物品种有：大豆、玉米、水稻、马铃薯、番茄、甜瓜、西葫芦、香石竹、棉花（棉籽）、胡萝卜、向日葵、油菜、苜蓿、亚麻、甜菜、甜椒、辣椒、矮牵牛、番木瓜、芹菜、荷花、黄瓜、大白菜、莴苣、豇豆、裸大麦、烟草及藻类（如蓝藻、硅藻、海带）等。

2. 动物性食物

转基因在动物的生产中主要以提高动物的生长速度、瘦肉率、饲料转化率，增加动物的产奶量和改善奶的组成成分为主要目标。目前国内外研究开发并商品化生产的主要转基因动物品种有牛、猪、羊、兔、家禽等，转基因水生动物有鲤、鲫、罗非鱼、泥鳅、金鱼、虹鳟、鲶、鲑等，以及转基因昆虫等。

3. 微生物

改造有益微生物，生产食用酶，提高酶产量和活性。目前国内外研究开发并商品化生产的主要转基因微生物品种有转基因酵母、食品发酵用酶等。

（二）按功能分

1. 增产型

农作物增产与其生长分化、肥料、抗逆、抗虫害等因素密切相关，通过转移或修饰相关的基因可以达到增产效果。

2. 控熟型

通过转移或修饰与控制成熟期有关的基因使转基因生物的成熟期延迟或提前，以适应市场需求。最典型的例子是成熟速度慢，不易腐烂，易贮存。

3. 高营养型

许多粮食作物缺少人体必需的氨基酸，为了改变这种状况，可以从改造种子贮藏蛋白质基因入手，使其表达的蛋白质具有合理的氨基酸组成。现已培育成功的有转基因玉米、马铃薯和菜豆等。

4. 保健型

通过转移病原体抗原基因或毒素基因至粮食作物、果树及动物中，使其产生相应的抗体。食用此类食品，相当于在补充营养的同时服用了疫苗，能起到预防疫病的作用。

5. 新品种型

通过不同品种的基因重组形成新品种，此类转基因食品在品质、口味、色泽、香气方面具有新的特点。

6. 加工型

以转基因产物做原料，按照食品工业各类食品的加工工艺加工制成。花样最为繁多。

三、转基因食品的安全性

到目前为止，转基因食品在推出市场前都没有经过长期的安全评估，人类长期食用是否安全仍然成疑。世界粮农组织、世界卫生组织及经济合作组织等这些国际权威机构都表示，到现在为止还没有足够的科学手段去评估转基因生物及食品的风险。

目前关于转基因食品安全性主要存在以下几方面的争议：

1. 转基因食品引起食物过敏的可能性

转基因酵母、食品发酵用酶、食品植物中所引入的蛋白质，有可能引起食品过敏，特别是儿童和过敏体质的成年人。

2. 标记基因的传递(marker gene transfer)可能引起的抗生素耐性

在某些情况下抗药性标记基因有可能传递给人畜肠道微生物，从而影响口服抗生素的药效。

3. 影响人肠道的微生态环境

转基因酵母、食品发酵用酶、食品中的标记基因有可能传递给人肠道正常微生物群，通过菌群影响消化道的正常消化功能。

4. 含有天然毒素或含量增高

如芥酸、黄豆毒素、番茄毒素、棉酚、龙葵素、甾醇、酪胺、组胺等。

四、转基因食品的卫生管理

我国将转基因食品归类于新资源食品，并于 1990 年由卫生部颁布了《新资源食品卫生管理办法》。有关管理条例对我国基因工程技术的管理要求为：

1. 促进我国基因工程技术发展的同时，有效防范对人类健康和生态环境可能造成的危害。

2. 管理条例为行政性法规，要有可操作性，并与我国现行的有关法规相衔接，与我国现行管理体系相适应。

3. 有关控制性规定应根据实际情况科学对待，宽严适度。

4. 审批程序和评价系统要有明确的原则性规定。

2001 年 5 月国务院发布了《农业转基因生物安全管理条例》。该条例规定在中华人民共和国境内销售列入农业转基因生物目录的农业转基因生物，应当有明显的标识。列入农业转基因生物目录的农业转基因生物，由生产、分装单位和个人负责标识；未标识的不得销售。

第十四章　食品加工过程中营养素的损失

生的食品经过加工烹调，可以杀菌消毒、增加食物的感官性状和滋味、香味，促进食欲，提高食物的消化率，增强和保障人体的健康。但是，加工烹调的方法不当，可致营养素大量破坏和丢失，减低食用价值，因此采用合理的加工烹调方法尤为重要。

第一节　烹调的目的和作用

一、烹调的目的

(1) 消毒杀菌。即消灭可能存在的有害微生物和寄生虫卵。生的食物一般都不同程度的带有病菌和寄生虫，吃了容易引起各种疾病。经过烹调处理，温度达到 100℃以上，能把细菌和寄生虫杀死，起到杀菌消毒的作用。加热杀菌的效果取决于加热方法、食品被污染的程度、食品体积的大小等。一般盖锅煮沸的肉块可使其深部的温度提高，增加灭菌效果。不同的细菌对高温的抵抗力有一定的差异，如肉块深部温度达 75℃时，经 2～3 分钟可杀灭猪霍乱沙门氏菌，经 8～10 分钟，可杀灭都柏林沙门氏菌；肉块深部温度达 80℃时，经 10 分钟，才能杀灭鼠伤寒沙门氏菌。一般肠道致病菌需要在 80℃～100℃甚至更高的温度才能杀死。肉、鱼等原料都是热的不良导体，如肉块太大，尽管加热时间很长，表面温度很高，内部温度仍然很低，深藏在里边的细菌往往不会全部杀死。所以，要控制时间、切块不宜太大，以保证彻底杀死细菌和寄生虫。

(2) 促进营养成分的消化吸收，提高营养素的利用率。食物经过烹调，组织变软，便于咀嚼，促进营养成分的消化吸收。例如，加热后蛋白质的水解和凝固，部分蛋白质溶解在汤里，形成胶蛋白；部分淀粉变成糊精，脂肪被分解，细胞膜的破坏和溶解等。这些变化相当于食物在体外进行一次初步消化。另外，不同的加工和烹调方法，对消化吸收也有影响，如整粒煮熟大豆的消化率为65%，而加工成豆浆后可提高到85%，豆腐的消化率为92%～96%。

(3) 增进食欲。食物经过烹调后，通过食品本身的理化变化或加入调味品，改善食物的感官性状，可使颜色诱人，形式多样，清洁美观；并可形成醇、酯、酸等物质散发出诱人的香气，能调制出各种味道，可提高就餐者的食欲。

二、烹调的作用

(1) 去除异味。有些食品原料，如牛、羊肉和鱼类往往有较重的膻腥气味，而肉类的油腻较重。通过烹调，首先加热可除去一部分异味，其次借助于调味品，配合葱、姜、蒜、酒、醋、盐、糖和香料等可起到去除腥腻的作用。

(2) 丰富菜肴的颜色。菜肴的颜色可提高就餐者的食欲，适当应用调味品可改变菜肴的色泽，如用酱油或酱来调味，使菜肴色泽红艳，红腐乳汁、番茄酱可使菜肴呈玫瑰色，红糟可使菜肴呈红色，咖喱可使菜肴呈淡黄色。

(3) 增减滋味。通过烹调，可调整各种食物原料的固有口味。如在烹制豆腐、粉皮、土豆时适当加些葱、姜、糖、醋、酱油等调味品或鲜汤，或搭配鱼、肉等可增加滋味；鱼翅、海参、燕窝等与鸡汤或其他鲜汤一同烹制，可使鲜味浸入，增加其滋味。

第二节　食品加工过程中营养素的损失及合理加工烹调

一、谷类在加工过程中营养素的损失

谷类通过加工，去除杂质和谷皮从而改善了谷类的感官性状，有利于消化吸收。由于谷类的营养素分布不均匀，除淀粉主要分布在胚乳外，蛋白质、脂肪、维生素和矿物质则多分布在谷皮、糊粉层和胚芽组织。加工精度越高，糊粉层和胚芽损失越多，其营养素损失亦越大，尤其是B族维生素。目前，市售的大米和小麦粉主要是精白米和精白粉、标准米和标准粉。前两者加工精度高，出粉率低，即100 kg去壳的糙米和小麦分别加工成88 kg左右大米和70 kg左右面粉，其感官性状好、消化吸收率高，但营养素损失较多；后两者是我国20世纪50年代初规定的加工精度，即100 kg去壳的糙米和小麦分别加工成95 kg左右大米和85 kg面粉，虽然感官性状较差，但却保留了较多的B族维生素、纤维素和矿物质，在节约粮食和预防某些营养缺乏病方面收到了良好效益。所以，以大米或面粉为主食的地区应以标准米和标准粉为主，提倡粗细粮混食等方法来克服精白米、面的营养缺陷。

大米因加工过程中卫生条件不严格，包装简陋，易受沙石、谷皮和尘土的污染。烹调前，习惯上将米淘洗2～3次，甚至更多。研究发现，经淘洗后营养素有不同程度的损失，如维生素B_1可损失30%～60%，维生素B_2和尼克酸损失20%～25%。搓洗次数愈多、浸泡时间愈长、水温愈高，营养素的损失愈多。

不同的烹调方式对营养素损失的程度不同，主要是对B族维生素的影响，因蛋白质和矿物质在烹调中损失不大。如用碗蒸的方式制作米饭，维生素B_1损失38%，尼克酸损失70%；但用捞蒸

的方法，维生素 B_1 损失 67%，尼克酸损失 76%；米饭在电饭煲中保温，随时间延长，维生素 B_1 损失所余部分的 50%～90%。为了减少营养素的损失，制作米饭时应减少搓洗次数，一般不超过 3 次，但对于品质不好的米，例如轻度发霉，则应增加淘洗次数。因有些霉菌污染了食品后，在适宜条件下可生长繁殖产生毒素，特别是黄曲霉毒素可引起肿瘤，在这种情况下，应把除霉菌毒素放在第一位。

用米煮粥不宜加碱，以免破坏维生素 B_1 和 B_2。

制作面制品时，用水和成面团对营养素无损失，但随烹调方法的不同，而有不同的损失。如用标准粉烙饼，维生素 B_1 损失 21%，维生素 B_2 损失 14%；制作油条时，因面团中加碱、矾，经高温油炸后维生素 B_1 完全被破坏，维生素 B_2 损失 50%，尼克酸损失 48%。用面粉制作面筋时，如洗出的淀粉水不用，则水溶性物质就有损失。煮面条、水饺时，部分水溶性维生素溶于汤中，所以，应喝面汤。发酵面团时加碱或小苏打，可使维生素 B_1 和 B_2 遭受损失，用鲜酵母发酵的面团对 B 族维生素则无损失。

谷类在适宜条件下，可贮存较长时间。但当水分含量高、环境相对湿度增大、温度升高时，谷粒内酶的活性变大，呼吸作用增强，使谷粒发热，促进霉菌生长，引起蛋白质、脂肪、碳水化合物分解产物积聚，酸度增加，发生霉变，失去食用价值。所以，谷类应贮存在避光、通风、干燥和阴凉的环境。

二、蔬菜、水果加工过程中营养素的损失

根据蔬菜水果的营养特点，加工烹调中容易损失的营养素主要是水溶性维生素和无机盐，尤其是维生素 C。蔬菜的切洗方法不当，如先切后洗，蔬菜中的维生素可通过刀口溶解到水里而受到损失；菜切得越碎、冲洗的次数越多或用水浸泡的时间越长，维生素损失越多。蔬菜中的维生素 C 可通过切口与空气的接触而被

氧化破坏，切得越碎、放置时间越长，损失越多。蔬菜做好后如不能立即食用，放置时间过久，也能使维生素C被氧化破坏。表14-2-1为白菜烹调前用不同方法处理后维生素C的损失率。

表14-2-1 白菜烹调前不同方法处理后维生素C的损失率

处理方法	含量(mg/100 g)	每100 g损失量(mg)	损失率(%)
先洗后切、立即测定	26.54	…	…
切后放置2小时	25.91	0.63	2.4
切后冲洗2分钟	24.2	2.34	8.4
切后浸泡15分钟	21.80	4.74	14.1
切后浸泡30分钟	20.23	6.31	23.8
切后烫2分钟不挤汁	14.58	11.96	45.1
切后烫2分钟挤汁	6.07	20.47	77.1

不适当的加热也使维生素受到损失，加热的温度越高、时间越长，损失越多。维生素C在80℃以上的条件下，快速烹调损失较少。见表14-2-2。

表14-2-2 白菜烹调后维生素C的损失率

烹调方法	含量(mg/100 g)	每100 g损失量(mg)	损失率(%)
先洗后切、立即测定	26.54	…	…
急炒3分钟	25.12	1.42	5.3
急炒8分钟	24.90	1.54	6.2
炒3分钟煮10分钟	23.54	3.00	11.30

使用合理的加工烹调方法，即先洗后切、急火快炒、现做现吃是保证蔬菜中维生素的有效措施。为了减少蔬菜中维生素C的损失和破坏，烹调时可加少量淀粉。

在食用食用菌类时，应注意防止有毒菌的食物中毒。食用海带时，因海带含砷较高，应注意用水洗泡。

水果大都以生食为主，不受烹调加工的影响，但在加工成制品时，如干果、果脯、罐头食品等，维生素将有不同程度的损失。

三、畜、禽肉及鱼类加工过程中营养素的损失

畜、禽肉及鱼类食品在烹调加工过程中，蛋白质含量的变化不大，且经烹调后有利于其消化吸收。无机盐和维生素用炖、煮的方法时，损失不大；在高温制作过程中，B族维生素损失较多。如猪肉切丝用炒的方法，维生素 B_1 可保存87%；用蒸肉丸方式，维生素 B_1 可保存53%；用清炖猪肉方式即用大火煮沸后再用小火煨30分钟，维生素 B_1 可保存40%。

有些鱼含有极强的毒素，如河豚，虽然其肉质细嫩，味道鲜美，但其卵、卵巢、肝脏和血液中有极毒的河豚毒素，若不合理加工处理，可引起急性中毒死亡。有些水产动物易感染肺吸虫和肝吸虫，特别是小河和小溪中的河蟹，常是肺吸虫的中间宿主，若未经充分加热将其彻底杀灭，可使人感染。所以烹调加工时须煮透，避免生食鱼类。

四、蛋类食品加工过程中营养素的损失

蛋类食品包括鸡、鸭、鹅、鹌鹑、鸽、火鸡等的蛋。用一般烹调加工方法，如煮蛋、油煎、油炸、蒸蛋等，除维生素 B_1 有少量损失外，对其他营养成分影响不大。生蛋清中存在的抗生物素和抗胰蛋白酶经过加热后可以被破坏，蛋白质的消化吸收和利用更完全，因此，不宜生吃鲜蛋。

第十五章 科学饮食

合理的饮食安排、和谐的进餐环境和科学的进餐方式，不仅有利于增进食欲、胃肠消化，而且能使人正常、有规律地生存与生活，促进人的正常生理活动和健康延寿。

第一节 良好的饮食情绪

人们常说："人是铁，饭是钢，一顿不吃饿得慌。"说明一日三餐的重要性。但是，我们都知道，吃饭首先要产生食欲即具备吃饭的欲望。而产生食欲须有良好的情绪，所谓情绪就是由外界事物所引起的爱憎、悲欢、忧惧等心理状态。情绪对食欲的影响直接关系到人的健康。一个人情绪好时，食欲就好，每顿饭都吃得津津有味，这无疑对健康有好处。而情绪波动起伏，不仅对全身器官的功能有影响，而且对食欲也有很大影响。据统计，节假日医院急诊病例中，以胃病、胃出血、胃穿孔、急性胰腺炎、冠心病、脑血管病为最多见，究其原因，大多是由暴食滥饮引起。暴食滥饮除引起疾病外，同时也妨碍人的身心健康。

"笑一笑，十年少，愁一愁，白了头。"低落的情绪往往造成食欲不振，导致偏食而造成营养不良，影响身体健康。克服低落情绪，能激起对多种食物的欲望。饱满的情绪来自健康的身体，每天早晨进行有氧运动，如慢步跑或快走、打太极拳等，可产生较好的情绪，而不会对早餐无食欲了。

情绪能影响食欲，不同的饮食习惯也会对人的情绪产生一定的影响。在日常生活中，我们常常可以看到有些人喜欢偏食酸性食物(如鱼、肉、蛋、奶等),而有些人则喜欢偏食碱性食物(如蔬菜、水果、豆制品等)。长期过分偏食后,这些食物在人体内产生不同的代谢物质,从而也能影响人的情绪。研究发现,情绪实质上是一种神经生理感觉。大脑中的下丘脑是情绪表达的中枢,而边缘系统与下丘脑之间有密切的联系,对情绪活动发挥着十分重要的影响。下丘脑前部与喜悦、松弛有关,后部与恐惧、愤怒有关。兴奋的传递依赖于神经传递物质,其中最重要的是儿茶酚胺、5-羟色胺。当摄入较多的肉、蛋、奶及酒等酸性食物后,由于该类食物含有丰富的酪氨酸、蛋氨酸,体内容易合成儿茶酚胺、去甲肾上腺素等。这些物质可刺激下丘脑交感神经系统,使之兴奋,并反馈于大脑皮层,从而引起人的警觉、兴趣、喜悦和产生活力,这时人的情绪容易急躁和激动。反之,如果长期偏食蔬菜、水果、豆制品等碱性食物,则会由于碳水化合物过量,增加大脑中色氨酸的供应量,色氨酸在体内经过羟化脱羧等生化变化,生成5-羟色胺。5-羟色胺对人起到催眠作用,使人的神经松弛,精神不易兴奋,遇事心平气缓。

逆反心理往往也可造成食欲低下,影响进食量,从而影响健康。

由此可见,人的情绪在一定程度上与我们的饮食习惯有关,因此我们日常的膳食应注意荤素搭配,不能偏食,以保持体内的酸碱平衡和正常的生理代谢功能,促进情绪健康,有利于学习、工作和生活。

第二节 合理的进餐方式

正常情况下,为了保证人体健康,尤其是人的大脑,必须每天从食物中补充各种营养素。大脑是机能最复杂、活力最旺盛的器官。人的记忆的好坏,除了同大脑的进化、发育和思维锻炼有密切关系外，还与供给脑细胞营养物质的量和质有密切关系。人体大脑的表面积可达 2 200 平方厘米，拥有约 150 亿个记忆功能的神经细胞。脑细胞有了足够的能量，可以储存 1 000 亿个信息单位。记忆可长期保存甚至终生。大脑储存的信息越多，人就越聪明。大脑的记忆活动是通过乙酰胆碱、加压素等物质的协同作用而实现的。乙酰胆碱是中枢神经细胞突触间传导刺激冲动的化学物质，能使大脑维持觉醒状态，并有灵敏的反应性，参与中枢神经系统神经间冲动的传递。加压素可保持记忆力旺盛，注意力集中和理解力加强。随着思考和记忆活动的进行，该类物质也随之消耗，需要不断地进行补充。老年人记忆力减低（包括反应性、兴奋性），某种程度上与乙酰胆碱等水平下降有关。怎样才能使记忆物质维持适量水平？以乙酰胆碱为例，乙酰胆碱的生成需要有胆碱，而胆碱是以卵磷脂的形式存在于食物中的一种天然物质，豆类、动物肝脏和鱼类等食品中都含有较丰富的卵磷脂。这些磷脂在肠内被消化酶消化后，释放出胆碱，胆碱可通过血脑屏障，与醋酸结合生成乙酰胆碱，从而改善人的记忆。因此，合理安排一日三餐，维持正常的新陈代谢，不断补充消耗的营养素，提高学习和工作效率，显得十分重要。

一日餐次怎样安排才能有利于人体健康？根据我国的传统习惯和一般人的工作及生活规律，以一日三餐较为合适。进餐的时间可根据每人的生活规律而稍有不同；但早餐应在起床后 0.5～1 小时进食，晚餐宜在睡眠前 4～5 小时前进食。三餐的间隔时间各以 5～6 小时为合适。有调查表明，一日二餐者全日营养素摄入量往往达不到需要，而出现饥饿感或影响工作效率；一日四餐制中有不少人的能量摄入量过高，亦有引不起食欲而致饮食紊乱的情况。

儿童及特殊生理条件或特殊工种的人可根据情况适当增加餐次。儿童由于肝糖原贮存较少，体内可利用的碳水化合物相对较少，活泼好动，容易饥饿；且消化能力较差，故应适当增加餐次。托幼机构的膳食制度，可在每日3餐之外，加1～2次点心。中小学生由于上午学习时间安排较紧，早餐与午餐间隔时间亦较长，故有条件时，可增设课间餐。

老年人随着年龄的增长，肝脏中合成糖原的能力降低，糖原储备较少。老年人对低血糖耐受力较青年人差，易感饥饿。所以，膳食制度应适当的调整，要缩短餐次的间隔时间，两餐之间增添一次点心。研究证明，餐次对血胆固醇水平有一定影响，供给同样食物量时，多餐次可使血清胆固醇水平较低，一日八餐较三餐者低。美国人血胆固醇水平较高，除因高脂肪高能量饮食以外，与其饮食习惯和膳食制度有关：他们早餐很少或不吃早餐，午餐量亦很少，每天摄入的能量大部分集中在晚餐。此种进食方式可引起葡萄糖耐量降低和胆固醇增高。

三餐的能量应如何分配才算合适，这应根据工作和生活制度来定。较为合适的分配比例是：早餐应占一日总能量摄取量的25%～30%，午餐占35%～40%，晚餐占30%～35%。早餐应尽量满足需要，蛋白质和脂肪食物适当增加；午餐不能过于简单，蛋白质、脂肪、碳水化合物均应多些；晚餐应根据晚上的工作学习情况和睡眠时间而定。知识分子的午餐与晚餐的能量比例可以对换过来，晚上工作时间过长或习惯于晚睡的，应增加餐量，必要时可在睡前2小时加夜餐。但一日总能量摄入量不宜过高。

能量的来源按营养素分配，蛋白质产能占一日总能量的10%～12%，脂肪占20%～25%，不超过30%，碳水化合物占60%～70%。但早、中、晚三餐中蛋白质、脂肪、碳水化合物的比例不要求一致，高蛋白的食物应在工作前摄取，而不应在睡眠前摄取，因为蛋白质较难消化，并能够提高代谢而影响睡眠。一般情况下，早餐中蛋白质、脂肪食物可稍多一些，以满足上午工作的需要；午餐时，蛋白质、脂肪和碳水化合物的供给均应增加，因为既要补偿上午的能量消耗，又要供给下午工作的需要；晚餐一般多供给些含碳水化合物高的食物，富有蛋白质、脂肪和较难消化的食物应少吃。在大量活动前或活动中不宜补充蛋白质供能，而应以碳水化合物为主的高能量饮料来补充。

第三节 用餐时应注意的原则

一、时间不宜短，应细嚼慢咽

近年来，随着社会竞争的日趋激烈，生活节奏的加快，人们进餐的速度也越来越快，这种进餐时间对健康有一定危害。俗话说："细嚼慢咽，增寿延年。"养成细嚼慢咽的良好习惯，对人的健康长寿具有十分重要的意义。当食物进入口腔后，经牙齿嚼碎，与唾液混合后形成食团，然后吞咽进入胃。食物在口腔中咀嚼得越细，越有利于食物在胃肠的消化吸收，同时还能促进唾液的分泌。研究表明，唾液中含有唾液淀粉酶，可使食物成分中的淀粉缓慢分解为麦芽糖。所以，唾液有助于初步消化食物，有中和胃酸、保护胃黏膜、保护口腔及杀菌的作用。细嚼慢咽可使食物与唾液充分混合，杀灭食物中的某些细菌，消除口腔中的有害物质。细嚼慢咽还可以享受到食物的美味，帮助稳定情绪。尤其是老年人，因为随着年龄的增长，牙齿的磨损逐渐增加，老年人的口腔中会出现种种衰老的现象，如牙龈或牙根的萎缩，甚至牙齿的松动或脱落，唾液分泌量减少，进而出现口腔干燥，味觉也相应减退，致使食欲减退。同时，老年人胃肠道的消化功能也在逐渐减退。老年人如果进食粗糙、过猛过快，会使牙齿的磨损严重，牙齿咬合面的釉质日益减少，也加重胃肠和循环系统的负担，甚至出现消化吸收障碍，或诱发其他疾病。

二、重视早餐

目前,许多人习惯于不吃早餐或少吃早餐以保持身体苗条,殊不知,这是错误的。不吃早餐,整个上午活动所消耗的能量完全要靠前一天晚餐来提供,这就远远满足不了营养的需要。由于人体不能储备很多的糖原,若摄入不够,会导致血糖降低,而出现思维混乱、反应迟钝、精神不振,严重时出现低血糖性休克,而妨碍工作和学习、影响健康。尤其对青少年的生长发育不利。不吃早餐,到上午的时候,因两餐相隔时间过长,会使大脑中枢神经不断受到刺激,产生空腹饥饿感,此时吃下去的食物最易被吸收,也最容易形成皮下脂肪;同时饥饿时吃得太多,致使过多的糖类进入血液,可造成脂肪堆积。

此外,不吃早餐还容易导致胆结石的发生。国外学者研究发现,所有 20～35 岁女性胆结石的病人夜间空腹的时间比同龄的正常妇女长,而且这些病人多数不进早餐,或者只喝一点咖啡,这说明空腹时间过长与胆结石的形成有一定的关系。因为空腹使胆汁分泌减少,胆汁中胆酸的含量减少,而胆固醇的含量不变,因而形成了一种含高胆固醇的胆汁。如果空腹时间过久,胆汁中的胆固醇就会出现过饱和的情况,从而使胆固醇在胆囊中沉积,形成结晶,即胆固醇结晶。

早餐不仅要吃而且要吃好。要注意营养、卫生、变换花样和便捷。

三、晚餐宜清淡

俗话说:早餐吃得好,午餐吃得饱,晚餐吃得少。但有不少人习惯于晚餐时一家团聚,餐桌上鱼、肉、蛋等样样俱全。现代医学研究认为,晚餐还是以清淡为宜。因人体内的各种生理功能、代谢变化像生物钟一样有内在的生理节奏。如人的体温下午总是略高于早晨，一到傍晚，血中胰岛素的含量就上升到高峰，胰岛素可以使血脂转化成脂肪贮存在肤壁之下，使人大腹便便，而肥胖又是许多疾病的信号。晚上睡眠时，血流速度减慢，血脂容易沉积在血管壁上，造成动脉粥样硬化等疾病。实验研究发现，能量集中在晚餐的进餐方式会加速糖耐量降低。中年人若长期晚餐过食，反复刺激胰岛素大量分泌，往往会造成胰岛β-细胞提前衰竭，进而产生糖尿病。

四、纠正不当的进食方法

在日常生活中，人们较重视食物的制作方法和烹调技术，而对进餐的方法以及食后对身体有无影响往往重视不够，因此，应纠正下列不当的进餐方式。

(1) 吃饭说笑有害健康。吃饭时高谈阔论，大声说笑，唾沫四溅，这不仅缺乏文明素质，而且将口腔中的病菌通过唾沫的喷出传染给别人，严重者还易使食物呛入气管，有引起窒息的危险。

(2) 吃饭训斥孩子后果堪忧。吃饭时训斥甚至打骂孩子，这种做法对孩子的身心健康有害，不利于孩子的健康成长。人的正常消化功能有赖于高级神经的正常活动，不良的刺激、过度的兴奋都可以通过大脑皮层，使植物神经功能发生紊乱，使消化腺的正常分泌受到抑制，引起消化吸收功能障碍。若孩子一面吃饭，一面哭闹，不仅饭吃不好，而且易导致食物误入气管，后果堪忧。

(3) 吃后就睡易患中风。一般情况下，人在饱食以后，全身的血液重新分布，大多集中在胃肠，以利于消化吸收，而造成大脑局部供血不足，容易产生困倦感。老年人若饭后马上睡觉，静止不动，容易因大脑局部供血不足而导致中风的发生。因此，老年人不要在饭后立即上床睡觉，最好是先散散步，以促进血液循环和大脑供血，以防中风的突然发生。

(4) 吃饭挑剔、偏食造成营养不良。当前偏食、挑食的儿童和青少年日渐增多，尤以经济条件较好的女青年为甚。这种吃法，长期下去，身体将得不到全面、充足的营养素，造成营养缺乏的亚临床状态甚至营养不良而影响健康。

(5) 饥饱不均伤胃伤神。现在有相当一部分人不吃早餐，原因是早晨懒得起床或为了节食减肥。但到了中午则随便凑合一顿，大多攒到晚上一起吃。有的人遇到自己喜欢吃的就猛吃，不喜欢吃的就避而远之，某些出租车司机则因工作太忙而影响进食。这种饥饱不均的吃法，打破了一日三餐的饮食规律。由于一般食物在胃内仅停留 3～4 个小时，到进餐时，胃肠照常分泌消化液，若 10 多个小时不吃食物，胃排空的时间过长，久之，则很容易损伤胃黏膜而患胃病。同时大脑长时间得不到充足的营养，工作效率下降，易发生工伤事故。

(6) 喜食烫食容易致癌。在寒冷的冬天，不少家庭喜欢吃烫食，尤其在吃火锅时，一出锅就急于放入口中，殊不知这样做对身体健康不利。因为烫食会使口腔内柔嫩的表皮起泡或脱落，同时咽喉、食道及胃黏膜也会因食物过热而引起灼伤、炎症，长期的灼烫影响消化，还会导致癌变。

因此，要重视合理的膳食制度和合适的进食环境。膳食制度对食物的消化吸收和提高工作效率有很大的影响，建立合理的膳食制度能充分发挥食物对人体的有效作用。合理的膳食制度应该根据机体对营养素的需要情况及一日工作、学习和生活制度，恰当地分配一日餐次和间隔时间，并规定各餐食物的质和量。合理的膳食制度应根据以下原则来确定：

(1) 使所摄取的营养素能最大限度地为身体所利用。

(2) 饭前不发生明显的饥饿感，有正常的食欲；饭后又有适当的饱腹感，而不应有腹胀感。

(3) 尽量适应食用者的工作制度，以有利于生产和工作、学习，并与一日的作息制度相配合。

(4) 每餐食物的质和量要适应不同生理状况人群的需要。

良好的进餐环境是合理膳食的重要条件之一。进餐环境应安静，整齐清洁而光线充足；餐厅不应距工作环境过近，和厨房也应有一定的距离，气温要适宜，并应有良好的通风。布置杂乱无章，卫生情况不良，过分嘈杂或厨房的油烟味进入进餐环境中，将会抑制消化功能，减少人们的食欲。有人喜欢吃饭时看报读书，或是边看电视边吃饭，这些都是不良的进食习惯。

附　表

一、能量和蛋白质的推荐摄入量(RNI)

年龄/岁 Age/Year	能量 Energy[#] RNI/kcal		蛋白质 Protein RNI/g	
	男 M	女 F	男 M	女 F
0～	95 kcal/kg*		1.5～3 g/(kg・d)	
0.5～				
1～	1 100	1 050	35	35
2～	1 200	1 150	40	40
3～	1 350	1 300	45	45
4～	1 450	1 400	50	50
5～	1 600	1 500	55	55
6～	1 700	1 600	55	55
7～	1 800	1 700	60	60
8～	1 900	1 800	65	65
9～	2 000	1 900	65	65
10～	2 100	2 000	70	65
11～	2 400	2 200	75	75
14～	2 900	2 400	85	80
18～				
体力活动 PAL▲				
轻 Light	2 400	2 100	75	65
中 Moderate	2 700	2 300	80	70
重 Heavy	3 200	2 700	90	80
孕妇 Pregnant women		+200		+5,+15,+20
乳母 Lactating mother		+500		+20
50～				
体力活动 PAL▲				
轻 Light	2 300	1 900		
中 Moderate	2 600	2 000		
重 Heavy	3 100	2 200		
60～			75	65

(续表)

年龄/岁 Age/Year	能量 Energy[#] RNI/kcal 男 M	能量 Energy[#] RNI/kcal 女 F	蛋白质 Protein RNI/g 男 M	蛋白质 Protein RNI/g 女 F
体力活动 PAL▲				
轻 Light	1 900	1 800		
中 Moderate	2 200	2 000		
70～			75	65
体力活动 PAL▲				
轻 Light	1 900	1 700		
中 Moderate	2 100	1 900		
80～	1 900	1 700	75	65

1 kcal＝4. 184 kJ

二、常量和微量元素的推荐摄入量(RNI)或适宜摄入量(AI)

年龄/岁 Age/year	钙 Ca AI /mg	磷 P AI /mg	铁 Fe AI /mg 男 M	铁 Fe AI /mg 女 F	碘 I RNI /μg	锌 Zn RNI /mg 男 M	锌 Zn RNI /mg 女 F	硒 Se RNI /μg	铜 Cu AI /mg
0～	300	150	0. 3		50	1. 5		15(AI)	0. 4
0. 5～	400	300	10		50	8. 0		20(AI)	0. 6
1～	600	450	12		50	9. 0		20	0. 8
4～	800	500	12		90	12. 0		25	1. 0
7～	800	700	12		90	13. 5		35	1. 2
11～	1 000	1 000	16	18	120	18. 0	15. 0	45	1. 8
14～	1 000	1 000	20	25	150	19. 0	15. 5	50	2. 0
18～	800	700	15	20	150	15. 0	11. 5	50	2. 0
50～	1 000	700	15		150	11. 5		50	2. 0
孕妇 Pregnant women									
早期 1st trimester	800	700	15		200	11. 5		50	
中期 2nd trimester	1 000	700	25		200	16. 5		50	
晚期 3rd trimester	1 200	700	35		200	16. 5		50	
乳母 Lactating mother	1 200	700	25		200	21. 5		65	

三、脂溶性维生素的推荐摄入量(RNI)或适宜摄入量(AI)

年龄/岁 Age/Year	维生素 A V_A RNI /μgRE		维生素 D V_D RNI /μg	维生素 E V_E AI /mgα-TE*
0～			10	3
0.5～	400(AI)		10	3
1～	400(AI)		10	4
4～	500		10	5
7～	600		10	7
11～	700		5	10
	700			
14～	男 M	女 F	5	14
18～	800	700	5	14
50～	800	700	10	14
孕妇 Pregnant women	800	700		
早期 1st trimester	800		5	14
中期 2nd trimester	900		10	14
晚期 3rd trimester	900		10	14
乳母 Lactating mothers	1 200		10	14

四、水溶性维生素的推荐摄入量(RNI)或适宜摄入量(AI)

年龄/岁 Age/Year	维生素 B_1 V_{B1} RNI /mg		维生素 B_2 V_{B2} RNI /mg		维生素 B_6 V_{B6} AI /mg	维生素 C V_C RNI /mg	叶酸 Folic acid RNI /μgDFE
0～	0.2(AI)		0.4(AI)		0.1	40	65(AI)
0.5～	0.3(AI)		0.5(AI)		0.3	50	80(AI)
1～	0.6		0.6		0.5	60	150
4～	0.7		0.7		0.6	70	200
7～	0.9		1.0		0.7	80	200
11～	1.2		1.2		0.9	90	300
	男 M	女 F	男 M	女 F			
14～	1.5	1.2	1.5	1.2	1.1	100	400
18～	1.4	1.3	1.4	1.2	1.2	100	400
50～	1.3		1.4		1.5	100	400
孕妇 Pregnant women							
早期 1st trimester	1.5		1.7		1.9	100	600
中期 2nd trimester	1.5		1.7		1.9	130	600
晚期 3rd trimester	1.5		1.7		1.9	130	600
乳母 Lactating mothers	1.8		1.7		1.9	130	500

五、某些微量营养素的ULs

年龄/岁 Age/year	钙 Ca /mg	磷 P /mg	镁 Mg /mg	铁 Fe /mg	碘 I /μg	锌 Zn /mg 男M	锌 Zn /mg 女F	硒 Se /μg	铜 Cu /mg	氟 F /mg	铬 Cr /μg	锰 Mn /mg	钼 Mo /μg	维生素A V_A /μgRE	维生素D V_D /μg	维生素B1 V_{B1} /mg	维生素C V_C /mg	叶酸 Folic aid /μgDFE#	烟酸 Niacin /mgNE*	胆碱 Choline /mg
0～				10				55		0.4							400			600
0.5～				30		13		80		0.8							500			800
1～	2 000	3 000	200	30		23		120	1.5	1.2	200		80			50	600	300	10	1 000
4～	2 000	3 000	300	30		23		180	2.0	1.6	300		110	2 000	20	50	700	400	15	1 500
7～	2 000	3 000	500	30	800	28		240	3.5	2.0	300		160	2 000	20	50	800	400	20	2 000
11～	2 000	3 500	700	50	800	37	34	300	5.0	2.4	400		280	2 000	20	50	900	600	30	2 500
14～	2 000	3 500	700	50	800	42	35	360	7.0	2.8	400		280	2 000	20	50	1 000	800	30	3 000
18～	2 000	3 500	700	50	1 000	45	37	400	8.0	3.0	500	10	350	3 000	20	50	1 000	1 000	35	3 500
50～	2 000	3 500▲	700	50	1 000	37	37	400	8.0	3.0	500	10	350	3 000	20	50	1 000	1 000	35	3 500
孕妇 Pregnant women	2 000	3 000	700	60	1 000		35	400						2 400	20		1 000	1 000		3 500
乳母 Lactating mother	2 000	3 500	700	50	1 000		35	400							20		1 000	1 000		3 500

注： *NE 为烟酸当量。NE is niacin equivalent.

#DFE 为膳食叶酸当量。DFE is dietary folate equivalent.

▲60 岁以上磷的 UL 为 3 000 mg。UL of phosphorus is 300 mg for people 60 years over.

（凡表中数字缺如之处表示未制定该参考值）

参考文献

1. 顾景范,杜寿玢,查良锭等主编.现代临床营养学.北京:科学出版社,2003.
2. 何志谦主编.人类营养学.北京:人民卫生出版社,2008.
3. 孙长灏主编.营养与食品卫生学(第六版).北京:人民卫生出版社,2007.
4. 中国营养学会编.中国居民膳食指南(2007).拉萨:西藏人民出版社,2008.
5. 吴永宁主编.现代食品安全科学.北京:化学工业出版社,2005.
6. 杨月欣主编.中国食物成分表(2004).北京:北京医科大学出版社,2006.
7. 中国营养学会编.中国居民膳食营养素参考摄入量.北京:中国轻工业出版社,2001.
8. 闻之梅,陈君石主编.现代营养学.北京:人民卫生出版社,1998.
9. 孙秀发主编.临床营养学(第二版).北京:科学出版社,2009.
10. 马爱国主编.营养成就健康.青岛:青岛出版社,2007.
11. 葛可佑主编.营养科学全书(上下册).北京:人民卫生出版社,2006.
12. 张爱珍主编.医学营养学(第三版).北京:人民卫生出版社,2009.
13. Maurice E. Shils, James A. Olson, Moshe Shike, A. Catherine Ross. Modern Nutrition in Health and Disease(9th Edition). Lippincott Williams and Wilkins, USA, 1999.